校企合作医药卫生类专业精品教材

人体解剖学

主编 陈洁松 王志强 苏 丹

教·学
资 源

江苏大学出版社
JIANGSU UNIVERSITY PRESS

镇 江

内 容 提 要

本书以职业能力为根本，以岗位技能为目标，在保证教材的科学性、思想性的同时，体现实用性、可读性和创新性。

全书共十五部分，包括绪论、细胞与基本组织、运动系统、消化系统、呼吸系统、泌尿系统、生殖系统、腹膜、心血管系统、淋巴系统、体被系统——皮肤和乳腺、免疫系统、内分泌系统、感觉器、神经系统等内容。本书立足于医学职业教育的教学实际，内容简明、生动，图文并茂。本书插图为全彩图，色彩鲜艳，结构清晰，能显著提高学生的学习效果。

本书可作为医学职业教育教材，也可作为执业资格考试和在职医护人员晋级考试参考用书。

图书在版编目（CIP）数据

人体解剖学 / 陈洁松，王志强，苏丹主编. -- 镇江：江苏大学出版社，2017.5（2024.5重印）
ISBN 978-7-5684-0481-5

Ⅰ. ①人… Ⅱ. ①陈… ②王… ③苏… Ⅲ. ①人体解剖学－医学院校－教材 Ⅳ. ①R322

中国版本图书馆CIP数据核字（2017）第107356号

人体解剖学

Renti Jiepouxue

主　　编 / 陈洁松　王志强　苏　丹
责任编辑 / 李菊萍
出版发行 / 江苏大学出版社
地　　址 / 江苏省镇江市京口区学府路301号（邮编：212013）
电　　话 / 0511-84446464（传真）
网　　址 / http://press.ujs.edu.cn
排　　版 / 三河市祥达印刷包装有限公司
印　　刷 / 三河市祥达印刷包装有限公司
开　　本 / 787 mm×1 092 mm 1/16
印　　张 / 21.25
字　　数 / 441千字
版　　次 / 2017年5月第1版
印　　次 / 2024年5月第9次印刷
书　　号 / ISBN 978-7-5684-0481-5
定　　价 / 58.00元

如有印装质量问题请与本社营销部联系（电话：0511-84440882）

前 言

为了贯彻教育部、卫生部关于卫生职业教育的最新文件精神，编写一本真正符合当前卫生职业教育需要的人体解剖学教材，我们将众多长期从事解剖学教学工作的优秀教师组织在一起，经过反复讨论、论证、修改，编写了本教材。

本教材按照"基础理论教学要以应用为目的，以必须够用为度；专业课要加强针对性和实用性"的要求编写，力求体现卫生职业教育的特色，即以职业能力为根本，以岗位技能为目标，满足岗位需要、教学需要和社会需要，在保证教材的科学性、思想性的同时，体现实用性、可读性和创新性。

具体来说，本教材具有以下几个特点：

◎ **精心安排内容和结构**：编写本教材时，我们调研了多所卫生职业院校人体解剖学课程的教学内容和教学方式，力求做到内容、结构安排符合教学需要和实际应用需要。

◎ **插图采用彩色印刷**：本教材插图数量多，且全部采用彩色印刷，色彩鲜艳，结构清晰，能显著提高学生的学习效果。

◎ **附练习题便于自我检测学习效果**：每章后均附有练习题，题型包括单项选择题、名词解释和问答题，便于学生自我检测学习效果。

为学习贯彻党的二十大精神，提升课程铸魂育人效果，本书专门在扉页"教·学资源"二维码中设计了相应栏目，以引导学生践行社会主义核心价值观，涵养学生奋斗精神、敬业精神、奉献精神、创新精神、工匠精神、法治精神、绿色环保意识等。

本书由陈洁松、王志强、苏丹担任主编，唐及博、许娟、侯宏丽、乔桂兰、董丽丽、王欣担任副主编。

无论我们如何追求完美，书中仍可能存在不完善和疏漏之处，敬请各位同行和读者给予指正。此外，在编写本书的过程中，我们借鉴了许多文献资料，在这里向这些文献的作者致以最诚挚的谢意！

最后，感谢使用本教材的老师和学生，是你们让我们感受到了所有付出的努力都是值得的，请将本书的不足之处告诉我们，以便再版时修订。

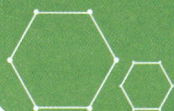

目录 Contents

绪　论

一、人体解剖学概述

人体解剖学是研究正常人体形态结构的科学，属生物科学中形态学的范畴。学习人体解剖学的主要任务是探讨、阐明人体各器官的形态特征、位置毗邻及其功能意义，为学习其他医学课程打下坚实的基础。只有正确认识人体各器官的形态结构，才能充分理解人体的生理现象和病理发展过程，准确判断人体的正常与异常，从而对疾病进行正确的临床诊断与治疗。因此，人体解剖学是医学教育中重要的基础课程之一。

广义的人体解剖学包括**细胞学**（cytology）、**组织学**（histology）、**解剖学**（anatomy）和**人体胚胎学**（human embryology）。狭义的人体解剖学按研究对象和研究方法的不同，主要分为**系统解剖学**和**局部解剖学**两大类。按照人体各功能系统研究人体器官形态结构的科学，称为**系统解剖学**（systematic anatomy）。以某一局部为中心，研究各器官的分布和位置关系的科学，称为**局部解剖学**（regional anatomy）。本教材主要介绍系统解剖学内容。

二、人体组成和分部

构成人体结构和功能的最基本单位是**细胞**（cell）。许多形态相似、功能相近的细胞与细胞外基质（细胞间质）组合在一起，构成**组织**（tissue）。几种不同组织构成的具有一定形态和功能的结构，称为**器官**（organ）。若干功能相关的器官组合起来共同完成某方面的功能，称为**系统**（system），如口腔、咽、食管、胃、小肠、大肠和消化腺共同构成了消化系统。人体各系统在神经、体液的调节下，彼此联系，相互协调，共同构成一个完整的有机体，完成正常的生理功能活动。

人体可分为头部、颈部、躯干和四肢4大部分，各部又分成小的部分。如头部包括颅部和面部；躯干包括背、胸、腹、盆和会阴；四肢分为上肢和下肢，上肢包括肩、臂、前臂和手，下肢包括髋、股、小腿和足。

三、人体解剖学的常用术语

（一）标准姿势

标准姿势是为准确描述人体各器官的形态结构和位置关系而规定的一种姿势，即**解剖学姿势**（anatomical position）。姿势为：身体直立，面向前，两眼平视正前方，两足并拢，足尖向前，上肢下垂于躯干的两侧，掌心向前（如绪图-1所示）。描述任何结构时，均以此姿势为标准，即使被观察的客体或标本、模型是俯卧位、仰卧位、横位或倒置，或只是身体的一部分，都应以标准姿势进行描述。

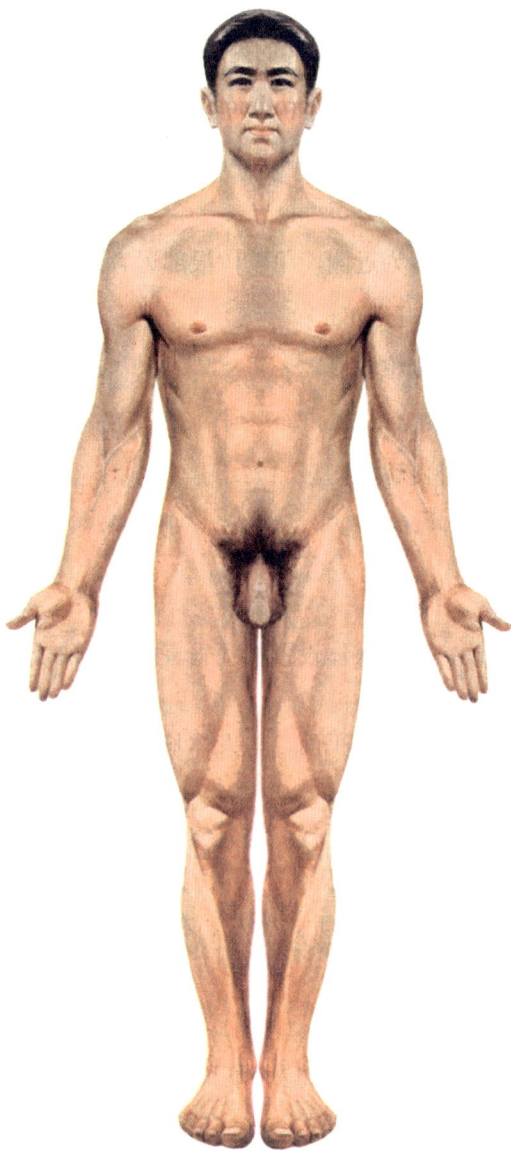

绪图-1 标准姿势

（二）方位术语

按照解剖学姿势规定的表示方位的名词，可以正确地描述各器官或结构的相互位置关系，这些名词均有对应关系。

1. 上（upper）和下（lower）

近颅者为上，近足者为下。如眼位于鼻的上方，口位于鼻的下方。

2. 前（anterior）和后（posterior）

近腹者为前，又称**腹侧**（ventral）；近背者为后，又称**背侧**（dorsal）。

与功能相互联系起来，有利于更好地理解和记忆人体解剖学知识。

（二）理论与实际相结合的观点

人体解剖学是一门实践性很强的学科，实验室学习时间占整个课时的1/3或更多，因此必须重视实验。医学生应认真进行解剖操作，勤于观察标本，从标本联想到活体，比较分析它们的共性和个性。在学习过程中要将理论知识、尸体标本、模型、挂图、活体观察及临床应用结合起来，以帮助理解和加深记忆。

（三）局部与整体相统一的观点

人体是一个由许多器官和系统构成的有机体。每个器官或局部都是整体不可分割的一部分，局部和整体在结构和功能上既相互联系，又相互影响。局部的损伤不仅影响到相邻的部位，而且影响到整体。因此在观察和学习的过程中，既要善于从局部联想到整体，同时也要注意从整体的角度来理解局部和器官，从而更深刻地把握整体与局部的关系。

（四）进化发展的观点

人类是物种进化的产物，是灵长类动物经过数千万年由低级到高级发展和演化而来的。现代人的形态结构仍然处在不断的发展和变化之中。不同的年龄，不同的自然因素、社会环境和劳动条件等，均可影响人体形态结构的发展。因此，只有用进化发展的观点来研究人体形态结构，才能全面地认识人体，理解人体出现的变异和畸形。

第一章
细胞与基本组织

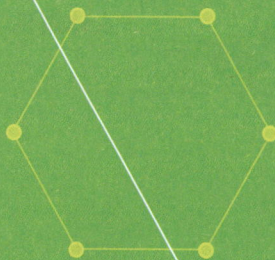

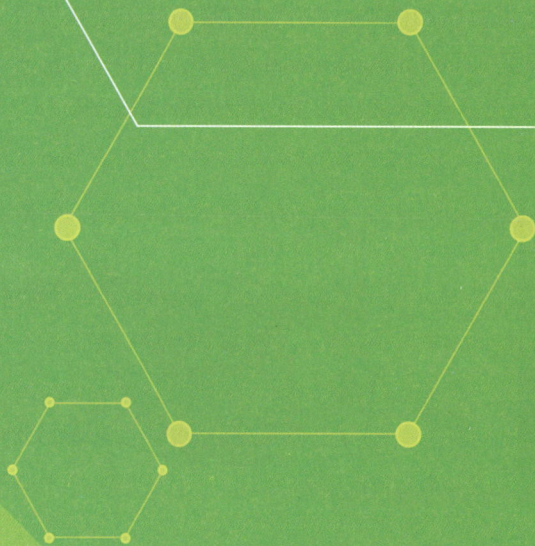

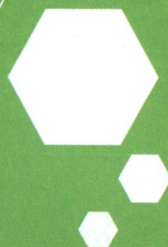

<h1 style="text-align:center">第一节　细　胞</h1>

细胞（cell）是人体结构和功能的基本单位。机体所有的生理功能和生化反应，都是在细胞及其产物的物质基础上进行的，了解人体生命活动的过程应从细胞开始。人体细胞数量巨大，大小和形态千差万别，但在结构上一般都是由**细胞膜**（cell membrane）、**细胞质**（cytoplasm）、**细胞核**（nucleus）3部分构成（如图1-1所示）。

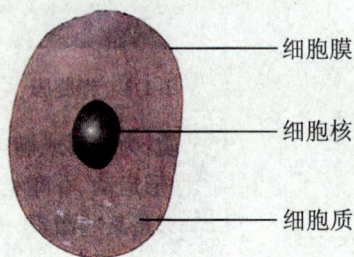
细胞膜
细胞核
细胞质

图1-1 细胞基本结构模式图

一、细胞膜

细胞膜是指包在细胞表面的一层薄膜，其结构在光镜下看不清楚，只呈一条致密的细线（如图1-2所示）。细胞膜在电镜下呈现出"两暗一明"的明暗相间的3层结构，此3层结构是一切生物膜所具有的共同特性，因此称为**单位膜**（unit membrane）。

1. 细胞膜的化学成分与分子结构

细胞膜的化学成分主要为脂类、蛋白质和糖类。关于细胞膜的分子结构有许多学说，但目前较为公认的是**液态镶嵌模型**（fluid mosaic model）学说（如图1-3所示）。该学说认为，细胞膜是一种类脂双分子层与嵌入的球形蛋白质构成的液态膜。

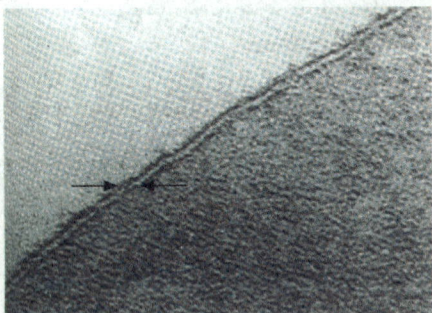

图1-2 细胞膜

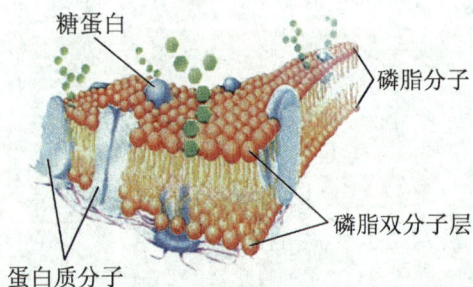
糖蛋白
磷脂分子
磷脂双分子层
蛋白质分子

图1-3 液态镶嵌模型

（1）类脂双分子层

类脂双分子层构成了细胞膜的基本骨架，它们有类似固体分子排列的有序性，又有液态的流动性。脂类分子亲水端分别朝向膜的内、外表面，疏水的尾端朝向膜的中央。

（2）膜蛋白

细胞膜中的蛋白质称**膜蛋白**。膜蛋白为球形或椭圆形。根据膜蛋白与膜脂结合方式的不同，可分为**嵌入蛋白**（又称内在蛋白）和**表在蛋白**。嵌入膜内及跨越膜的蛋白称为嵌入蛋白。有些嵌入蛋白是某些激素和物质的受体，有些则具有载体或酶的作用。附于膜内外侧面的膜蛋白称为表在蛋白，它可伸展和收缩，与细胞的变形运动、吞噬和分裂有关。

（3）膜糖

细胞膜中的糖类，称**膜糖**。膜糖主要与膜蛋白或膜脂结合形成糖蛋白或糖脂。其中糖链部分多分布在质膜外表面，形成细胞衣（也称糖衣）。细胞衣常构成具有特异性的膜抗原和膜受体，与细胞的识别、附着和保护有关。

2. 细胞膜的功能

（1）维持细胞的完整性

细胞膜对细胞有保护作用，若细胞膜严重损坏，可导致细胞死亡。

（2）物质交换的通道

活细胞不断进行新陈代谢，细胞既可从周围环境中摄入必需的营养物质和氧气，又可排出代谢产物，细胞内、外的物质交换等代谢活动必须通过细胞膜进行。

（3）选择通透作用

细胞膜可以选择性的使某些小分子物质透过，而限制另一些物质通过，以保持细胞内物质的稳定。

（4）受体作用

有些镶嵌在细胞膜上的跨膜蛋白是受体。不同受体可以与不同的激素、神经递质、药物或抗原等进行特异性结合，使细胞的功能或物质代谢朝着一定方向变化，从而调节细胞内各种代谢活动。

二、细胞质

细胞膜与细胞核之间的部分称为**细胞质**（cytoplasm）。细胞质由基质、细胞器和内涵物组成，是细胞新陈代谢与物质合成的重要场所。

1. 基质

基质是细胞内无定型结构的胶状物质，主要由水、无机盐、糖、脂类及蛋白质组成，并含有多种酶，是细胞进行各种物质代谢的场所，也为细胞器提供必需的环境。

2. 细胞器

细胞器是细胞质内具有特定形态与功能的结构，包括线粒体、内质网、核糖体、高尔基复合体、溶酶体、中心体、过氧化物酶体等，如图1-4所示。

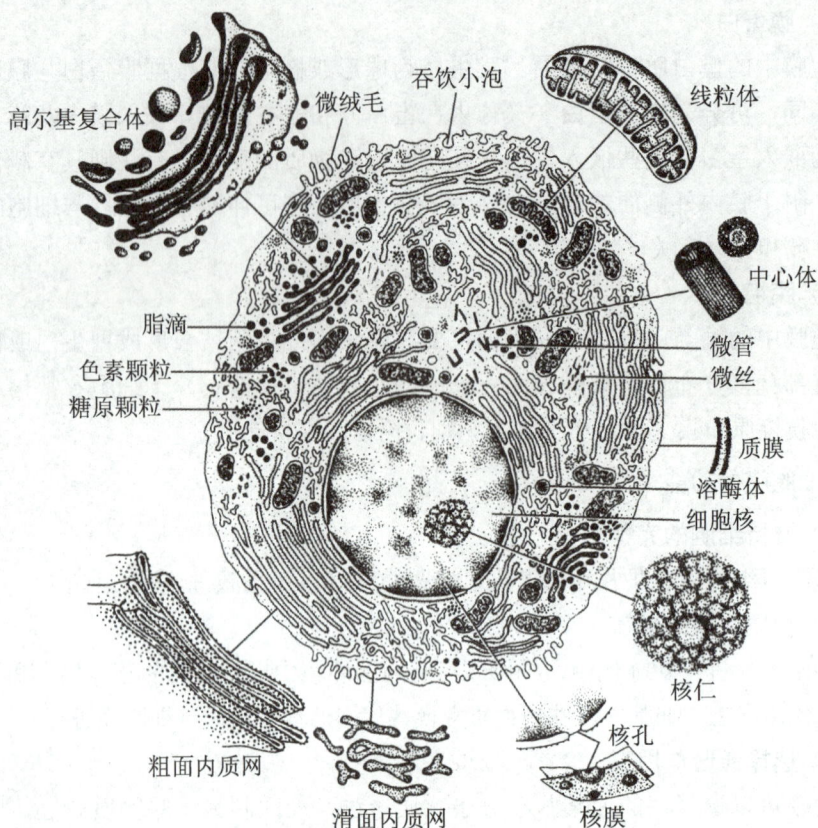

图1-4 电镜下的细胞结构示意图

（1）**线粒体**（mitochondrion）

线粒体是由内、外两层膜构成的椭圆形小体，内含多种氧化酶，能将细胞摄入的蛋白质、脂肪和糖等氧化分解而释放出能量，以满足细胞活动之需。因此，线粒体也被称为"人体的动力工厂"。线粒体几乎存在于所有类型的细胞中。

（2）**内质网**（endoplasmic reticulum）

内质网是呈囊状或管泡状的膜性结构。根据内质网膜上有无核糖体，可分为**粗面内质网**和**滑面内质网**。粗面内质网表面有大量核糖体附着，既是核糖体附着的支架，又是新合成的蛋白质的运输通道。滑面内质网表面无核糖体附着。内质网的功能复杂，主要参与类固醇的合成、脂类的合成与运输、糖的分解代谢、激素的灭活、钙离子贮存释放等。

（3）**核糖体**（ribosome）

核糖体又称核蛋白体，是由核糖核酸和蛋白质组成的致密颗粒。核糖体分为游离核糖体和附着核糖体两种。游离核糖体游离于细胞质内，参与合成细胞自身需要的内源性蛋白质；附着核糖体附着于内质网表面，参与合成向细胞外输出的分泌性蛋白质。核糖体是合成蛋白质的重要部位。

（4）**高尔基复合体**（Golgi complex）

高尔基复合体是位于细胞核周围的囊状结构，其主要功能是对经内质网运输的蛋

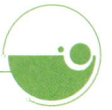

白质进一步加工、浓缩和分类，形成分泌颗粒，因此有"蛋白质的加工厂"之称。

（5）溶酶体（lysosome）

溶酶体是一种由单层脂蛋白膜包绕的颗粒状小体，内含几十种酸性水解酶，可将蛋白质、核酸、糖类和类脂等物质水解成被细胞利用的小分子物质，是专门从事细胞内消化的细胞器，也可以分解细胞吞噬的病原微生物及其细胞碎片。

（6）中心体（centrosome）

中心体由两个互相垂直的短筒状中心粒构成。中心粒上有与细胞能量代谢相关的ATP酶，不仅能自我复制，参与细胞分裂活动，而且能为细胞运动和染色体移动提供能量，因此将中心体称为细胞分裂的推动器。

（7）过氧化物酶体（peroxisome）

过氧化物酶体又称微体，是由一层单位膜围成的圆形或椭圆形小体，其内含有过氧化物酶、过氧化氢酶、尿酸氧化酶、氨基酸氧化酶等20多种酶，参与细胞内脂类代谢及过氧化氢的形成与分解。

3．内涵物

内涵物是细胞质中一些有形的代谢产物或储备的营养物质，包括糖原、脂滴、色素及分泌颗粒等。

三、细胞核

细胞核（nucleus）是构成细胞的重要结构，是细胞遗传和代谢活动的控制中心。除红细胞外，人体所有的细胞都有细胞核，多数细胞只有一个细胞核，但也有细胞有两个（如肝细胞）或多个细胞核（如骨骼肌细胞）。细胞核的形态、大小一般与细胞的形态、大小相适应，如球形和杆

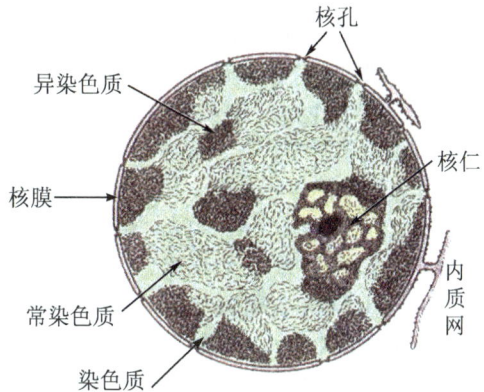

图1-5　细胞核结构示意图

形的细胞，细胞核多为圆形和椭圆形。细胞核由核膜、核仁、染色质和核基质组成（如图1-5所示）。

1．核膜（nuclear membrane）

核膜由两层平行的膜构成。核膜的外层表面有核糖体附着，与粗面内质网结构相似，有时与粗面内质网相连。核膜上有孔，称核孔。核孔是核与细胞质之间进行物质交换的通道。

2．核仁（nucleolus）

核仁呈圆形或卵圆形，外面无膜包绕。核仁的主要化学成分为**脱氧核糖核酸**

（DNA）、**核糖核酸**（RNA）和**蛋白质**，是合成核糖体的场所。

3. 染色质（chromatin）和染色体（chromosome）

染色质和染色体都由 DNA 和蛋白质组成，是同一物质的不同生理状态。染色质是分裂间期细胞核内可被碱性染料染色的物质；细胞分裂时，染色质浓缩成杆状或条状结构，称为**染色体**。人体细胞有 46 条（23 对）染色体，其中**常染色体**（autosome）44 条，**性染色体**（sex chromosomes）2 条，较短的 1 条为 Y 染色体，较长的 1 条为 X 染色体。常染色体男女相同，性染色体男性为 XY，女性为 XX。

4. 核基质（nuclear matrix）

核基质是细胞核内除去染色质和核仁以外的核液部分。核基质是无定形胶状物质，可为核内代谢活动提供适宜环境。

第二节　基本组织

组织（tissue）是指生物体内由形态相似、功能相近的细胞和细胞外基质（细胞间质）有机组合并执行特定功能的细胞群，是构成器官的基本成分。根据细胞种类和特性的不同，将人体组织分为 4 种基本类型，即上皮组织、结缔组织、肌组织和神经组织，称**基本组织**（fundamental tissue）。研究机体微细结构及其相关功能的科学，称为**组织学**（histology）。

一、上皮组织

上皮组织（epithelial tissue）简称上皮，有以下特征：① 细胞数量多、排列紧密，细胞外基质少。② 细胞有极性，一面朝向体表或腔面，称**游离面**；另一面朝向深部的结缔组织，称**基底面**，此面借基膜与结缔组织相连。③ 无血管和淋巴管，细胞所需的营养依靠结缔组织内的血管透过基膜供给。④ 神经末梢丰富，可感受各种刺激。

上皮组织具有保护、分泌、吸收和排泄等功能。根据结构和功能的不同，上皮组织又可分为被覆上皮和腺上皮两大类。

（一）被覆上皮

被覆上皮（covering epithelium）覆盖于体表、体内管腔及囊的内表面和部分内脏器官的外表面，具有保护和吸收功能。根据细胞的形态及层数，被覆上皮分为以下类型，如图1-6所示。

1. 单层上皮

（1）**单层扁平上皮**（simple squamous epithelium）

单层扁平上皮由一层扁平如鳞状的细胞组成，故又名单层鳞状上皮。从表面看，细胞呈不规则型或多边形，细胞边缘呈锯齿状或波浪状，互相嵌合；从侧面看，细胞核呈扁圆形，胞质很薄，含核部分略厚（如图1-7所示）。分布在心血管和淋巴管腔面的单层扁平上皮称**内皮**（endothelium）。内皮细胞很薄，多数呈梭形，游离面光滑，有利于血液和淋巴液流动及物质透过。分布在胸膜、心包膜和腹膜表面的单层扁平上皮称**间皮**（mesothelium）。间皮游离面湿润光滑。有利于内脏运动。

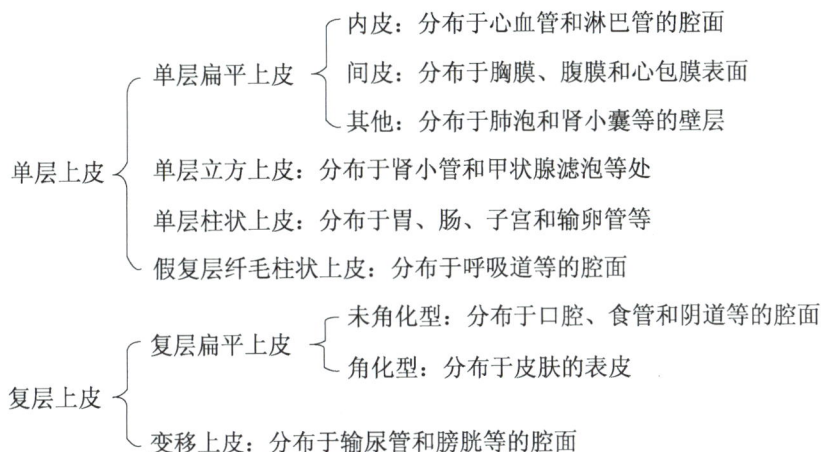

单层上皮 {
　单层扁平上皮 {
　　内皮：分布于心血管和淋巴管的腔面
　　间皮：分布于胸膜、腹膜和心包膜表面
　　其他：分布于肺泡和肾小囊等的壁层
　}
　单层立方上皮：分布于肾小管和甲状腺滤泡等处
　单层柱状上皮：分布于胃、肠、子宫和输卵管等
　假复层纤毛柱状上皮：分布于呼吸道等的腔面
}

复层上皮 {
　复层扁平上皮 {
　　未角化型：分布于口腔、食管和阴道等的腔面
　　角化型：分布于皮肤的表皮
　}
　变移上皮：分布于输尿管和膀胱等的腔面
}

图1-6 被覆上皮的类型和主要分布

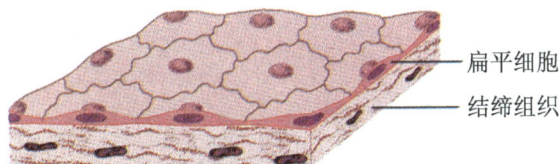

图1-7 单层扁平上皮

（2）**单层立方上皮**（simple cuboidal epithelium）

单层立方上皮由一层立方形细胞构成。从表面看，细胞呈多边形；从侧面看，细胞呈正方形，细胞核呈圆形，位于中央（如图1-8所示）。单层立方上皮主要分布于甲状腺滤泡和肾小管等处，具有分泌和吸收功能。

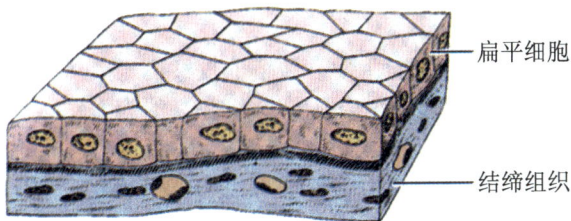

图1-8 单层立方上皮

（3）**单层柱状上皮**（simple columnar epithelium）

单层柱状上皮由一层棱柱状细胞组成。从表面看，细胞呈多角形；从侧面看，

细胞呈长方形。细胞核长，呈椭圆形，多位于细胞基底部（如图1-9所示）。单层柱状上皮主要分布于胃、肠、胆囊和子宫等器官，大多有吸收或分泌功能。在小肠和大肠的单层柱状上皮中有许多散在的杯状细胞。杯状细胞是一种腺细胞，分泌黏液，有润滑和保护上皮的作用。

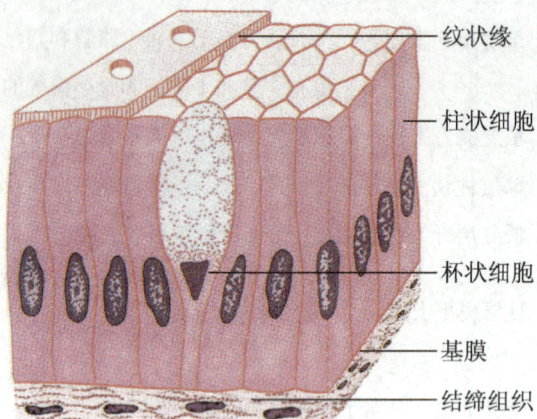

纹状缘
柱状细胞
杯状细胞
基膜
结缔组织

（A）模式图

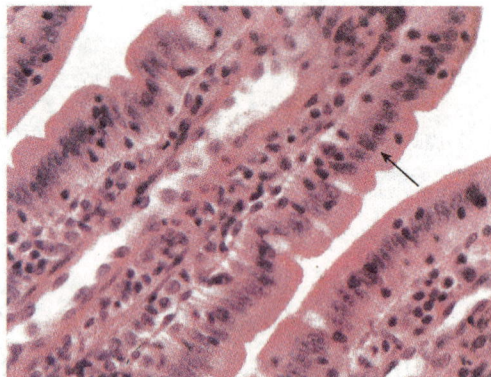

（B）小肠单层柱状上皮

图1-9 单层柱状上皮

（4）假复层纤毛柱状上皮（pseudostratified ciliated columnar epithelium）

假复层纤毛柱状由梭形、锥形、柱状和杯状细胞组成。柱状细胞数量最多，游离面有大量纤毛。由于几种细胞高矮不一，细胞核的位置不在同一平面上，但基部均附着于基膜，故从垂直切面看，很像复层上皮，实为单层上皮（如图1-10所示）。假复层纤毛柱状上皮主要分布在呼吸道黏膜表面，有保护和分泌功能。

2. 复层上皮

（1）复层扁平上皮（stratified squamous epithelium）

复层扁平上皮由多层细胞组成。从侧面看，细胞的形状和厚薄不一（如图1-11所示）。紧靠基膜的一层细胞为立方形或矮柱状，具有分裂增殖能力。中间数层为多边形和梭形细胞，表层为数层扁平鳞片状细胞，故复层扁平上皮又称复层鳞状上皮。复层扁平上皮具有很强的机械性保护作用，主要分布于口腔、食管和阴道等的腔面和皮肤表面。分布于皮肤的复层扁平上皮，其浅层细胞核消失，细胞质内充满大量角蛋白，并不断地脱落（如鳞屑和头皮屑），称角化的复层扁平上皮；分布于口腔、食管和阴道等处的黏膜，其浅层细胞可见细胞核，细胞质内角蛋白少，称未角化的复层扁平上皮。

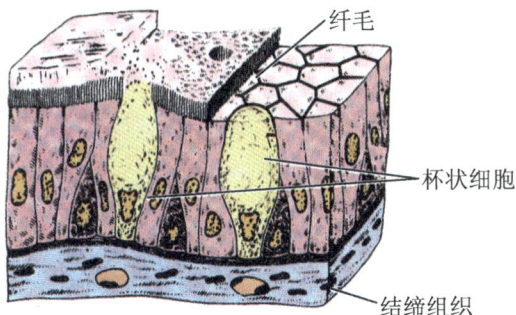

图1-10 假复层纤毛柱状上皮立体模式图

（2）变移上皮（transitional epithelium）

变移上皮又名移行上皮，由多层细胞组成（如图1-12所示）。变移上皮主要分布在肾盂、输尿管和膀胱等处，细胞形状和层数可随所在器官功能状态而改变。例如：当膀胱排空缩小时，上皮变厚，细胞层数变多，细胞体积变大；当膀胱充盈扩张时，上皮变薄，细胞层数减少，形状变扁。变移上皮有防止尿液浸蚀的作用。

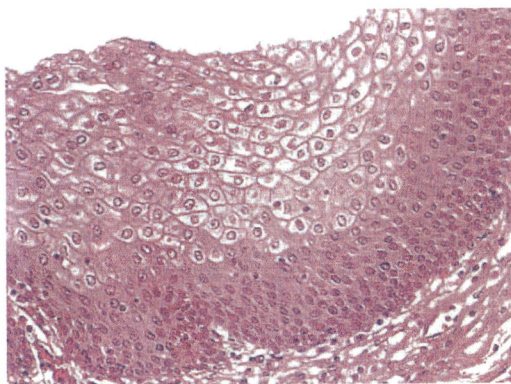

图1-11 复层扁平上皮

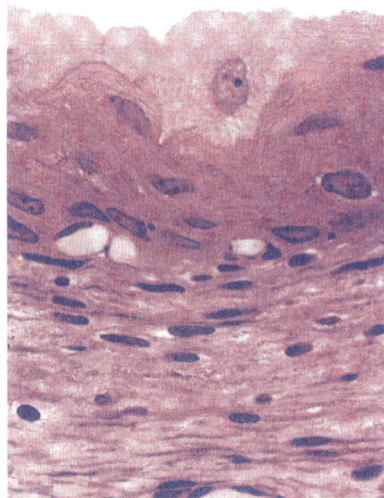

图1-12 变移上皮

（二）腺上皮和腺

以分泌功能为主的上皮称**腺上皮**（glandular epithelium），以腺上皮为主构成的器官称**腺**（gland）。腺分为**外分泌腺**（exocrine gland）和**内分泌腺**（endocrine gland）。外分泌腺的分泌物经导管排出到体表或器官的腔面；内分泌腺无导管，腺细胞周围有丰富的毛细血管，其分泌物（称激素）直接释入血液。

（三）上皮组织的特殊结构

上皮细胞具有极性特点。由于功能的需要，在上皮细胞的游离面、基底面和侧面常形成一些特殊结构。

1. 上皮细胞的游离面

（1）微绒毛（microvillus）

微绒毛是上皮细胞游离面伸出的微细指状突起，在电镜下清晰可见。微绒毛的表面为细胞膜，内部为细胞质。细胞质中有许多纵行的微丝，可使绒毛伸长或变短。微绒毛的功能是扩大细胞的表面积，有利于细胞的吸收。

（2）纤毛（cilium）

纤毛是上皮细胞的膜与胞质向表面伸出的较长的突起，比微绒毛粗且长，在光镜下可分辨。纤毛具有定向摆动的能力，许多纤毛像风吹麦浪一样协调摆动，可定向推送上皮细胞表面的黏液及其黏附的物质。呼吸道的假复层纤毛柱状上皮就是以此方式将吸入的灰尘和细菌等推送至咽部，以痰的形式咳出体外。

2. 上皮细胞的侧面

上皮细胞的侧面细胞排列密集，细胞间隙很窄，在细胞相邻面形成特殊构造的细胞连接，这些细胞连接在电镜下才能看到。

（1）紧密连接（tight junction）

紧密连接分布于上皮细胞的侧面近游离缘处，呈箍状环绕细胞。紧密连接除有机械连接作用外，还可封闭细胞顶部的细胞间隙，阻挡细胞外的大分子物质经细胞间隙进入组织内。

（2）中间连接（intermediate junction）

中间连接位于紧密连接下方。相邻细胞间有间隙，间隙中有较致密的丝状物连接相邻的细胞膜，胞质面附着有薄层致密物质和细丝。中间连接有黏着、保持细胞形状和传递细胞收缩力的作用。

（3）桥粒（desmosome）

桥粒呈斑状，大小不等，位于中间连接的深部。连接区有细胞间隙，间隙中央有一条致密的中间线。细胞膜的胞质面有较厚的致密物质构成的附着板，板上有许多张力丝附着。桥粒连接牢固，有固定和支持作用。

（4）缝隙连接（gap junction）

缝隙连接处细胞间隙很窄，两个相邻细胞质膜上有直径为 2 nm 的小管相通。此种连接可实现细胞间小分子的物质交换和传递信息。

当有两种或两种以上的细胞连接排列在一起时，称**连接复合体**（junctional complex）。

3. 上皮细胞的基底面

（1）**基膜**（basement membrane）

基膜又称基底膜，是上皮基底面与深部结缔组织间的薄膜。基膜在电镜下可分为基板和网板两层。基膜是一种半透膜，因此除具有支持和连接作用外，还有利于上皮细胞与深部结缔组织间进行物质交换。

在某些上皮细胞的基底面还可见半桥粒。半桥粒是上皮细胞一侧形成桥粒一半的结构，将上皮细胞固着在基膜上。

（2）**质膜内褶**（plasma membrane infolding）

质膜内褶是上皮细胞基底面的细胞膜折向胞质所形成的许多内褶。质膜内褶的主要作用是扩大细胞基底部的表面积，有利于水和电解质的迅速转运。

二、结缔组织

结缔组织（connective tissue）由细胞和细胞外基质构成。细胞散在于细胞外基质中，因此无极性。结缔组织具有细胞数量少、种类多，细胞外基质成分多、结构复杂等特点。广义的结缔组织包括松软的固有结缔组织、坚硬的软骨组织和骨组织以及液态的血液。结缔组织在人体内分布广泛，具有支持、连接、充填、营养、保护、修复和防御等功能。

（一）固有结缔组织

固有结缔组织包括疏松结缔组织、致密结缔组织、脂肪组织和网状组织。

1. 疏松结缔组织

疏松结缔组织（loose connective tissue）又名蜂窝组织，其特点是细胞种类较多，纤维数量少，排列稀疏（如图1-13所示）。疏松结缔组织分布于机体各种细胞、组织和器官之间，有支持、连接、充填、营养、保护、修复和防御等功能。

（1）**细胞**

疏松结缔组织的细胞包括成纤维细胞、巨噬细胞、浆细胞、肥大细胞、脂肪细胞、未分化的间充质细胞等。

① 成纤维细胞：**成纤维细胞**（fibroblast）是疏松结缔组织中最常见的细胞。光镜下，细胞扁平多突，呈星状；胞核较大，扁卵圆形，着色浅，核仁明显。电镜下，胞质内富含粗面内质网、游离核糖体和发达的高尔基复合体。成纤维细胞能合

成纤维和基质，参与组织更新和创伤修复过程。

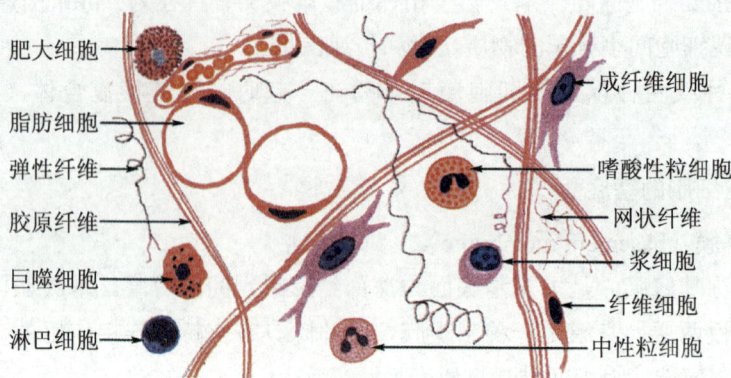

图1-13 疏松结缔组织模式图

成纤维细胞在功能静止时，称**纤维细胞**（fibrocyte），其体积变小，核小且染色深。在创伤修复等情况下，纤维细胞可再转变为功能活跃的成纤维细胞，促进伤口愈合。

② 巨噬细胞：**巨噬细胞**（macrophage）又称**组织细胞**（histiocyte）。光镜下，细胞形态多样，一般呈圆形或卵圆形，功能活跃者常伸出突起；胞核较小，卵圆形，染色深；胞质嗜酸性。电镜下，细胞表面有许多不规则的皱褶和微绒毛，胞质内含有大量溶酶体、吞噬体、微丝和微管。巨噬细胞具有变形运动和强烈的吞噬功能，可吞噬细菌、异物和衰老的细胞，分泌多种生物活性物质，参与和调节人体免疫应答等。

③ 浆细胞：**浆细胞**（plasma cell）光镜下呈圆形或卵圆形，核圆形，多偏于细胞一侧；染色质成粗块状，沿核膜内面呈辐射状排列；细胞质丰富，嗜碱性，核旁有一浅染区。电镜下，浆细胞胞质内含有大量平行排列的粗面内质网、游离核糖体、发达的高尔基复合体和中心体。浆细胞由B细胞在接受抗原刺激后转化而来，具有合成、贮存和分泌免疫球蛋白（即抗体）的功能。

④ 肥大细胞：光镜下，**肥大细胞**（mast cell）体积较大，呈圆形或卵圆形；胞核小而圆，多位于中央；胞质中充满粗大的异染性嗜碱颗粒。电镜下，肥大细胞表面有微绒毛及颗粒状隆起，胞质内含有大量的膜包颗粒，颗粒内含有肝素、组胺、嗜酸性粒细胞趋化因子等。肥大细胞常沿小血管和小淋巴管成群分布，主要功能是参与机体的变态反应。嗜酸性粒细胞趋化因子可引导嗜酸性粒细胞向过敏反应部位聚集，以减轻过敏反应；肝素有抗凝血的作用。

⑤ 脂肪细胞：**脂肪细胞**（fat cell）常单个或成群分布。光镜下，细胞体积较大，呈圆形或多边形；胞质内含大小不等的脂滴，胞核呈扁圆形，连同部分胞质位于细胞一侧，呈新月形。脂肪细胞能合成和贮存脂肪，参与脂类代谢。

⑥ 未分化的间充质细胞：**未分化的间充质细胞**（undifferentiated mesenchymal

cell）分布在小血管周围，是结缔组织内一些较原始的细胞，具有分化潜能，其形态似纤维细胞，在HE染色标本上不易区分。在炎症及组织创伤修复时，此细胞会大量增殖，分化为成纤维细胞、内皮细胞和平滑肌纤维等。

（2）纤维

疏松结缔组织中的纤维包括胶原纤维、弹性纤维和网状纤维3种。

① 胶原纤维

胶原纤维（collagenous fiber）是疏松结缔组织中数量最多的纤维成分，新鲜时呈白色，有光泽，故又称白纤维。HE染色嗜酸性，呈波浪状，粗细不等。胶原纤维韧性大，抗拉力强。

② 弹性纤维

弹性纤维（elastic fiber）新鲜时呈黄色，故又称黄纤维。HE染色呈红色，纤维较细，有分支并交织成网。弹性纤维富有弹性，与胶原纤维交织在一起，使疏松结缔组织既有弹性，又有韧性。

③ 网状纤维

网状纤维（reticular fiber）较细，分支多，交织成网。HE染色不易着色，可被银盐染为黑褐色，故又称**嗜银纤维**（argyrophil fiber）。网状纤维主要分布在网状组织。

（3）**基质**（ground substance）

基质是无定形的胶样物，具有一定黏性。构成基质的大分子物质主要为蛋白多糖和纤维粘连蛋白。

① 蛋白多糖：**蛋白多糖**（proteoglycan）是基质中的主要成分，由蛋白质和糖胺多糖结合而成，又称黏多糖。蛋白质包括连接蛋白和核心蛋白，糖胺多糖主要包括透明质酸和硫酸软骨素等。蛋白多糖以透明质酸为中心，其他糖胺多糖则与核心蛋白结合，构成蛋白多糖亚单位，通过连接蛋白与透明质酸结合在一起，形成许多微孔隙的分子筛。该分子筛具有屏障作用，小于分子筛孔隙的物质，如水、无机盐、营养物质等可以通过；大于分子筛孔隙的物质，如细菌和异物等不能通过。

② 纤维粘连蛋白：**纤维粘连蛋白**（fibronectin，FN）是结缔组织基质中最重要的粘连性糖蛋白。其分子表面有许多结合部（化学基团）与细胞、胶原和蛋白多糖相结合，有利于细胞的黏附、分化和迁移。

在结缔组织的基质中，除了无定形的物质外还有少量的液体，称为**组织液**（tissue fluid）。组织液是从毛细血管动脉端渗入基质中的液体，经毛细血管静脉端和毛细淋巴管回流入血液和淋巴。细胞通过组织液获得营养和氧气，并向其中排出代谢产物和CO_2。因此组织液是细胞赖以生存的内环境。组织液不断更新，有利于血液与细胞之间进行物质交换

2. 致密结缔组织

致密结缔组织（dense connective tissue）是以纤维为主要成分的固有结缔组织，纤维粗大，排列致密，细胞和基质成分少，具有支持和连接的功能。根据纤维的性

质和排列方式的不同，将致密结缔组织分成不规则致密结缔组织和规则致密结缔组织两种。① 不规则致密结缔组织：主要见于真皮、硬脑膜、巩膜及器官的被膜等处。其特点是粗大的纤维纵横交织，排列紧密，其间有少量成纤维细胞和基质（如图1-14所示）。② 规则致密结缔组织：主要构成肌腱和腱膜。粗大的胶原纤维束紧密的平行排列，纤维束之间有成行排列的成纤维细胞，又称**腱细胞**（如图1-15所示）。

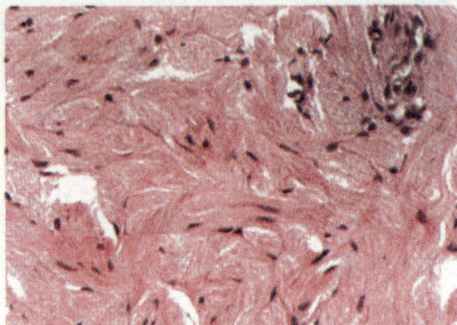

图1-14 不规则致密结缔组织

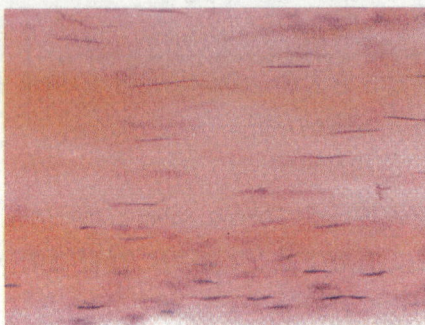

图1-15 规则致密结缔组织

3. 脂肪组织

脂肪组织（adipose tissue）主要由大量群集的脂肪细胞构成，并由疏松结缔组织将其分隔成许多脂肪小叶（如图1-16所示）。脂肪组织分布于皮下、网膜和系膜等处，具有贮存脂肪、保持体温、缓冲和保护等作用。

4. 网状组织

网状组织（reticular tissue）主要由网状细胞和网状纤维构成（如图1-17所示），是造血器官和淋巴器官的基本组织成分。网状细胞是一种多突起的细胞，突起彼此互相连接成网。网状纤维分支连接成网，与网状细胞共同构成支架，为淋巴细胞发育和血细胞发生提供适宜的微环境。

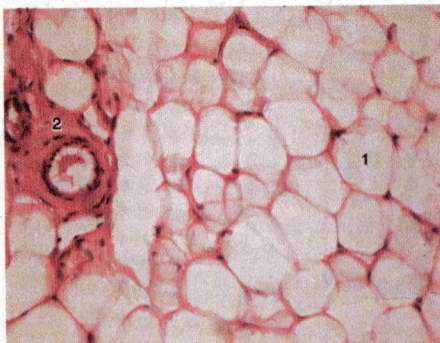

1—脂肪细胞；2—结缔组织

图1-16 脂肪组织

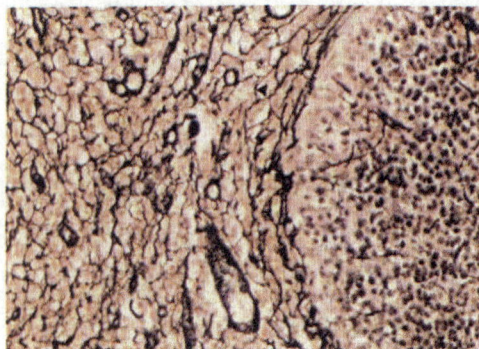

图1-17 网状组织

（二）软骨与骨

1. 软骨

软骨（cartilage）是由软骨组织及其周围的软骨膜构成的器官，有支持、保护和连接等作用。软骨较硬并略有弹性，是胚胎早期的主要支架成分。

（1）**软骨组织**

软骨组织为固态的结缔组织，由软骨细胞、软骨基质及纤维构成。

① 软骨细胞：**软骨细胞**（chondrocyte）位于软骨基质内，其所占据的空间称**软骨陷窝**。软骨陷窝周围的基质染色深，称**软骨囊**（cartilage capsule）。靠近软骨表面的是幼稚软骨细胞，细胞扁而小，单个存在。越靠近软骨中央，软骨细胞越成熟，细胞大而圆，成群分布，每群有2～8个细胞，它们由同一个软骨细胞分裂而来，又称**同源细胞群**（isogenous group）。软骨细胞有形成纤维和基质的功能。

② 软骨基质及纤维：软骨基质是细胞分泌的细胞外基质，由纤维和基质构成。基质为固态，主要由水和嗜碱性软骨黏蛋白组成。软骨组织内无血管，但因基质中富含水分且渗透性好，故软骨膜血管中的营养物质可通过渗透进入软骨组织。纤维成分埋于基质中，使软骨具有一定的韧性和弹性，纤维成分的种类和数量因软骨类型而异。

（2）**软骨膜**

软骨膜是包裹在软骨组织表面的一层致密的结缔组织，具有保护和营养的作用。

（3）**软骨的分类**

根据软骨基质中所含纤维种类和数量的不同，将软骨分为透明软骨、纤维软骨、弹性软骨3种。

① 透明软骨：**透明软骨**（hyaline cartilage）分布于呼吸道、关节软骨及肋软骨等处，新鲜时呈浅蓝色半透明状；基质中含有较细的胶原原纤维，折光率与基质相同，故在HE染色切片上不能分辨（如图1-18所示）。透明软骨具有较强的抗压性，并有一定的弹性和韧性。

② 纤维软骨：**纤维软骨**（fibro cartilage）分布于椎间盘、关节盘及耻骨联合等处，新鲜时呈不透明的乳白色。其特点是基质中含有大量平行或交叉排列的胶原纤维束；软骨细胞较小而少，成行分布于胶原纤维束之间（如图1-19所示）。

③ 弹性软骨：**弹性软骨**（elastic cartilage）分布于耳廓和会厌等处，新鲜时呈不透明的黄色。弹性软骨的结构与透明软骨相似，但间质中有大量交织成网的弹性纤维（如图1-20所示），使软骨具有较强的弹性。

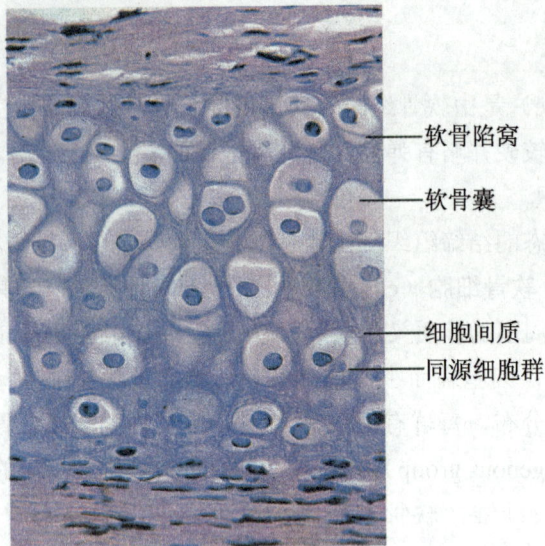

图1-18 透明软骨

软骨陷窝

软骨囊

细胞间质

同源细胞群

软骨囊

软骨陷窝

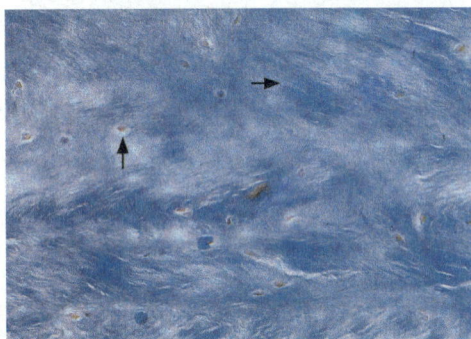

━━▶胶原纤维束；↑软骨细胞

图1-19 纤维软骨

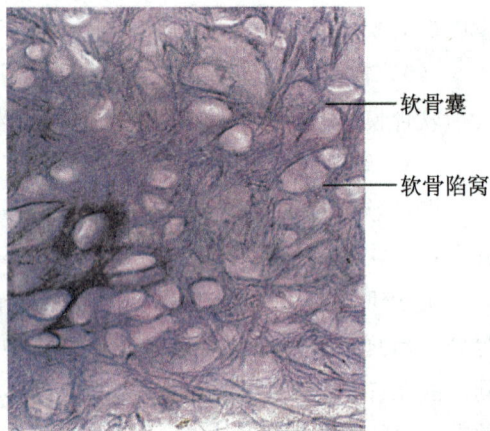

图1-20 弹性软骨

2. 骨

骨是由骨组织、骨膜和骨髓构成的器官。

（1）**骨组织**（osseous tissue）

骨组织是坚硬而有一定韧性的结缔组织，由大量钙化的细胞外基质（又称骨基质）及细胞构成。

① 骨基质：**骨基质**（bone matrix）即骨质，由有机成分和无机成分构成。有机成分含量少，约占骨组织质量的35%，主要为胶原纤维及少量无定形基质。骨组织的胶原纤维约占人体胶原纤维总量的50%；无定形基质占有机成分的10%。骨基质

内的无机成分称**骨盐**，含量较多，约占骨组织质量的 65%，主要为羟基磷灰石结晶。骨质中的胶原纤维成层排列，并与骨盐紧密结合，形成板层样结构，称**骨板**。同一骨板内的纤维平行排列，相邻骨板内的纤维相互垂直，这种结构特点有效增加了骨的支撑力。

② 细胞：骨组织的细胞包括骨祖细胞、成骨细胞、骨细胞和破骨细胞4种。其中骨细胞最多，位于基质内，其余3种细胞位于骨组织的边缘（如图1-21所示）。

骨祖细胞：**骨祖细胞**（osteoprogenitor cell）又称**骨原细胞**，位于骨外膜及骨内膜

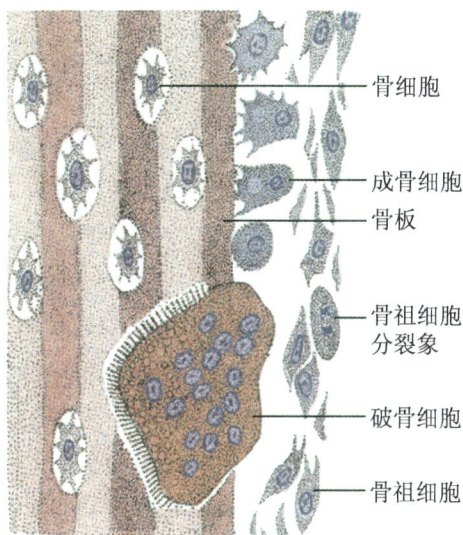

图 1-21 骨组织的各种细胞

（图标注：骨细胞、成骨细胞、骨板、骨祖细胞分裂象、破骨细胞、骨祖细胞）

贴近骨组织处，细胞较小，呈梭形，核椭圆形，细胞质少，弱嗜碱性。骨祖细胞是一种干细胞，当骨组织生长或改建时，可增殖分化为成骨细胞。

成骨细胞：**成骨细胞**（osteoblast）分布在骨组织表面，胞体较大，核大而圆，胞质嗜碱性，电镜下可见大量粗面内质网和发达的高尔基复合体。成骨细胞产生胶原纤维和基质，形成**类骨质**（osteoid）；类骨质钙化为骨质，成骨细胞被埋于骨基质中，转变为骨细胞。

骨细胞：**骨细胞**（osteocyte）胞体较小，呈扁椭圆形，有许多细长的突起，单个分散排列于骨板内或骨板间。骨细胞的胞体所占据的空间称**骨陷窝**（bone lacuna），骨细胞突起所占据的空间称**骨小管**（bone canaliculus）。相邻骨细胞突起之间有缝隙连接，骨小管彼此连通。骨陷窝和骨小管内含有组织液，骨细胞可从中获取营养并排出代谢产物。

破骨细胞：**破骨细胞**（osteoclast）主要分布于骨组织表面，数量较少，是一种多核的巨细胞，胞质嗜酸性。电镜下，细胞贴近骨基质的一侧有许多不规则的微绒毛，称**皱褶缘**（ruffled border）。破骨细胞可释放溶酶体酶和乳酸等，有溶解和吸收骨基质的作用。

（2）长骨的结构

长骨由骨松质、骨密质、骨膜、关节软骨、骨髓及血管与神经等构成。

① 骨松质：**骨松质**（spongy bone）多分布于长骨的骺端，为大量针状或片状骨小梁相互连接而成的多孔隙网架结构。网孔即骨髓腔，其中充满红骨髓。

② 骨密质：**骨密质**（compact bone）多分布于长骨骨干，由不同类型的骨板构成。根据骨板排列方式的不同，可分为外环骨板、内环骨板、骨单位、间骨板4种。

内、外环骨板均有横向穿越的小管，称**穿通管**（perforating canal）。穿通管与纵行排列的骨单位由中央管相通连，它们是小血管、神经及骨膜成分的通道，并含有组织液。

骨单位（osteon）又称**哈弗斯系统**（Haversian system），是骨密质的主要结构单位，呈长筒状，位于内、外环骨板之间。骨单位中央有一条纵行小管，称**中央管**（central canal），又称**哈弗斯管**（Haversian canal）。哈弗斯管与穿通管相通，是血管和神经的通路。

间骨板（interstitial lamella）是填充在骨单位间或骨单位与环骨板之间的一些不规则或扇形的骨板，是原有的骨单位或内、外环骨板未被吸收的残留部分。

③骨膜：除关节面以外，骨的内、外表面均覆以一层致密结缔组织膜，即骨膜。在外表者，称**骨外膜**（periosteum），其结构和功能与软骨膜相似。在骨髓腔面、骨小梁的表面、中央管及穿通管的内表面也衬有薄层的疏松结缔组织膜，即**骨内膜**（endosteum）。骨内膜的纤维细而少，细胞常排列成一层，似单层扁平上皮，细胞间有缝隙连接。骨膜的主要作用是营养骨组织，并为骨的生长和修复提供成骨细胞。

3. 骨的发生

骨的发生有两种形式，即膜内成骨与软骨内成骨。

（1）膜内成骨

在胚胎性结缔组织膜内直接成骨的过程，称**膜内成骨**（intramembranous ossification）。人体的顶骨、额骨和锁骨等以此种方式发生。

（2）软骨内成骨

在将要形成骨的部位，首先形成软骨雏形，在此基础上，将软骨逐步替换为骨的成骨过程，称**软骨内成骨**（endochondral ossification）。软骨内成骨要依次经过软骨雏形、骨领形成、初级骨化中心形成、次级骨化中心形成及骨骺形成等阶段，过程较为复杂。

（三）血液

血液是流动于心血管内的液态结缔组织，由**血浆**（plasma）和**血细胞**（blood cell）组成。成人循环血容量约为 5 L，占体重的7%～8%。

1. 血浆

血浆是淡黄色的液体，相当于结缔组织的细胞外基质，约占血液容积的55%，其中90%是水，其余为血浆蛋白（清蛋白、球蛋白、纤维蛋白原等）、脂蛋白、无机盐、酶、激素和各种代谢产物。血液流出血管后，溶解状态的纤维蛋白原转变为不溶解状态的纤维蛋白，凝固成血块。血液凝固后析出淡黄色透明的液体，称**血清**（serum）。

2. 血细胞

血细胞约占血液容积的45%，包括红细胞、白细胞、血小板。在正常生理情况下，血细胞有一定的形态结构，并有相对稳定的数量。血细胞形态、数量、比例和血红蛋白含量的测定，称**血象**（如表1-1所示）。血细胞形态结构通常采用Wright或Giemsa染色的血涂片标本在光镜下观察（如图1-22所示）。

表1-1　血细胞分类和计数的正常值

血细胞	正常值	血细胞	正常值
红细胞	男：（4.0～5.5）×10^{12}/L	白细胞分类	
	女：（3.5～5.5）×10^{12}/L	中性粒细胞	50%～70%
		嗜酸性粒细胞	0.5%～3%
白细胞	（4.0～10.0）×10^9/L	嗜碱性粒细胞	0～1%
		单核细胞	3%～8%
血小板	（100～300）×10^9/L	淋巴细胞	25%～30%

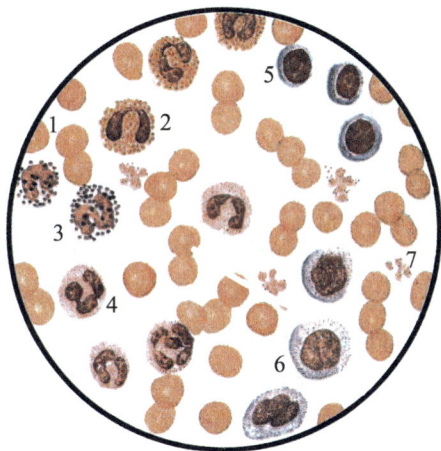

1—红细胞；2—嗜酸性粒细胞；3—嗜碱性粒细胞；
4—中性粒细胞；5—淋巴细胞；6—单核细胞；7—血小板

图1-22　各种血细胞

（1）**红细胞**（red blood cell，RBC）

红细胞直径7～8.5 μm，呈双凹圆盘状，中央较薄，周缘较厚，故在血涂片上中央染色较浅、周缘较深。

成熟红细胞无细胞核和细胞器，胞质内充满**血红蛋白**（hemoglobin，Hb），使红细胞呈红色。正常人血液中血红蛋白的含量为：男性120～150 g/L，女性110～140 g/L。血红蛋白是含铁的蛋白质，具有结合与运输O_2和CO_2的功能。红细胞的平均寿命为120天。与此同时，每天有等量红细胞从骨髓进入血液。由骨髓进入血液的尚未成熟的红细胞称**网织红细胞**（reticulocyte）。用煌焦油蓝染色，可见网织红细胞的胞质内有染成蓝色的细网，是残存的核糖体，在血流中经过1～3天后，核糖体消失，成为成熟的红细胞。成人血液内的网织红细胞占红细胞总数的0.5%～1.5%，新生儿可高达3%～6%。临床上测定网织红细胞的数量，可作为了解骨髓造血功能的一项指标。

（2）白细胞（white blood cell，WBC）

白细胞是一种无色有核的球形细胞，体积比红细胞大，可做变形运动，具有防御和免疫功能。成人白细胞的正常值为（4.0～10.0）×10^9/L，男女无明显差异，婴幼儿稍高于成人。根据细胞质内有无特殊颗粒，可将白细胞分为**有粒白细胞**和**无粒白细胞**两类。根据颗粒的嗜色性，有粒白细胞分为中性粒细胞、嗜酸性粒细胞和嗜碱性粒细胞。无粒白细胞分为单核细胞和淋巴细胞。

① 中性粒细胞：**中性粒细胞**（neutrophilic granulocyte，neutrophil）数量最多，占细胞总数的50%～70%。中性粒细胞核形态多样，有的呈弯曲杆状，称杆状核；有的呈分叶状，叶间有细丝相连，称分叶核。核以2～3叶者居多，核分叶越多，表明细胞越老化。当机体受细菌严重感染时，杆状核与2叶核的细胞增多，称核左移；4～5叶核的细胞增多，称核右移。中性粒细胞的胞质染成粉红色，其中含有许多细小的淡紫色及淡红色颗粒。

中性粒细胞有活跃的变形运动和吞噬功能，并有很强的**趋化作用**。所谓趋化作用，就是细胞向着某一化学物质刺激的方向移动。当机体受到细菌感染时，白细胞总数增高，且中性粒细胞的百分比显著增高。

② 嗜酸性粒细胞：**嗜酸性粒细胞**（eosinophilic granulocyte，eosinophil）占细胞总数的0.5%～3%；细胞呈球形，直径10～15 μm，核常为2叶，胞质内充满粗大、均匀的嗜酸性颗粒。嗜酸性粒细胞能吞噬抗原抗体复合物，释放组胺酶灭活组胺，从而减弱过敏反应。患过敏性疾病或寄生虫病时，血液中嗜酸性粒细胞增多。

③ 嗜碱性粒细胞：**嗜碱性粒细胞**（basophilic granulocyte，basophil）数量最少，占白细胞总数的0～1%；细胞呈球形，直径10～12 μm，核分叶，呈S形或不规则形，着色较浅；胞质内含有嗜碱性颗粒，大小不等，分布不均，染成蓝紫色。嗜碱性粒细胞与肥大细胞分泌的物质相同，也参与过敏反应。

④ 单核细胞：**单核细胞**（monocyte）占细胞总数的3%～8%，是体积最大的白细胞，直径为14～20 μm，呈圆形或椭圆形；胞核形态多样，呈卵圆形、肾形或不规则形；染色质颗粒细而松散，着色较浅；胞质丰富，含许多细小的嗜天青颗粒。单核细胞有活跃的变形运动、明显的趋化作用和一定的吞噬功能。

（3）血小板（platelet）

血小板是骨髓巨核细胞胞质脱落的碎片，体积小，直径2～4 μm，呈双凸圆盘状，无细胞核，表面有完整的质膜。在血涂片中，血小板常呈多角形，聚集成群。血小板正常值为（100～300）×10^9/L，其寿命为7～14天，主要功能是参与止血与凝血过程。

三、肌组织

肌组织（muscle tissue）主要由肌细胞组成，其间有少量结缔组织、血管、淋巴管和神经。肌细胞呈细长的纤维状，故又称**肌纤维**（muscle fiber）。肌细胞的细胞膜称**肌膜**（sarcolemma），细胞质称为**肌质**（sarcoplasm），又称肌浆。肌质中有大量与细胞长轴平行排列的肌丝，是肌纤维舒缩运动的物质基础。

根据肌纤维的形态结构、存在部位和功能特点，肌组织分为骨骼肌、心肌和平滑肌3类。骨骼肌和心肌在光镜下均显示明暗相间的横纹，故称**横纹肌**（striated muscle）。骨骼肌的收缩活动受意识支配，属随意肌；心肌和平滑肌的运动不受意识支配，属不随意肌。

（一）骨骼肌

骨骼肌（skeletal muscle）借肌腱附着于骨。每块肌的外面均包有结缔组织，形成**肌外膜**（epimysium），内含血管和神经。肌外膜伸入肌内分隔和包围大小不等的肌束，形成**肌束膜**（perimysium）。每条肌纤维周围包有少量结缔组织，称为**肌内膜**（endomysium）。肌内膜与肌纤维质膜间有基膜（如图1-23所示）。各层结缔组织膜有支持、连接、营养和保护肌的作用，并对单条肌纤维、肌束和整块肌的肌纤维群体活动起调节作用。

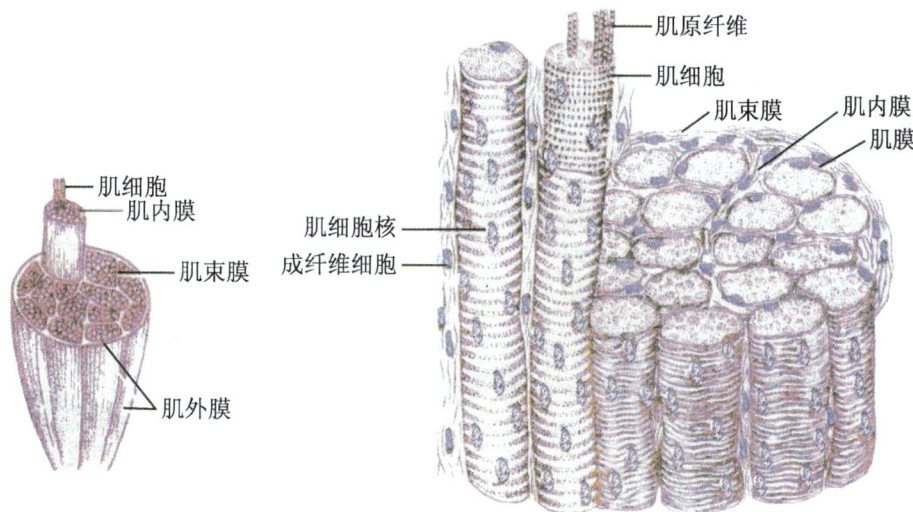

（A）一块骨骼肌模式图　　　　　　　（B）骨骼肌纤维纵切面及横切面

图 1-23　骨骼肌结构模式图

1. 骨骼肌纤维的光镜结构

骨骼肌纤维呈细长圆柱形，长1～40 mm，直径10～100 μm。一条肌纤维内有十几个甚至数百个扁椭圆形的细胞核，位于肌膜下方。肌质中有与肌纤维长轴平行的**肌原纤维**（myofibril）。肌原纤维呈细丝状，每条纤维上都有明暗相间的带。由于每条肌原纤维的明、暗带都相应的排列在同一平面上，故骨骼肌纤维呈现出明暗相间的**横纹**（cross striation）。**明带**（light band）又称I带，其中央有一条深染的细线，称为Z线。**暗带**（dark band）又称A带，其中央有一淡染的窄带，称为H带。H带的中央还有一条染色较深的线，称为M线。相邻两条Z线之间的一段肌原纤维，称**肌节**（sarcomere），是骨骼肌纤维的基本结构和功能单位。每个肌节由1/2明带＋暗带＋1/2明带组成。

2. 骨骼肌纤维的超微结构

（1）肌原纤维

肌原纤维由粗、细两种肌丝有规律地平行排列组成。A带由粗、细肌丝共同组成，其中的H带内只有粗肌丝。I带只由细肌丝构成，其中的Z线是细肌丝附着的位点（如图1-24所示）。

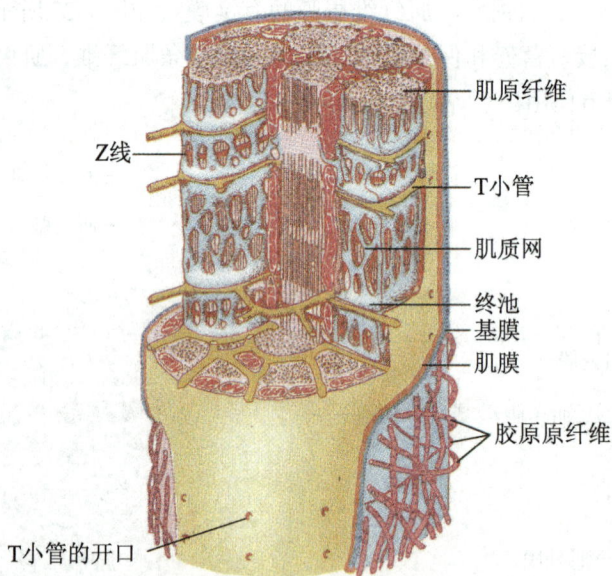

图1-24 骨骼肌纤维的超微结构模式图

① 粗肌丝：粗肌丝位于A带内，中央固定于M线，两端游离，由**肌球蛋白**（myosin）组成。肌球蛋白形如豆芽，分头和杆两部分。头部形似豆瓣，杆部细长如豆茎，在头和杆的连接点及杆部有两处类似关节的结构，可以屈动。M线两侧的肌球蛋白对称排列，杆部朝向粗肌丝的中段，头部则朝向粗肌丝的两端，并突出于肌丝表面，形成**横桥**（cross bridge）。横桥有ATP酶活性，当肌球蛋白头与肌动蛋

白接触时，ATP酶被激活，分解ATP产生能量，使横桥发生屈伸运动。

②　细肌丝：细肌丝位于肌节两侧，一端固定于Z线，另一端伸至粗肌丝之间，止于H带外侧。细肌丝由肌动蛋白、原肌球蛋白和肌钙蛋白组成。肌动蛋白分子单体呈球形，许多单体相互连接，形成两条互相缠绕的螺旋链。每个肌动蛋白单体上都有1个可与肌球蛋白分子头部相结合的位点。原肌球蛋白呈条索状，由两条较短的双股螺旋多肽链绞合而成，并嵌于肌动蛋白双股螺旋链的浅沟内。肌钙蛋白由3个球形亚单位构成，其中1个亚单位能与Ca^{2+}结合。

（2）横小管

横小管是肌膜向肌质内凹陷形成的小管，其走行方向与肌纤维长轴相垂直，故称**横小管**（transverse tubule），又称T小管。同一水平的横小管在细胞内分支吻合，环绕在每条肌原纤维的周围。横小管可将肌膜的兴奋迅速传至每个肌节。

（3）肌质网

肌质网是特化的滑面内质网，位于两条相邻的横小管间，沿肌纤维长轴纵行排列并环绕肌原纤维，故称**纵小管**（longitudinal tubule），也称L小管。横小管两侧的纵小管膨大形成的环形扁囊，称**终池**。每条横小管与其两侧的终池组成**三联体**（triad）。肌质网可调节肌质中Ca^{2+}的浓度。

3. 骨骼肌纤维的收缩

目前认为，骨骼肌的收缩原理为肌丝滑动学说。其过程大致为：神经冲动经运动终板传至肌膜，肌膜的兴奋沿横小管迅速传至终池和肌质网，肌质网上的钙泵释放大量Ca^{2+}到肌质内，使肌质内Ca^{2+}浓度迅速升高。Ca^{2+}与细肌丝的肌钙蛋白结合，引起肌钙蛋白和原肌球蛋白构型发生变化，使原本被原肌球蛋白分子掩盖着的肌动蛋白位点暴露，该位点迅速与粗肌丝的横桥结合。横桥的ATP酶被激活，分解ATP释放能量。肌球蛋白的头和杆发生屈曲转动，将肌动蛋白链拉向M线，牵拉细肌丝向M线滑动，I带变窄，A带长度不变，但H带因细肌丝的插入而变窄或消失，肌节缩短，肌纤维收缩。收缩完毕，钙离子被泵回肌质网，肌钙蛋白与钙离子分离，细肌丝脱离粗肌丝并退回原位，肌节复原，肌纤维舒张。

（二）心肌

心肌（cardiac muscle）分布在心和邻近心的大血管根部。心肌主要由心肌纤维构成，其间有结缔组织、血管和神经。心肌收缩具有自动节律性，缓慢而持久，不易疲劳。

1. 心肌纤维的光镜结构

心肌纤维呈短柱状，有分支，相互连接成网。每条肌纤维有1～2个椭圆形的核，位于细胞中央，染色较浅，核两端肌质丰富，肌质内含有线粒体、脂滴和脂褐素等。心肌纤维的横纹不如骨骼肌明显。心肌纤维的连接处称为**闰盘**（intercalated disk），光镜下呈着色较深的横形或阶梯状粗线（如图1-25所示）。

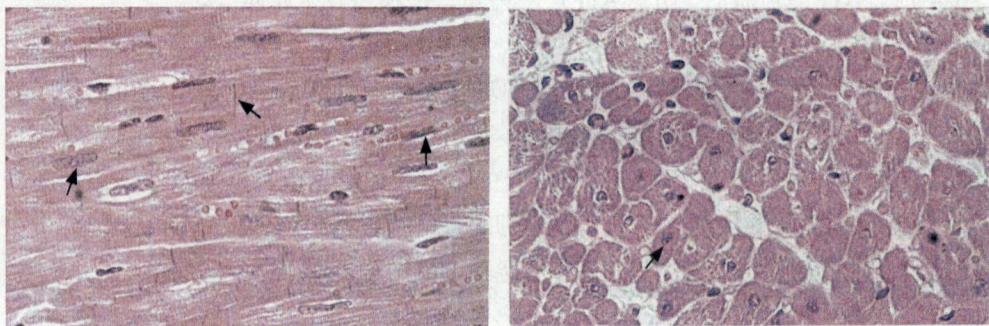

↑毛细血管；↗细胞核；↖闰盘　　　　　　　　↗细胞核
（A）纵切面　　　　　　　　　　　　　　　　（B）横切面

图 1-25　心肌纤维

2．心肌纤维的超微结构

　　心肌纤维也含粗、细两种肌丝，它们在肌节内的排列分布与骨骼肌纤维相同，也有肌质网和横小管等结构（如图 1-26 所示）。心肌纤维的超微结构有以下特点：① 心肌纤维没有明显的肌原纤维，而有精细不等的肌丝束。② 心肌纤维横小管较粗，位于 Z 线水平。③ 心肌纤维的肌质网较稀疏，纵小管不发达，终池小且少，横小管与一侧的终池相贴形成**二联体**（diad）。④ 心肌纤维的闰盘在 Z 线水平，呈阶梯状。闰盘的横向连接面上有中间连接和桥粒，起牢固的连接作用；纵向连接面上存在缝隙连接，便于细胞间化学信息的交流和电冲动的传导，以保证心肌纤维收缩的同步性和协调性。

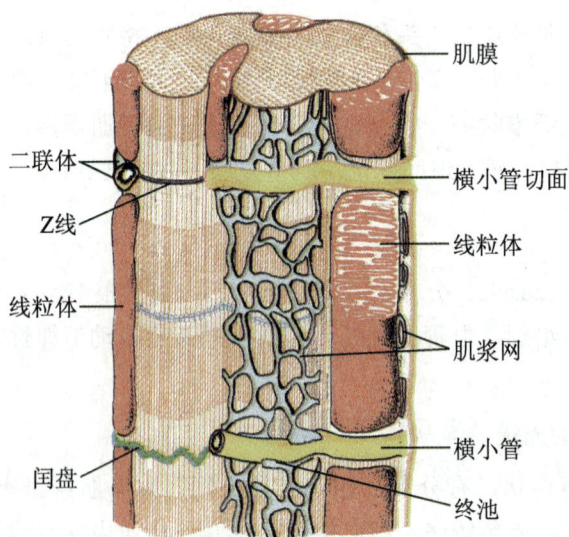

图 1-26　心肌纤维超微结构模式图

（三）平滑肌

平滑肌（smooth muscle）广泛分布于血管壁和内脏器官，收缩缓慢而持久。

1. 平滑肌纤维的光镜结构

平滑肌纤维呈长梭形，大小不一，长15～200 µm（妊娠子宫的平滑肌纤维可长达500 µm），无横纹，只有1个细胞核，位于中央。平滑肌纤维多成层或成束排列（如图1-27所示）。在相邻的肌纤维间有发达的缝隙连接，有利于细胞间收缩力的传导。

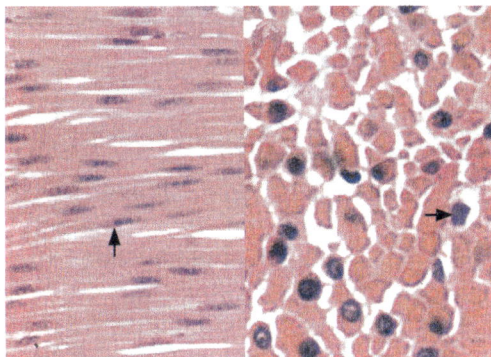

↑细胞核;　　　→细胞核
（A）纵切面　　　（B）横切面
图1-27　平滑肌纤维

2. 平滑肌纤维的超微结构

平滑肌纤维表面有许多小凹，肌纤维内无肌原纤维，有大量**密斑**（dense patch）、**密体**（dense body）、**中间丝**（intermediated filament）、细肌丝和粗肌丝。密斑位于肌膜下，为细肌丝的附着点。密体散在于胞质内，是细肌丝和中间丝的附着点。中间丝分布于肌质中，连于密斑与密体间。平滑肌纤维中粗、细肌丝的数量比约为1∶12。细肌丝主要由肌动蛋白组成；粗肌丝由肌球蛋白组成，表面有成行排列的横桥。若干条粗、细肌丝聚集形成肌丝单位，又称**收缩单位**（contractile unit）。

四、神经组织

神经组织（nervous tissue）由**神经细胞**（nerve cell）和**神经胶质细胞**（neuroglia cell）组成。神经细胞又称神经元，是神经系统结构和功能的基本单位，具有接受刺激、整合信息和传导冲动的功能。神经胶质细胞的数量比神经元多，对神经元起支持、营养、保护和绝缘等作用。

（一）神经元

1. 神经元的形态结构

神经元形态各异、大小不等，但都由细胞体和突起两部分组成（如图1-28所示）。

（1）细胞体

细胞体是神经元的营养代谢中心，其形态多样，有圆形、锥体形、梨形和梭形等，大小差异很大，直径从4 µm到120 µm不等。神经元的细胞体由细胞膜、细胞质和细胞核3部分组成。

① 细胞膜：细胞膜为单位膜，延伸包裹轴突与树突，具有接受刺激、处理信

息、产生和传导神经冲动的功能。

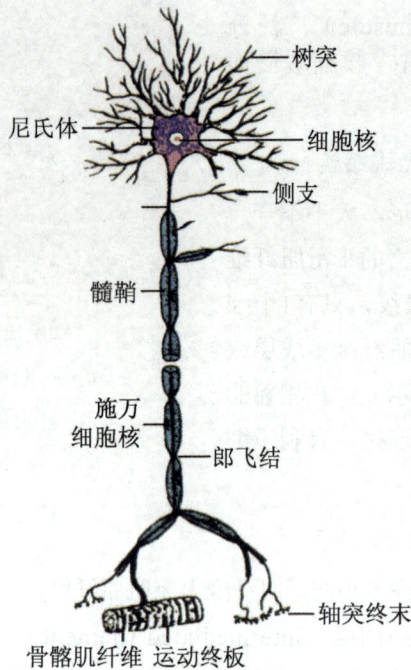

图 1-28 神经元结构模式图

② 细胞质：神经元细胞体的胞质内除含有一般的细胞器和发达的高尔基复合体外，还含有尼氏体和神经原纤维。

尼氏体（Nissl body）：尼氏体又称**嗜染质**（chromophil substance），是胞质内的一种嗜碱性物质。光镜下，尼氏体呈嗜碱性颗粒状或小块。电镜下，尼氏体由许多平行排列的粗面内质网和游离核糖体构成。

神经原纤维（neurofibril）：在镀银标本上，神经原纤维呈棕黑色，交错排列成细丝网，分布到轴突与树突内。电镜下神经原纤维由微管、微丝和神经丝组成，是构成神经元的细胞骨架，并参与物质运输。

③ 细胞核：大而圆，核膜清晰，以常染色质为主，异染色质较少，故着色浅，核仁大而明显。

（2）**突起**

神经元的突起分为树突和轴突两种。

① **树突**（dendrite）：每个神经元有 1 个或多个树突，形如树枝。靠近胞体部分短而粗，称主树突。树突表面有许多棘状小突起，称**树突棘**（dendritic spine）。树突的主要功能是接受刺激，并将刺激传向胞体。树突和树突棘扩大了神经元接受刺激的表面积。

② **轴突**（axon）：轴突呈细索状，每个神经元只有 1 个轴突。轴突表面光滑，长短不一，分支少，有侧支呈直角发出。轴突末端分支较多，形成轴突终末。轴

突表面的质膜，称**轴膜**（axolemma）；轴突内的胞质，称**轴质**（axoplasm）。光镜下，可见胞体发出轴突的部位呈锥形，称**轴丘**（axon hillock）。此区及轴突内均无尼氏体，染色淡。轴突的主要功能是传导神经冲动。

2. 神经元的分类

（1）按神经元突起的多少分类

① **假单极神经元**：从神经元的细胞体发出一个突起，距细胞体不远处该突起再分出两个分支，一支分布到其他组织或器官中，称周围突；另一支进入中枢神经系统，称中枢突。

② **双极神经元**：双极神经元有2个突起，包括1个树突和1个轴突。

③ **多极神经元**：多极神经元有多个突起，包括1个轴突和多个树突。

（2）按神经元功能分类

神经元按功能不同可分为感觉神经元、运动神经元和中间神经元（如图1-29所示）。

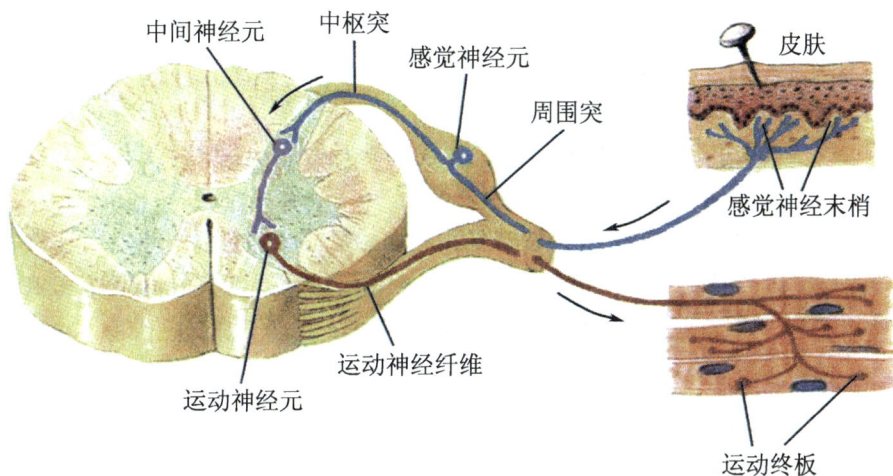

图1-29 不同功能的神经元

① **感觉神经元**：感觉神经元又称传入神经元，多为假单极神经元，胞体主要位于脊神经节或脑神经节内。周围突的末梢分布在皮肤和肌肉等处，可接受刺激，并将刺激经中枢突传向中枢。

② **运动神经元**：运动神经元又称传出神经元，属多极神经元，胞体主要位于脑、脊髓及内脏神经节内。运动神经元可将神经冲动传给肌肉或腺体。

③ **中间神经元**：中间神经元又称联络神经元，分布在感觉神经元和运动神经元之间，起联络作用，多为多极神经元。

（3）按神经元释放的神经递质分类

根据神经元释放的神经递质分类，可分为胆碱能神经元、去甲肾上腺素能神经元、胺能神经元、氨基酸能神经元和肽能神经元。

3．神经元的连接

突触（synapse）是神经元与神经元之间，或神经元与非神经元（效应器及感受器细胞）之间一种特化的细胞连接。突触可分为化学性突触和电突触两大类。化学性突触以神经递质为通信媒介，是最常见的连接方式；电突触通过缝管连接传递电信息。

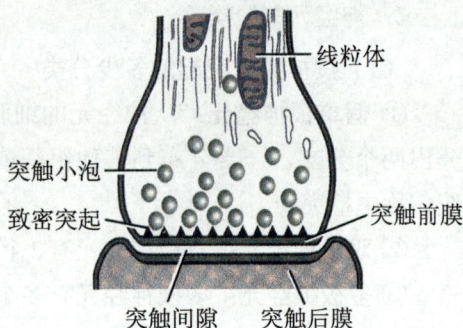

图1-30 化学性突触超微结构模式图

（1）化学性突触

电镜下，化学性突触由突触前成分、突触后成分、突触间隙3部分组成（如图1-30所示）。

① 突触前成分：突触前成分是神经元轴突终末的膨大部分，内有突触小泡、线粒体、微丝和微管等。突触小泡大小和形状不一，内含不同的神经递质。轴突终末与另一个神经元相接触处轴膜特化增厚的部分，称突触前膜。

② 突触后成分：突触后成分是后一个神经元或效应细胞与突触前部相对应的部分。此处神经元胞体或树突的质膜特化增厚，称突触后膜。膜上有特异性受体，能与相应的神经递质结合使突触后膜产生兴奋或抑制。

③ 突触间隙：突触间隙是位于突触前膜和突触后膜之间的狭窄间隙。当神经冲动传到突触前膜时，突触小泡紧贴突触前膜并释放神经递质，经突触间隙与突触后膜特异性受体结合产生生理效应，并将信息传递给后一个神经元或效应细胞。

（2）电突触

电突触是两个神经元之间的缝管连接。电突触的传导方向取决于两个神经元之间的关系而不依赖神经递质，故可双向传导。

（二）神经胶质细胞

神经胶质细胞（neuroglia cell）广泛分布于中枢神经系统和周围神经系统内，其数量比神经元多10～50倍。神经胶质细胞有突起，但无轴突和树突之分，也无传导神经冲动的功能，只对神经元起支持、保护、营养和绝缘等作用。根据神经胶质细胞存在的部位，将其分为中枢神经系统的神经胶质细胞和周围神经系统的神经胶质细胞。

1．中枢神经系统的神经胶质细胞

中枢神经系统的神经胶质细胞有星形胶质细胞、少突胶质细胞、小胶质细胞、室管膜细胞4种（如图1-31所示）。

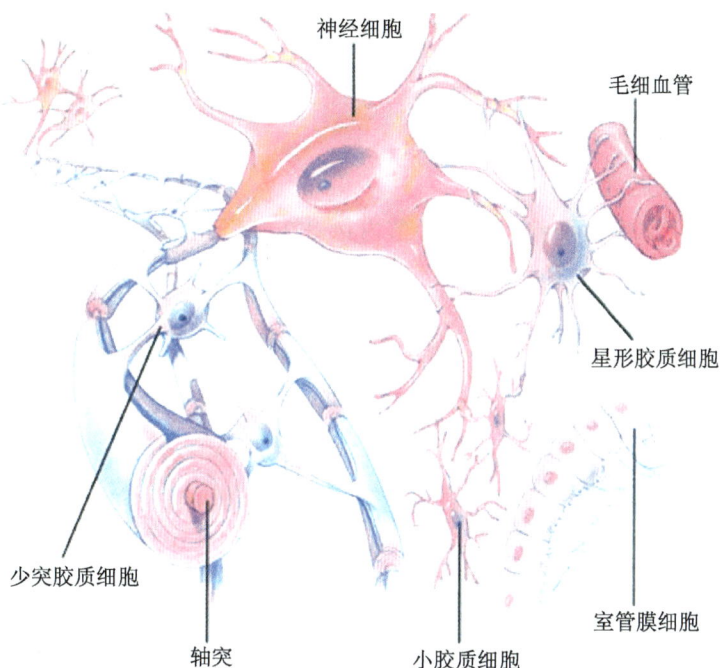

图 1-31 中枢神经系统神经胶质细胞模式图

（1）星形胶质细胞

星形胶质细胞为神经胶质细胞中体积最大、数量最多的细胞，细胞呈星形，胞核大。星形胶质细胞分为纤维性星形胶质细胞和原浆性星形胶质细胞两种。星形胶质细胞从胞体发出的突起充填在神经元胞体及其突起之间，起支持和绝缘作用。有些突起末端扩大形成脚板，在脑和脊髓表面形成胶质界膜，或贴附在毛细血管壁上构成血－脑脊液屏障的神经胶质膜。

（2）少突胶质细胞

少突胶质细胞体积小，呈梨形或卵圆形，突起较少。每个突起末端膨大扩展成扁平叶片状，呈同心圆包绕神经元轴突，形成髓鞘。

（3）小胶质细胞

小胶质细胞体积最小，数量少，主要分布于灰质内。当中枢神经系统损伤时，小胶质细胞可转变为巨噬细胞，吞噬死亡的细胞、退化变性的髓鞘等。

（4）室管膜细胞

室管膜细胞呈单层立方形或柱形，分布于脑室或脊髓中央管腔面，形成室管膜，可分泌脑脊液。

2. 周围神经系统的神经胶质细胞

（1）施万细胞（Schwann cell）

施万细胞呈薄片状，胞质少，排列成串，一个接一个地包卷周围神经纤维的轴突，形成周围神经纤维的髓鞘。施万细胞能分泌神经营养因子，促进受损伤的神经元存活及轴突的再生。

（2）卫星细胞（satellite cell）

卫星细胞又称被囊细胞，是神经节内包裹在神经元胞体周围的一层扁平或立方形细胞。

（三）神经纤维和神经

1. 神经纤维

神经纤维（nerve fiber）由神经元的长轴突和包绕其外的神经胶质细胞构成。神经纤维根据其有无髓鞘，可分为有髓神经纤维和无髓神经纤维2种。

（1）有髓神经纤维

周围神经系统的有髓神经纤维由施万细胞包卷轴突而成。施万细胞的质膜包绕轴突形成的鞘状结构，称**髓鞘**（myelin sheath）。施万细胞最外面的一层胞膜与基膜共同构成**神经膜**（neurilemma）。一个施万细胞包卷一段轴突，构成一个**结间体**（internode）。每两个结间体交界处无髓鞘，形成一狭窄处，称**郎飞结**（Ranvier node）（如图1-32所示）。

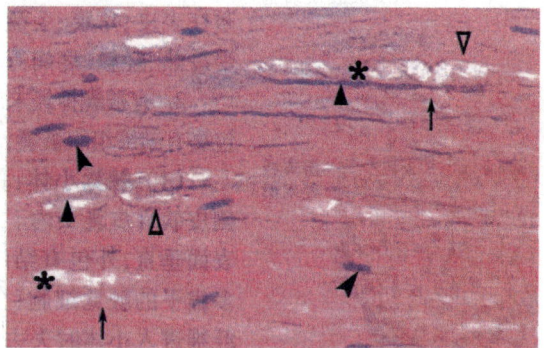

↑郎飞结；▲轴突；△神经膜；▲施万细胞核；✱髓鞘
图 1-32 有髓神经纤维

中枢神经系统的有髓神经纤维的髓鞘由少突胶质细胞构成。少突胶质细胞的多个突起末端可同时包卷多个轴突，形成多个结间体。

（2）无髓神经纤维

周围神经系统的无髓神经纤维由较细的轴突和包在它外面的施万细胞组成。施万细胞沿轴突一个接一个地连接成连续的鞘，但不形成髓鞘，无郎飞结。一个施万细胞可包裹许多条轴突，施万细胞外面有基膜。中枢神经系统的无髓神经纤维为裸露的轴突，其外面没有任何鞘膜。无髓神经纤维的传导速度比有髓神经纤维慢。

2. 神经

周围神经系统中若干条神经纤维集合在一起，被结缔组织、血管和淋巴管所包裹，构成**神经**（nerve）。每条神经含若干神经束，每条神经束又含许多神经纤维。神经、神经束和神经纤维外均有结缔组织包裹，这些结缔组织分别称为神经外膜、神经束膜和神经内膜。

（四）神经末梢

神经末梢（nerve ending）是周围神经纤维的终末部分，在全身各组织器官内形成各种末梢装置，分别称感受器和效应器。神经末梢按功能分为感觉神经末梢和运动神经末梢。

1. 感觉神经末梢

感觉神经末梢（sensory nerve ending）是感觉神经元周围突的终末部分，与其周围组织共同组成感受器（receptor）。感受器可以接受内、外环境中的各种刺激，并将刺激转化为冲动，传向中枢，产生感觉。感觉神经末梢按其形态结构分为游离神经末梢和有被囊神经末梢2类。

（1）游离神经末梢

游离神经末梢由较细的有髓或无髓神经纤维的终末反复分支而成，主要分布在表皮、角膜、黏膜上皮、浆膜及结缔组织等处，可感受冷热、疼痛和粗触觉等刺激。

（2）有被囊神经末梢

有被囊神经末梢外面均有结缔组织被囊包裹。此类末梢按功能与结构不同分为3类：

① 触觉小体：触觉小体分布在手指、足趾掌面的真皮乳头内，其中手指掌侧皮肤内最多，感受应力刺激，参与产生触觉。触觉小体呈卵圆形，长轴与皮肤表面垂直，外包有结缔组织囊，小体内有许多扁平的触觉细胞（如图1-33所示）。触觉小体的数量随年龄增加而减少。

② 环层小体：环层小体体积较大，呈圆形或卵圆形，多分布于皮下组织、肠系膜、韧带和关节囊等处。环层小体表面有结缔组织被囊，被囊内由数十层呈同心圆排列的扁平细胞组成，中央有一圆柱体，裸露轴突穿行于圆柱体内（如图1-34所示）。环层小体可感受压觉和振动觉。

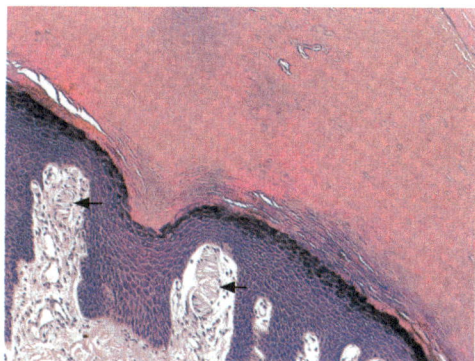

图1-33 触觉小体

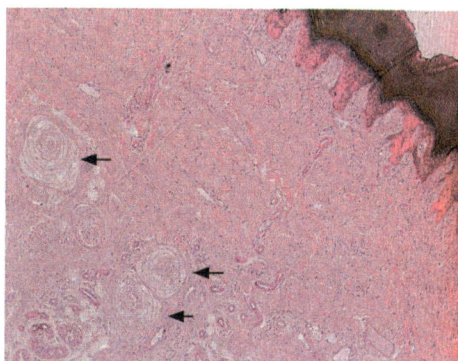

图1-34 环层小体

③ 肌梭：肌梭分布于骨骼肌纤维之间，表面有结缔组织被囊，内有数条较细的骨骼肌纤维，称梭内肌纤维。裸露的轴突缠绕在梭内肌纤维中段的外表面。肌梭可感受肌纤维的伸缩、牵拉变化，调节骨骼肌纤维的张力。

2. 运动神经末梢

运动神经末梢（motor nerve ending）是运动神经元的轴突分布于肌纤维和腺细胞的终末结构，与周围组织共同组成**效应器**（effector），支配肌纤维的收缩和腺细胞的分泌。运动神经末梢可分为躯体运动神经末梢和内脏运动神经末梢2类。

（1）躯体运动神经末梢

躯体运动神经末梢分布于骨骼肌纤维。支配骨骼肌的运动神经纤维反复分支，每一分支终末与一条骨骼肌纤维建立突触连接，在连接处形成卵圆形的板状隆起，称**运动终板**（motor end plate），如图1-35所示。运动终板是一种化学性突触。

（2）内脏运动神经末梢

内脏运动神经末梢为内脏运动神经节后纤维的轴突终末部分，呈小结状或串珠状，分布于内脏及血管的平滑肌、心肌和腺上皮等处，并构成突触，引起效应细胞不同的生理效应。

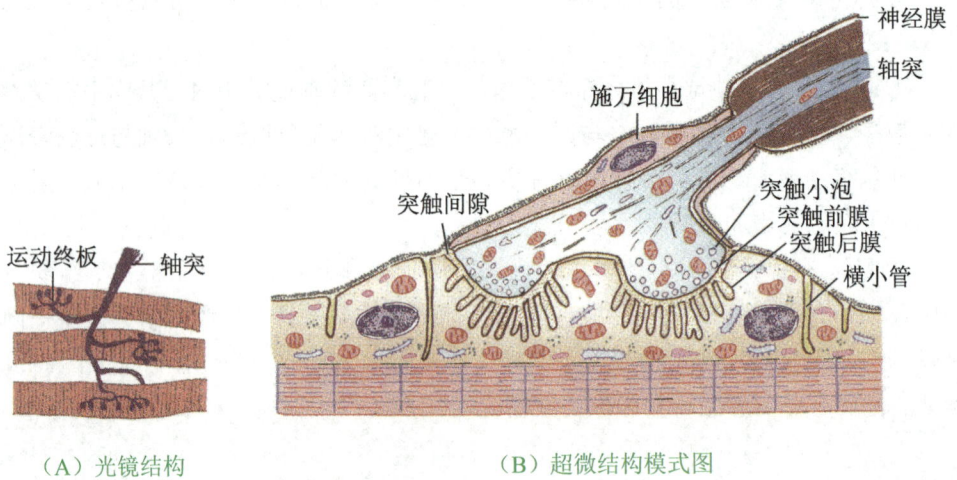

（A）光镜结构　　　　　（B）超微结构模式图

图1-35 运动终板结构模式图

思考与练习

一、单项选择题

1. 被称为"人体的动力工厂"的细胞器是（　　）。

    A．高尔基复合体　　　　　B．线粒体

    C．核糖体　　　　　　　　D．中心粒

E．溶酶体

2．人体表面被覆的是（　　）。

A．单层柱状上皮　　　　　　B．假复层纤毛柱状上皮

C．角化的复层扁平上皮　　　D．变移上皮

E．单层扁平上皮

3．关于结缔组织的描述，下列错误的是（　　）。

A．细胞数量少，种类多　　　B．细胞间质多，含有纤维、基质和组织液

C．细胞有极性　　　　　　　D．有丰富的血管分布

E．在体内分布广泛

4．正常情况下，血浆约占血液容积的（　　）。

A．55%　　　B．60%　　　C．70%　　　D．40%　　　E．45%

5．心肌纤维的横小管位于（　　）。

A．M线水平　　　　　　　　B．H带内

C．Z线水平　　　　　　　　D．A带内

E．I带内

二、名词解释

1．组织　　　　2．软骨囊　　　　3．网织红细胞

4．终池　　　　5．郎飞结

三、问答题

1．上皮组织有何特点？如何分类？

2．简述骨密质的组成、结构和存在形式。

3．简述骨骼肌纤维的光镜结构。

4．试述感觉神经末梢的成分、结构特点及功能。

第二章
运动系统

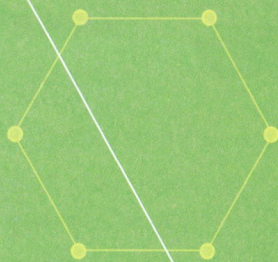

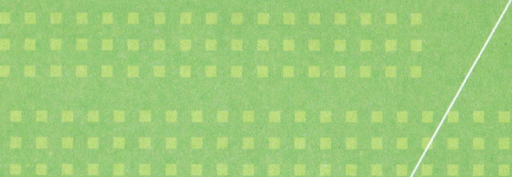

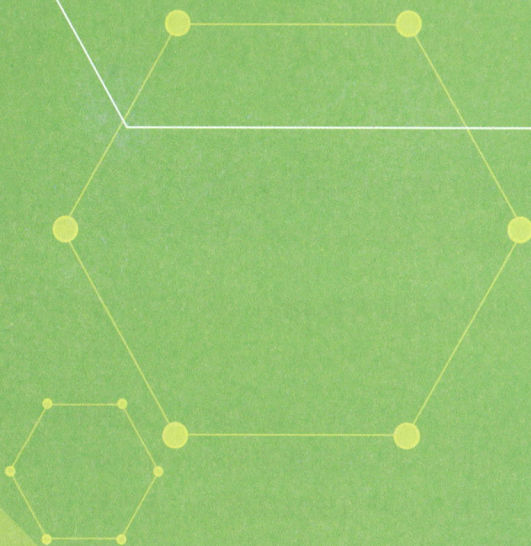

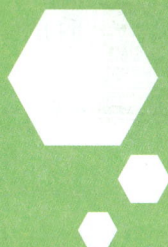

运动系统（locomotor system）

由骨、关节和骨骼肌组成，对人体起运动、支持和保护作用。全身各骨借关节形成骨骼，构成人体的活动支架（如图2-1所示）。在运动过程中，骨起杠杆作用，关节是运动的枢纽，骨骼肌是运动的动力。骨骼肌的收缩，牵拉着骨以关节为枢纽，发生位置的改变而产生运动。

第一节 骨 学

骨（bone）是一种器官，外被骨膜，内含骨髓，有丰富的血管、淋巴管和神经，能不断进行新陈代谢和生长发育，并具有修复、改建和再生的能力。经常锻炼可促进骨的生长和发育，长期不用则可导致骨质疏松。

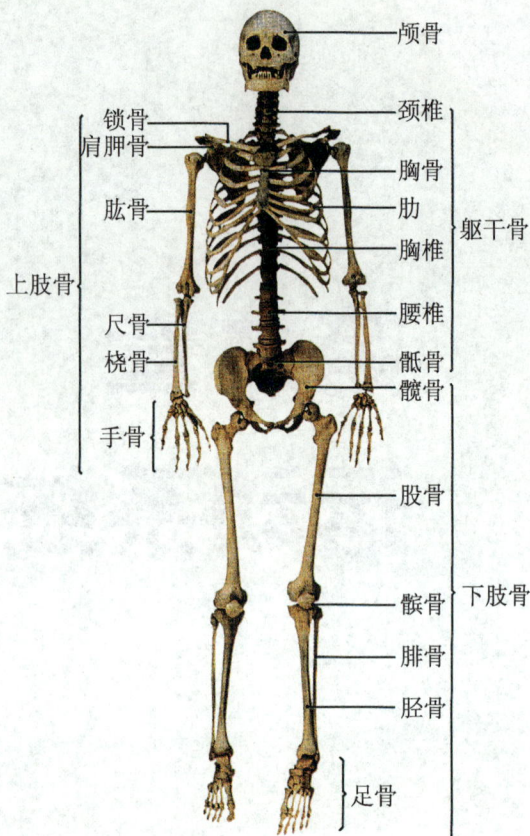

图2-1 人体骨骼

一、概述

成人共有206块骨，按部位分为颅骨、躯干骨和四肢骨3部分。

（一）骨的形态

依据形态，骨分为长骨、短骨、扁骨和不规则骨4类。

1. 长骨

长骨呈长管状，包括"一体两端"。体称骨干，骨质致密，内有髓腔，容纳骨髓；两端膨大部称骺，有光滑的关节面。骨干与骺相邻的部分称干骺端，幼年时有骺软骨，其软骨细胞不断分裂繁殖并骨化，使骨的长度增长。成年后，骺软骨骨化，长骨则不能继续增长，原骺软骨处留有痕迹，称为**骺线**。长骨主要分布于四肢，如肱骨和股骨。

2. 短骨

短骨呈立方形，多成群分布于承受压力较大且运动较复杂的部位，如手的腕骨和足的跗骨等。

3. 扁骨

扁骨呈板状，主要构成颅腔、胸腔和盆腔的壁，以保护腔内的器官，如颅盖骨、胸骨和肋骨等。

4. 不规则骨

不规则骨形状不规则，如椎骨和髋骨。有些不规则骨内有含气的腔，称**含气骨**，如上颌骨。

此外，在某些肌腱内还有一种形如豆粒的小骨，称**籽骨**。运动时它既可减少对肌腱的摩擦，又可改变力的方向。

（二）骨的构造

骨由骨质、骨膜和骨髓3部分构成（如图2-2所示），并有血管、淋巴管和神经分布。

1. 骨质（bone substance）

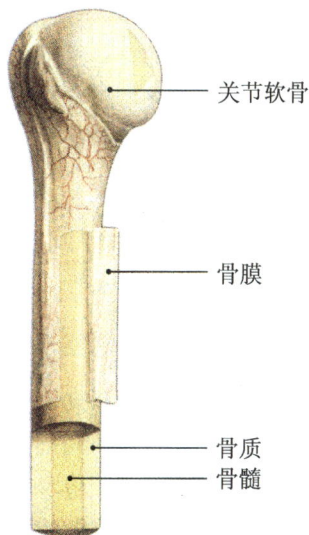

图2-2 骨的构造

骨质由骨组织构成，分为**骨密质**和**骨松质**。骨密质构成各类骨的表层，致密坚硬，抗压性强。骨松质呈海绵状，由相互交织的骨小梁排列而成，配布于骨的内部。骨小梁按骨所承受的压力和张力的方向排列，因而骨能承受较大的重量。在颅盖骨，内、外表层的骨密质构成内板和外板，两板间的骨松质称**板障**（如图2-3所示）。

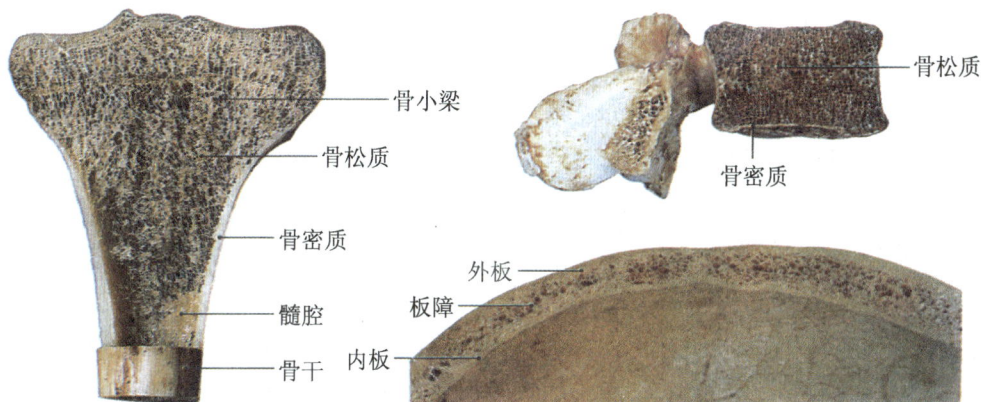

图2-3 骨质

2. 骨膜（periosteum）

骨膜是一层被覆于骨内、外表面（关节面除外）的致密结缔组织膜。其中被覆于骨外表面的膜，称骨外膜；衬于骨髓腔内面或骨松质腔隙内的膜，称骨内膜。新鲜的骨膜呈粉红色，含有丰富的血管、淋巴管和神经，对骨的生长、营养、改建和修复有重要作用，因此在手术中应尽量保留。

3. 骨髓（bone marrow）

骨髓填充于骨髓腔和骨松质的间隙内，分为**红骨髓**和**黄骨髓**。红骨髓有造血功能，内含大量不同发育阶段的红细胞和某些白细胞；黄骨髓含有大量的脂肪组织，无造血功能。胎儿和幼儿的骨髓均为红骨髓。约5岁以后，长骨骨髓腔内的红骨髓逐渐被脂肪组织代替，变成黄骨髓，失去造血能力。当大量失血或重度贫血时，黄骨髓可转化为红骨髓，恢复造血功能。在长骨两端、扁骨和不规则骨内的红骨髓则可终生保留。临床常在髂前、髂后上棘等处行骨髓穿刺，以检查骨髓象。

（三）骨的化学成分和物理特性

骨含有有机质和无机质2种化学成分。有机质主要包含骨胶原纤维和黏多糖蛋白，使骨具有韧性和弹性；无机质主要是羟基磷灰石结晶，使骨坚硬。有机质和无机质的比例随年龄不同而发生变化，成人约为35：65，此比例使骨既有很大的硬度和韧性，又有一定的弹性，因此最为合适。幼儿骨组织中有机质较多，骨质柔韧但易变形，外伤时常折而不断，临床上称为青枝骨折。老年人骨组织中无机质约占80%，因而脆性大，易发生粉碎性骨折。

二、躯干骨

成人躯干骨包括24块椎骨、1块骶骨、1块尾骨、12对肋骨和1块胸骨，分别参与构成脊柱、胸廓和骨盆。

（一）椎骨

幼年时椎骨为32～33块，分为颈椎7块、胸椎12块、腰椎5块、骶椎5块和尾椎3～4块。成年后5块骶椎融合成骶骨，3～4块尾椎融合成尾骨。

1. 椎骨的一般形态

椎骨（vertebrae）由椎体和椎弓组成（如图2-4所示）。**椎体**位于前方，呈短圆柱状，是椎骨负重的主要部分。**椎弓**是位于椎体后方的弓形骨板，由椎弓根和椎弓板构成。椎体和椎弓围成的孔称**椎孔**，各椎骨的椎孔相连接形成椎管，管内容纳脊髓。椎弓根的上、下缘各有一切迹，分别称**椎上切迹**和**椎下切迹**。相邻椎骨的椎上、下切迹围成**椎间孔**，有脊神经和血管通过。每个椎弓上有7个突起，向两侧伸出的1对称**横突**，向上伸出的1对称**上关节突**，向下伸出的1对称**下关节突**，向后正中伸出的1个称**棘突**。

2. 各部椎骨的主要特征

（1）颈椎（cervical vertebrae）

颈椎椎体较小，椎孔相对较大，呈三角形，横突根部有孔，称**横突孔**。第2～6颈椎的棘突短，末端分叉（如图2-4所示）。

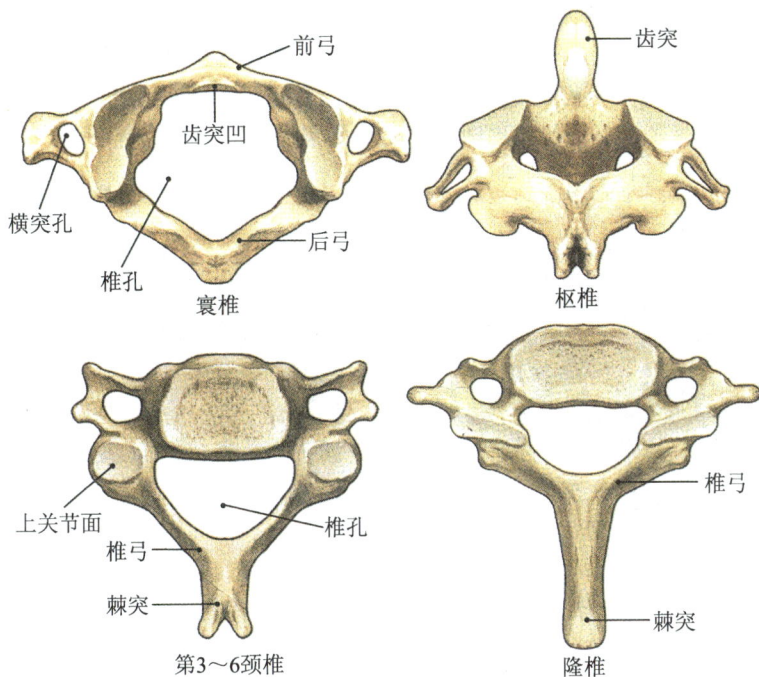

图 2-4 颈椎

第1颈椎又称**寰椎**，呈环状，由前弓、后弓和两个侧块构成。前弓后面正中有**齿突凹**。第2颈椎又称**枢椎**，椎体上面有向上的齿突与寰椎相吻合。第7颈椎又称**隆椎**，棘突较长，末端不分叉且呈结节状隆起，在体表易触及，是临床计数椎骨序数和针灸定穴的重要标志。

（2）**胸椎**（thoracic vertebrae）

胸椎椎体呈心形，椎孔小而圆，椎体两侧面后部有肋凹，横突末端前面有横突肋凹，棘突较长且向后下倾斜，呈叠瓦状排列（如图2-5所示）。

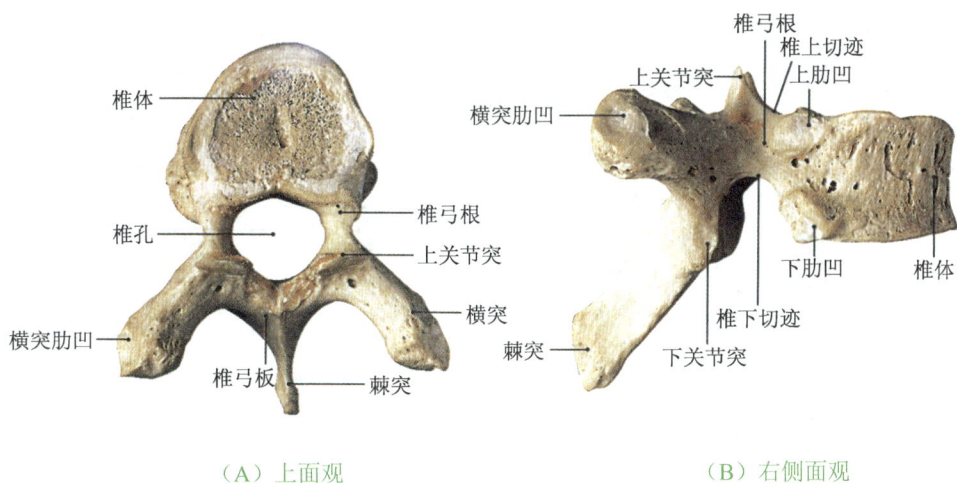

（A）上面观　　　　　　　　　　　　　　　（B）右侧面观

图 2-5 胸椎

（3）腰椎（lumbar vertebrae）

腰椎椎体粗大，椎孔呈三角形，棘突宽而短，呈板状，水平后伸，棘突之间的间隙较宽（如图2-6所示）。

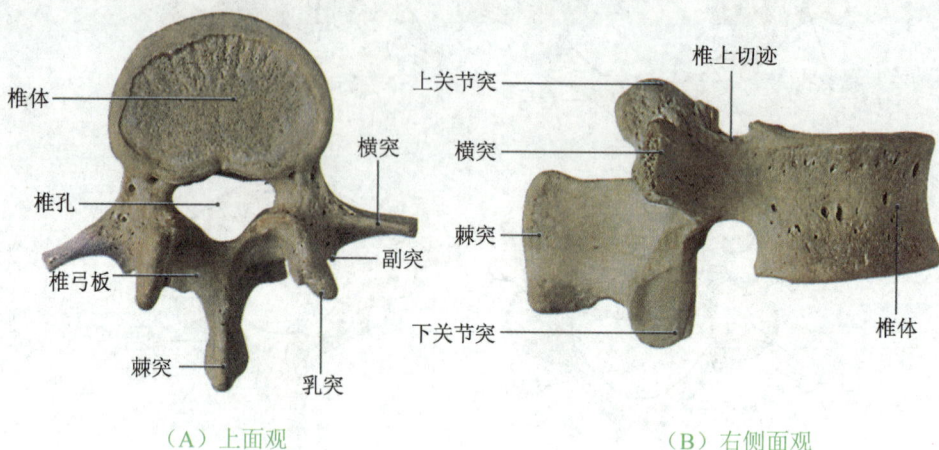

（A）上面观　　　　　　　　　　　（B）右侧面观

图2-6　腰椎

（4）骶骨（sacrum）

骶骨呈三角形，底向上，与第5腰椎相连。底前缘向前突出，称岬，是产科测量骨盆上口的重要标志；尖向下，与尾骨相连。侧面上方有耳状关节面，与髋骨的耳状关节面相吻合。骶骨前面光滑，可见4对**骶前孔**；后面粗糙隆起，中线上有棘突融合形成的骶正中嵴，两侧有与骶前孔相通的4对**骶后孔**。骶骨内有纵行的**骶管**，向上通椎管，向下开口于骶管裂孔。裂孔两侧的突起，称**骶角**，是骶管麻醉的标志（如图2-7所示）。

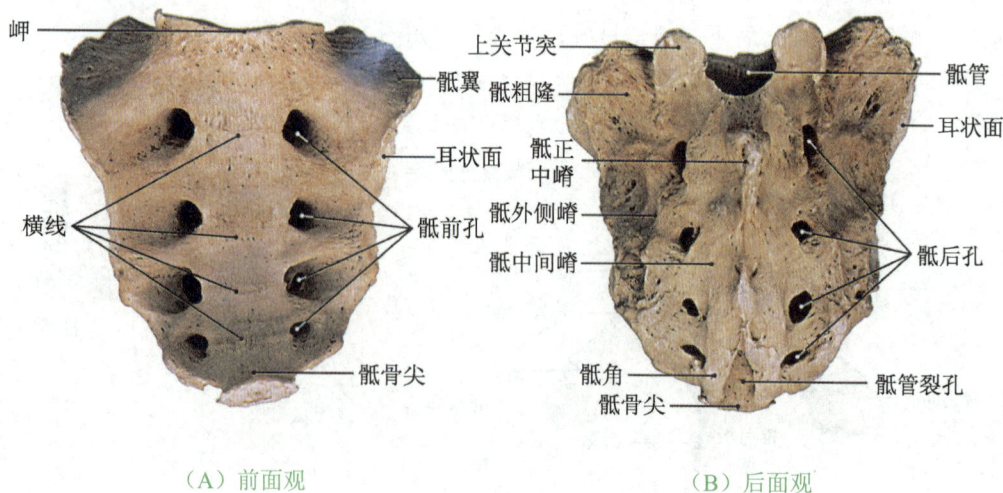

（A）前面观　　　　　　　　　　　（B）后面观

图2-7　骶骨

（5）尾骨（coccyx）

尾骨由3～4块尾椎融合而成，上端接骶骨，下端游离（如图2-8所示）。

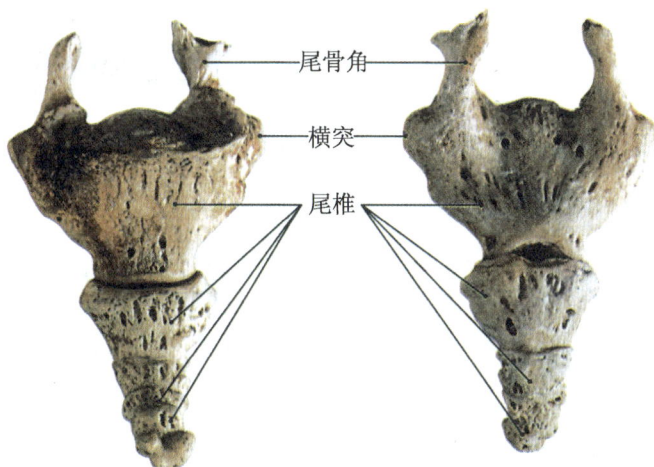

图2-8　尾骨

（二）胸骨

胸骨（sternum）位于胸前壁正中，长而扁，自上而下分为**胸骨柄、胸骨体**和**剑突**3部分（如图2-9所示）。胸骨柄上缘中间凹陷，称**颈静脉切迹**。柄和体连结处微向前凸，称**胸骨角**（sternal angle），在体表易触及，两侧平对第2肋，可作为临床计数肋的重要标志。胸骨体呈长方形，外侧缘连接第2～7肋软骨。剑突扁而薄，下端游离，易触及。

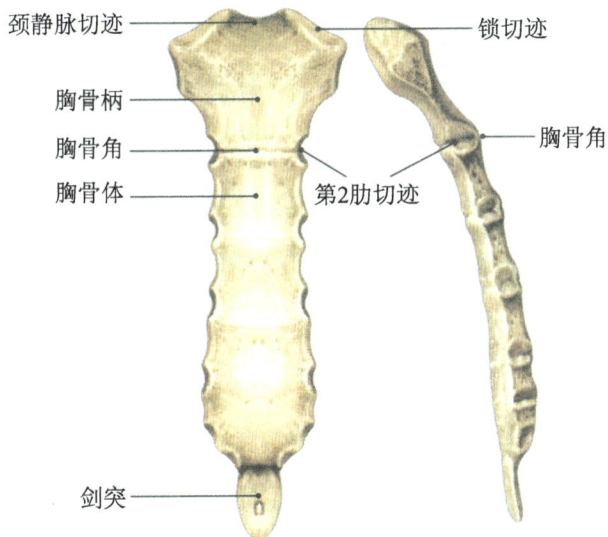

图2-9　胸骨

（三）肋

肋（ribs）由肋骨和肋软骨组成，共12对。第1～7对肋前端与胸骨连接，称**真肋**。第8～12对肋不直接与胸骨相连，称**假肋**。其中第8～10对肋前端借肋软骨依次连于上位肋软骨，形成**肋弓**，常作为确定肝、脾位置的标志。第11～12对肋前端游离，称**浮肋**。

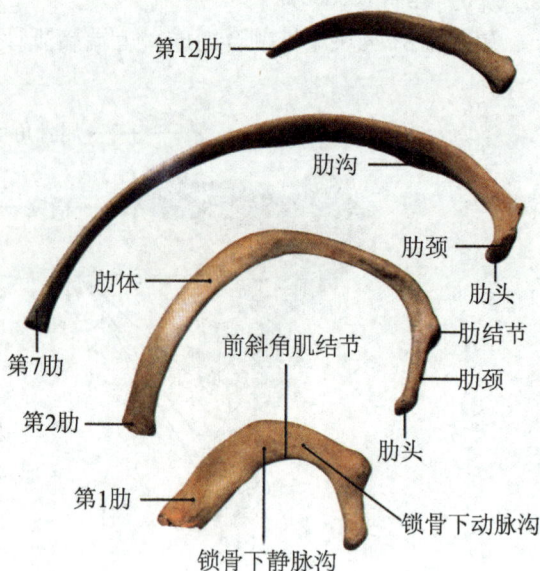

图2-10 肋骨

1. 肋骨（costal bone）

肋骨为细长的弓形扁骨，分为体和前、后两端（如图2-10所示）。后端由膨大的肋头和缩细的肋颈构成。颈、体交界处外侧的隆起，称**肋结节**。肋体内面近下缘处有一浅沟，称**肋沟**，肋间血管和神经行于其中。体后部的急转处称**肋角**。

2. 肋软骨

肋软骨接续于各肋骨的前端，由透明软骨构成。

三、颅骨

成人颅（skull）由23块颅骨组成（除6块听小骨外）。颅主要对脑、视器和前庭蜗器等起支持和保护作用。依据位置不同，颅骨分脑颅骨和面颅骨2部分。

（一）脑颅骨

脑颅骨共8块，包括额骨、筛骨、蝶骨和枕骨各1块，顶骨和颞骨各2块。脑颅骨围成颅腔，容纳脑。颅腔的顶称**颅盖**，由前方的额骨、后方的枕骨和中间的顶骨构成。颅腔的底，称**颅底**，由中央的蝶骨、前方的额骨和筛骨、后方的枕骨和两侧的颞骨构成。

（二）面颅骨

面颅骨共15块，包括下颌骨、犁骨和舌骨各1块，鼻骨、泪骨、颧骨、上颌骨、腭骨和下鼻甲各2块。这些骨构成颜面的骨性基础，共同围成眶、骨性鼻腔和骨性口腔。上颌骨位于面部中央，上部内侧接鼻骨，后方接泪骨；外上方是颧骨，内后方是腭骨；内侧面附有下鼻甲，鼻腔中部为犁骨；下方为下颌骨，下颌骨后下方是舌骨。

下颌骨呈马蹄形，分为中部的**下颌体**和两侧的**下颌支**（如图 2-11 所示）。体的上缘为牙槽弓；下缘圆钝，称**下颌底**。下颌体前外侧面有 1 对**颏孔**。下颌支上端有 2 个突起，前方的称**冠突**，后方的称**髁突**；两突之间的凹陷，称**下颌切迹**。髁突上端膨大，称**下颌头**；下方较细，称**下颌颈**。下颌支内侧面中央有一开口，称

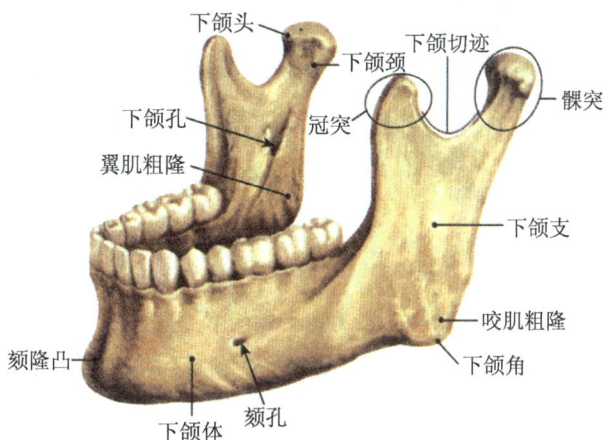

图 2-11　下颌骨（外侧面）

下颌孔，有下牙槽血管和神经通过，再经下颌管通颏孔。下颌底与下颌支后缘相交处，称**下颌角**。

（三）颅的整体观

1. 颅的顶面观

颅顶呈卵圆形，前窄后宽，有呈“工”字形的 3 条缝。额骨和顶骨之间为**冠状缝**，两顶骨之间为**矢状缝**，顶骨与枕骨之间为**人字缝**。

2. 颅的侧面观

颅侧面中部有外耳门，内通外耳道。其前上方的骨梁，称**颧弓**；后下方的突起，称**乳突**。颧弓上方的凹陷，称**颞窝**，下方的凹陷称**颞下窝**，向内通**翼腭窝**。在颞窝前下部，额、顶、颞、蝶 4 骨会合处构成一 H 形的缝，称**翼点**（如图 2-12 所示）。此处最为薄弱，内有脑膜中动脉前支通过。若此处骨折，容易损伤该动脉支而导致硬膜外血肿。

3. 颅的前面观

颅前面的主要结构有眶、骨性鼻腔、鼻窦和骨性口腔。

（1）**眶**（orbit）

眶呈四棱锥体形，有一尖、一底和四壁。尖向后内方，眶尖有视神经管通颅中窝。底向前外开放，眶上缘的中、内 1/3 交界处有**眶上孔**或**眶上切迹**，下缘中点的下方有**眶下孔**，均有血管和神经通过。眶有 4 个壁，上壁前外侧部有泪腺窝；内侧壁前下部有泪囊窝，此窝经鼻泪管通鼻腔；下壁与外侧壁交界处后部有**眶下裂**，向后通翼腭窝和颞下窝，眶下裂中部有眶下沟，向前经眶下管通眶下孔；外侧壁与上壁交界处后部的裂隙，称**眶上裂**，通颅中窝。

（2）**骨性鼻腔**（bony nasal cavity）

骨性鼻腔位于面部中央，骨性鼻中隔将其分为左右两半。鼻腔前方的开口为梨状孔，后方的开口为鼻后孔。在鼻腔外侧壁，自上而下有 3 个突起，分别称**上鼻**

甲、中鼻甲和下鼻甲。各鼻甲下方为鼻道，分别称**上鼻道、中鼻道和下鼻道**（如图2-13所示）。上鼻甲和蝶骨体之间的间隙称为**蝶筛隐窝**。

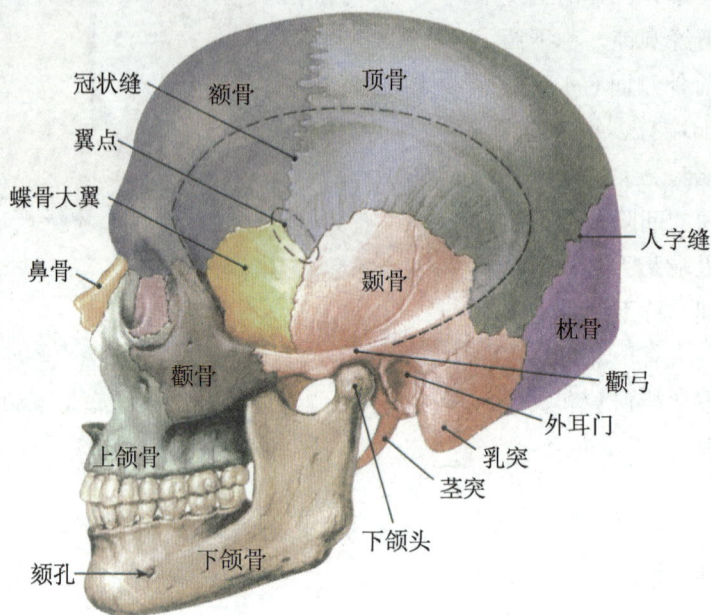

图 2-12 颅侧面观

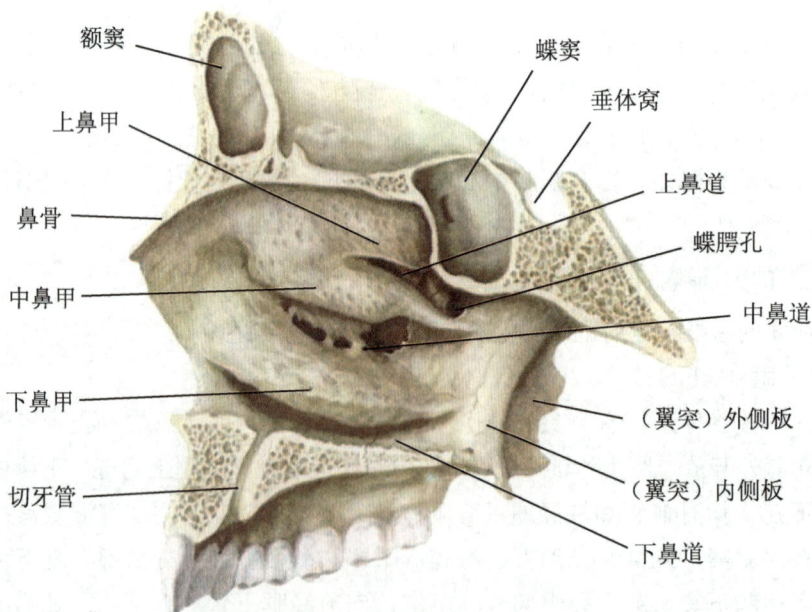

图 2-13 骨性鼻腔外侧壁（示鼻甲及鼻道）

（3）鼻窦（paranasal sinus）

鼻窦是鼻腔周围骨内的含气腔隙，对发音共鸣及减轻颅骨的重量起一定作用。

鼻窦共有4对，即**上颌窦**、**额窦**、**筛窦**和**蝶窦**。蝶窦开口于蝶筛隐窝，上颌窦、额窦和前、中筛窦开口于中鼻道，后筛窦开口于上鼻道。上颌窦最大，由于开口高于窦底，不利引流，感染时易形成慢性炎症。

4. 颅底内面观

颅底内面由前向后分为颅前窝、颅中窝和颅后窝3个窝（如图2-14所示）。

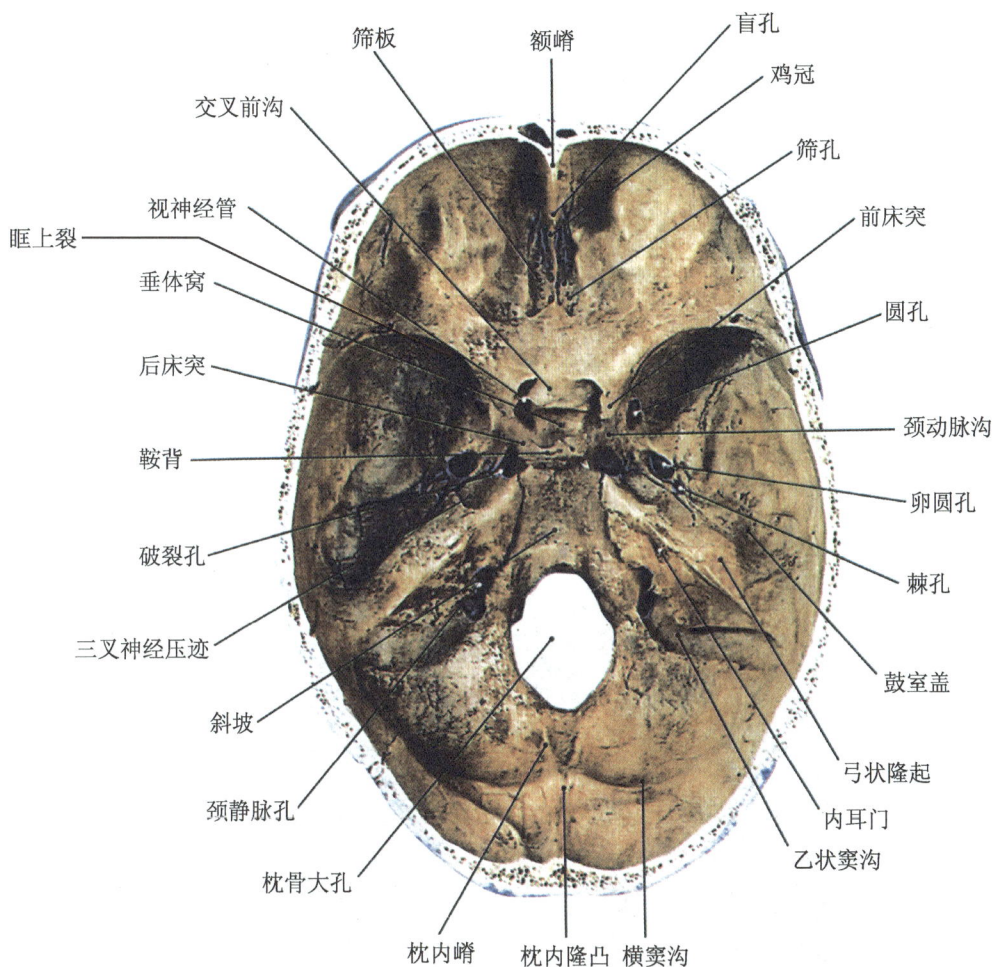

筛板　额嵴　盲孔　鸡冠　筛孔　前床突　圆孔　颈动脉沟　卵圆孔　棘孔　鼓室盖　弓状隆起　内耳门　乙状窦沟　横窦沟　枕内隆凸　枕内嵴　枕骨大孔　颈静脉孔　斜坡　三叉神经压迹　破裂孔　鞍背　后床突　垂体窝　视神经管　眶上裂　交叉前沟

图2-14　颅底内面观

（1）颅前窝

颅前窝位置最高，正中有一向上的突起，称**鸡冠**；两侧的水平骨板，称**筛板**，上面有筛孔通鼻腔。

（2）颅中窝

颅中窝较颅前窝低，中间较狭窄的为蝶骨体，上面有**垂体窝**，容纳脑垂体。窝的前外侧有视神经管，两侧由前向后依次排列着**眶上裂**、**圆孔**、**卵圆孔**和**棘孔**。

（3）颅后窝

颅后窝位置最低，其中央有**枕骨大孔**，孔前上方为斜坡，孔的前外侧缘有舌下神经管内口。颅后窝的后壁中央有一隆起，称**枕内隆凸**，其两侧有**横窦沟**，此沟向前下延续为S形的**乙状窦沟**，末端续于**颈静脉孔**。颅后窝前外侧壁有**内耳门**，通内耳道。

5. 颅底外面观

颅底外面后部中央有枕骨大孔，其两侧有隆起的**枕髁**（如图2-15所示）。枕髁根部有舌下神经管外口，枕髁前外侧有颈静脉孔，此孔前方有颈动脉管外口。在乳突前内侧有一细长的**茎突**，茎突与乳突之间有茎乳孔。颧弓根部后方有**下颌窝**，窝前的横行突起，称**关节结节**。枕骨大孔正后方的突起称**枕外隆凸**。颅底外面的前部有上颌骨与腭骨构成的骨腭，骨腭后缘上方有鼻后孔。

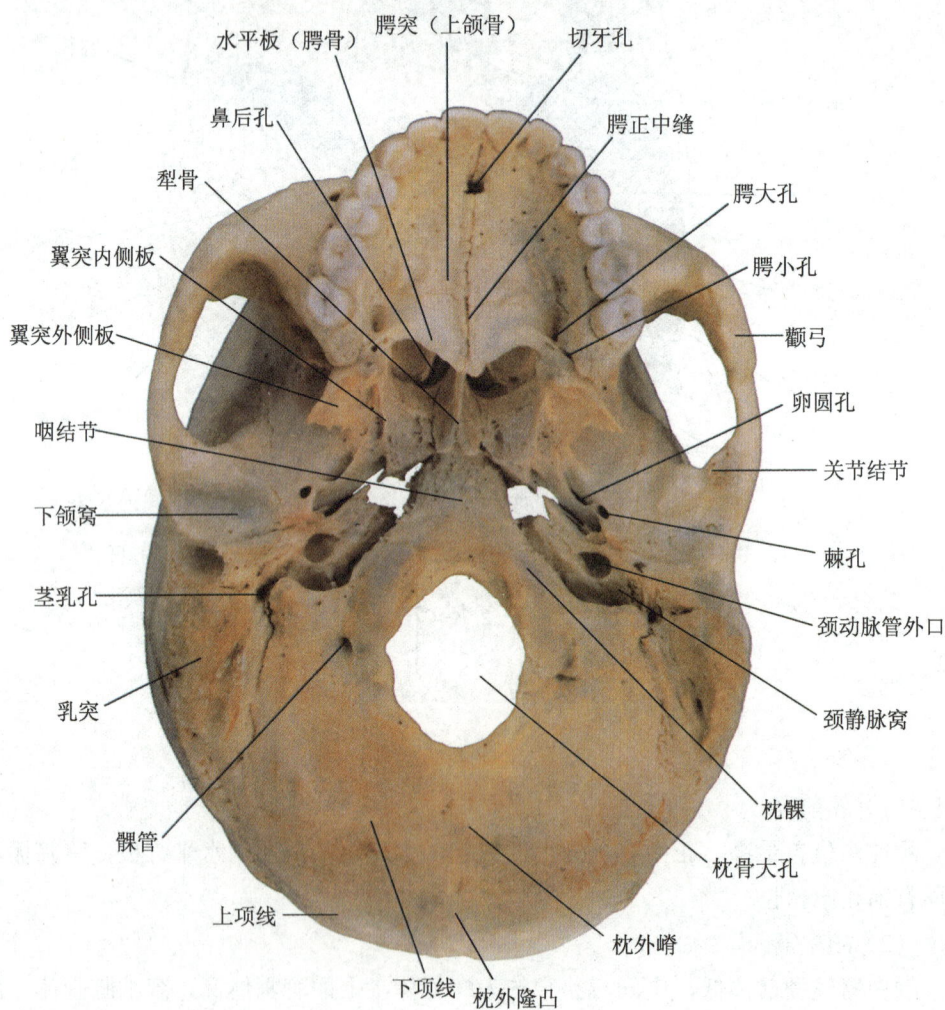

图2-15 颅底外面观

（四）新生儿颅的特征

新生儿脑颅较大，面颅较小，面颅占全颅的1/8，而成人占1/4。新生儿颅骨尚未完全骨化，颅盖各骨之间尚存在结缔组织膜，多骨交界处间隙较大，称**颅囟**。其中位于矢状缝与冠状缝交接处的称**前囟**；位于矢状缝与人字缝汇合处的称**后囟**；顶骨前、后下角处有**蝶囟**和**乳突囟**（如图2-16所示）。前囟于1～2岁时闭合，其余各囟均在出生后不久闭合。

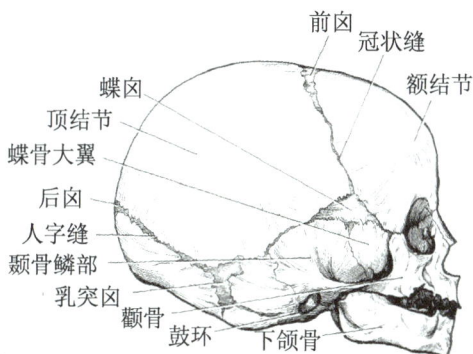

图2-16　新生儿颅（侧面观）

四、四肢骨

四肢骨包括上肢骨和下肢骨，分别由肢带骨和自由肢骨组成。

（一）上肢骨

上肢骨每侧32块，共64块，包括锁骨、肩胛骨、肱骨、桡骨、尺骨和手骨。锁骨和肩胛骨属上肢带骨，其余属自由上肢骨。

1. 上肢带骨

（1）锁骨（clavicle）

锁骨位于颈、胸交界处，呈"～"形弯曲，易在体表触及（如图2-17所示）。锁骨内侧端圆钝，称**胸骨端**；外侧端扁平，称**肩峰端**。锁骨内侧2/3段凸向前，外侧1/3段凸向后，两部交界处较细，易发生骨折。

（2）肩胛骨（scapula）

肩胛骨为三角形扁骨，位于胸廓后面的外上方，可分为两面、三缘和三角（如图2-18所示）。肩胛骨的前面微凹，称**肩胛下窝**；后面有一斜向外上的骨嵴，称**肩胛冈**，冈的外侧扁平，称**肩峰**，是肩部最高点。肩胛冈上、下方的凹陷分别称冈上窝和冈下窝。肩胛骨外侧缘肥厚，内侧缘较薄，上缘外侧部有肩胛切迹，切迹外侧有一向前的指状突起，称**喙突**。上角平对第2肋；下角平对第7肋，易触及，是背部计数肋骨的重要标志；外侧角肥大，朝外有一梨形的浅窝，称**关节盂**，与肱骨头构成肩关节。

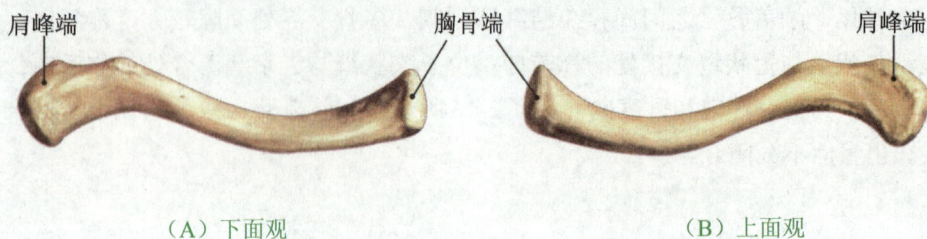

（A）下面观　　　　　　　　　　　　　　　　　　（B）上面观

图2-17 锁骨

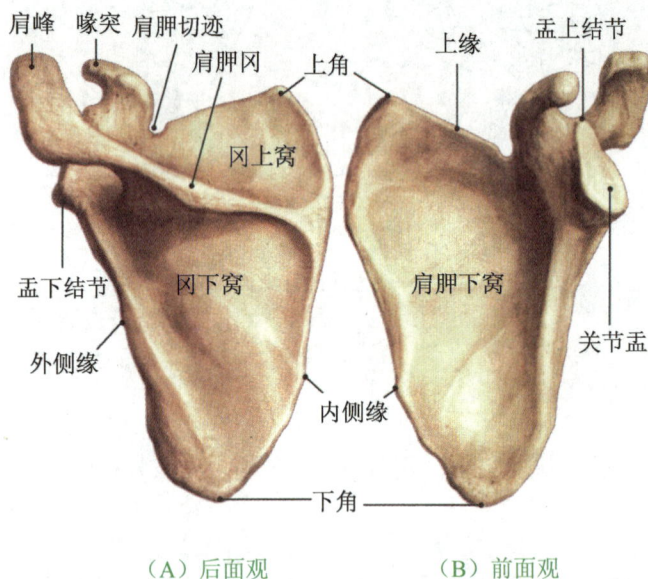

（A）后面观　　　　　　　（B）前面观

图2-18 肩胛骨（左侧）

2. 自由上肢骨

（1）**肱骨**（humerus）

肱骨是臂部的长骨，分为一体两端（如图2-19所示）。上端膨大，有朝向内后方呈半球形的**肱骨头**，肱骨头周围的环形浅沟，称**解剖颈**，肱骨头的外侧和前方分别有隆起的**大结节**和**小结节**，两者之间的纵沟称**结节间沟**。上端与体交界处稍细，称**外科颈**，是骨折的易发部位。肱骨体中部外侧面有粗糙的**三角肌粗隆**，后面有从内上斜向外下的**桡神经沟**，内有桡神经走行。下端较扁，两侧各有一突起，分别称**内上髁**和**外上髁**，内上髁后方有**尺神经沟**。下端有两个关节面，外侧为**肱骨小头**，内侧为**肱骨滑车**。滑车后面的上方有**鹰嘴窝**，前方有**冠突窝**。

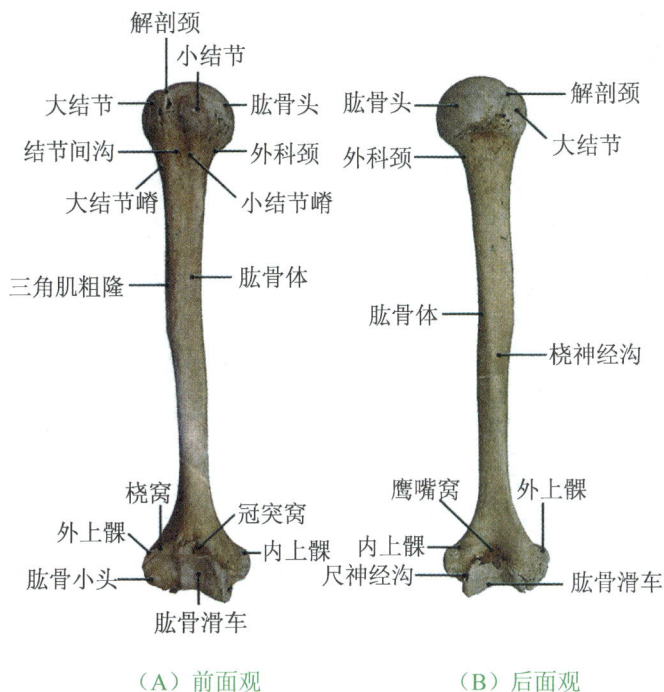

解剖颈
小结节
大结节　　　肱骨头　　肱骨头　　解剖颈
结节间沟　　外科颈　　外科颈　　大结节
大结节嵴　　小结节嵴
三角肌粗隆　肱骨体
　　　　　　肱骨体　　　桡神经沟
桡窝　　　　　鹰嘴窝　　外上髁
外上髁　　冠突窝
肱骨小头　　内上髁　　内上髁
　　　　　　尺神经沟　　肱骨滑车
肱骨滑车
（A）前面观　　　　　（B）后面观

图2-19 肱骨（右侧）

（2）桡骨（radius）

桡骨位于前臂外侧部（如图2-20所示）。上端稍膨大，称**桡骨头**，桡骨头上面有关节凹，与肱骨小头相关节；桡骨头周围有环状关节面，与尺骨桡切迹相关节。桡骨头下方稍细部分称桡骨颈，其内下方的突起，称**桡骨粗隆**。桡骨体内侧缘薄而锐，称**骨间缘**。下端外侧向下突起称**桡骨茎突**，内侧面有尺切迹，下面有腕关节面。

（3）尺骨（ulna）

尺骨位于前臂内侧，分一体两端（如图2-20所示）。上端粗大，前面有半月形的滑车切迹。在切迹的前下方和后上方各有1突起，分别称**冠突**和**鹰嘴**。冠突外侧的关节面称**桡切迹**。下端圆钝，称**尺骨头**，其内侧向下的突起，称**尺骨茎突**，可在体表触及。

（4）手骨

手骨包括腕骨、掌骨和指骨（如图2-21所示）。

① **腕骨**（carpal bones）：腕骨为8块短骨，分近侧和远侧两横列，每列4块。由桡侧向尺侧，近侧列依次为**手舟骨**、月骨、三角骨和**豌豆骨**，远侧列依次为**大多角骨**、小多角骨、头状骨和**钩骨**。

② **掌骨**（metacarpal bones）：掌骨5块，属长骨，由桡侧向尺侧依次为第1～5掌骨。每块掌骨分近侧端的底、中间的体和远侧端的头3部分。

③ **指骨**（phalanges of fingers）：指骨14块，属长骨，除拇指有2节外，其余各指均为3节。由近侧至远侧依次为近节指骨、中节指骨和远节指骨。

鹰嘴

桡骨头

环状关节面

桡骨颈

桡骨粗隆

尺骨体

桡骨体

骨间缘

尺切迹

尺骨头

茎突

茎突

（A）后面观

桡骨头

环状关节面

桡骨颈

桡骨粗隆

桡骨体

鹰嘴

滑车切迹

冠突

桡切迹

尺骨粗隆

尺骨体

骨间缘

尺骨头

茎突

环状关节面

茎突

（B）前面观

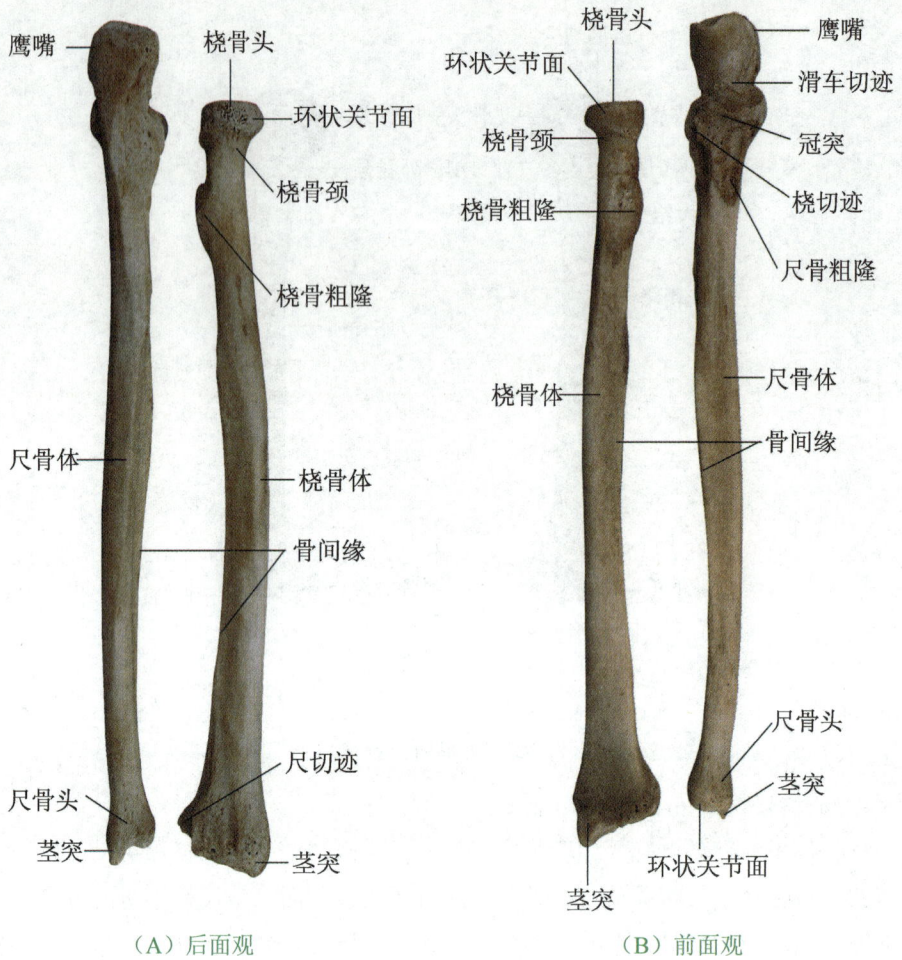

图 2-20 桡骨和尺骨

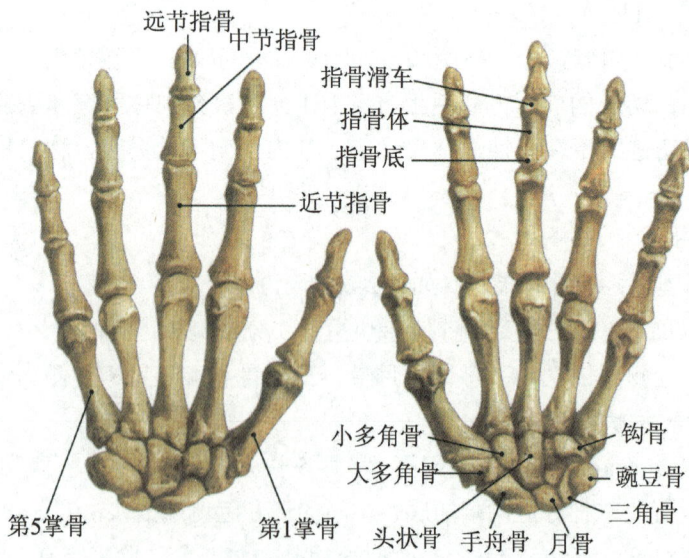

远节指骨

中节指骨

指骨滑车

指骨体

指骨底

近节指骨

第5掌骨

小多角骨

大多角骨

钩骨

豌豆骨

三角骨

第1掌骨

头状骨

手舟骨

月骨

图 2-21 手骨（左侧）

（二）下肢骨

下肢骨包括髋骨、股骨、髌骨、胫骨、腓骨和足骨。其中髋骨属下肢带骨，其余属自由下肢骨。

1. 下肢带骨

髋骨（hip bone）位于盆部，属不规则骨，由髂骨、坐骨和耻骨构成（如图2-22所示）。幼年时此3块骨借软骨相连，16岁左右软骨逐渐骨化，融合为1块髋骨。3块骨融合处的外侧面有一圆形深窝，称**髋臼**。髋臼前下部有一卵圆形大孔，称**闭孔**。

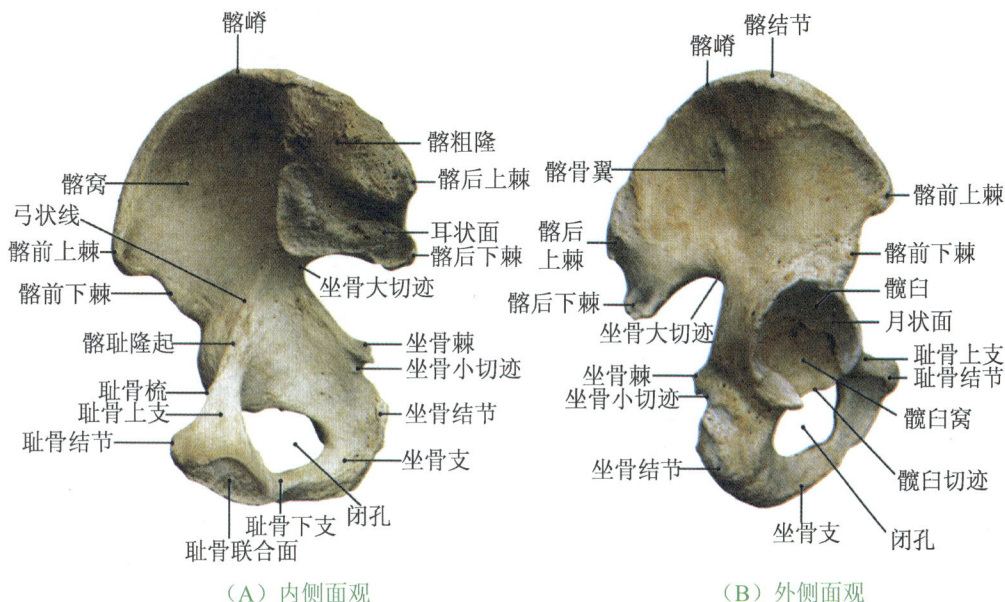

（A）内侧面观　　　　　　　　（B）外侧面观

图2-22　髋骨

（1）**髂骨**（ilium）

髂骨构成髋骨的上部，分为体和翼两部分。髂骨体肥厚粗壮，构成髋臼的上 2/5。**髂骨翼**在体的上方，上缘肥厚，形成弓形的髂嵴，其前、后端及下方各有 1 对突起，分别称**髂前上棘**、**髂前下棘**、**髂后上棘**和**髂后下棘**。在髂前上棘后方5～7 cm处，髂嵴向外侧突起，称**髂结节**。髂骨翼内面的浅窝，称**髂窝**，其后下方有耳状面；髂窝下界有斜行的圆钝骨嵴，称**弓状线**。

（2）**坐骨**（ischium）

坐骨构成髋骨的后下部，分体和支两部分。坐骨体构成髋臼的后下 2/5。坐骨支下端粗大，称**坐骨结节**。坐骨体后缘有三角形的**坐骨棘**。坐骨棘与髂后下棘之间为坐骨大切迹，与坐骨结节之间为坐骨小切迹。

（3）**耻骨**（pubis）

耻骨分体和上、下两支。耻骨体构成髋臼的前下 1/5，向前内延伸为耻骨上支，再转向后下移行为耻骨下支。耻骨上、下支移行处的内侧面有椭圆形的粗糙面，称耻骨联合面。耻骨上支的上缘锐薄，称**耻骨梳**，其两端的隆起，称**耻骨结节**。

2．自由下肢骨

（1）**股骨**（femur）

股骨位于大腿，是人体最长的骨，约占身长的1/4，分一体两端（如图2-23所示）。上端有朝向内上前方的**股骨头**，与髋臼相关节。股骨头中央稍下方有**股骨头凹**，股骨头外下缩细部称**股骨颈**。体与颈交界处外上方的隆起，称**大转子**；内下方的隆起称**小转子**。股骨体略呈弓状，凸向前，其后面的纵行骨嵴，称**粗线**，向上延续为臀肌粗隆。下端有两个突向后下的膨大，分别称**内侧髁**和**外侧髁**，两髁后方之间的窝称为**髁间窝**。两髁侧面最突起处，分别称**内上髁**和**外上髁**。

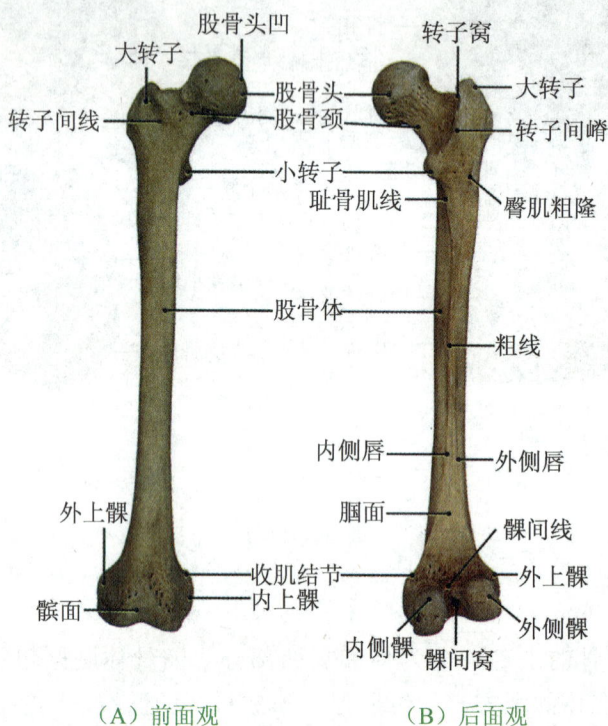

大转子　　股骨头凹　　　　转子窝
转子间线　　股骨头　　　　大转子
　　　　　　股骨颈　　　　转子间嵴
　　　　　　小转子　　　　臀肌粗隆
　　　　　　耻骨肌线
　　　　　　股骨体　　　　粗线
内侧唇　　　　　　　　　　外侧唇
外上髁　　　腘面　　　　　髁间线
　　　　　　收肌结节　　　外上髁
髌面　　　　内上髁　　　　外侧髁
　　　　　　　内侧髁　髁间窝

（A）前面观　　　　　（B）后面观

图2-23 股骨（右侧）

（2）**髌骨**（patella）

髌骨是全身最大的籽骨，上宽下尖，位于股四头肌腱内，与股骨的髌面相接触。

（3）**胫骨**（tibia）

胫骨是位于小腿内侧部的长骨（如图2-24所示）。上端膨大，向两侧突出，形成**内侧髁**和**外侧髁**。两髁间向上的隆起，称**髁间隆起**。上端前面的粗糙隆起，称**胫骨粗隆**。胫骨体外侧缘称骨间缘。下端稍膨大，下方有关节面，与距骨相关节；内侧向下的突起，称**内踝**，可在体表摸到。

（4）腓骨（fibula）

腓骨位于小腿外侧部，属长骨（如图2-24所示）。上端稍膨大，称**腓骨头**，腓骨头下方缩细部称**腓骨颈**。下端膨大，称**外踝**，其内侧面有关节面，与距骨相关节。

（5）足骨

足骨包括跗骨、跖骨和趾骨（如图2-25所示）。

① 跗骨（tarsal bones）：跗骨属短骨，有7块，分别为跟骨、距骨、足舟骨、内侧楔骨、中间楔骨、外侧楔骨和骰骨。跟骨位于距骨下方，跟骨后方的膨大部称**跟骨结节**。

② 跖骨（metatarsal bones）：跖骨有5块，由内侧向外侧依次为第1～5跖骨。

③ 趾骨（phalanges of toes）：趾骨有14块，除姆趾为2节外，其余各趾均为3节。趾骨的形态、排列和命名与指骨相似。

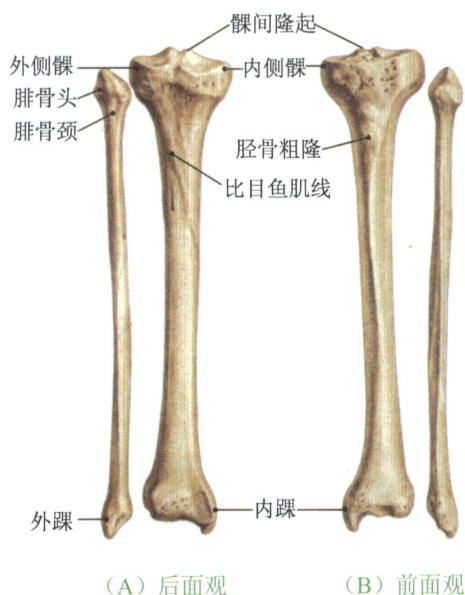

（A）后面观　　　　（B）前面观

图2-24　胫骨和腓骨（左侧）

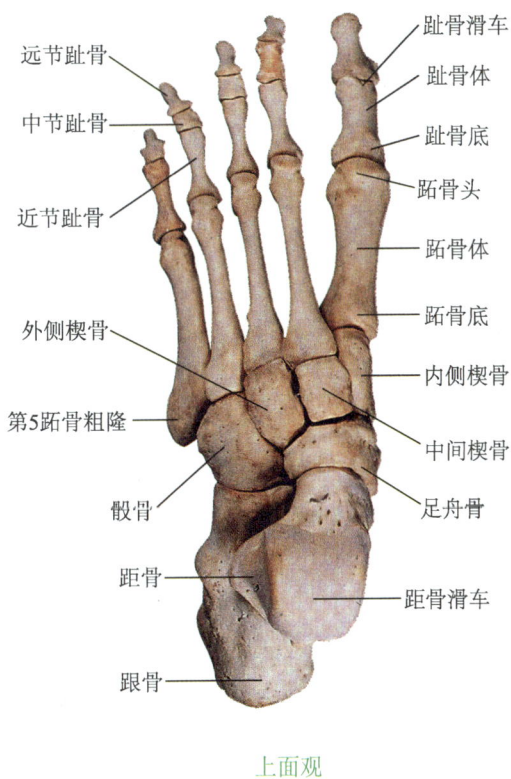

上面观

图2-25　足骨（左侧）

五、全身主要骨性标志

骨性标志因在体表突出而易于观察，或用手可触及。通过观察和触摸人体表面的骨性标志，可确定某个器官的位置与毗邻关系，为临床查体、治疗和护理技术操作指示定位等。人体常用的骨性标志如下：

（1）颅骨的主要骨性标志

颅骨的主要骨性标志有乳突、颧弓、下颌头、下颌角、舌骨、枕外隆凸、眶上孔或眶上切迹、眶下孔。

（2）躯干骨的主要骨性标志

躯干骨的主要骨性标志有胸骨角、颈静脉切迹、剑突、肋弓、第7颈椎棘突和骶角。

（3）上肢骨的主要骨性标志

上肢骨的主要骨性标志有锁骨、肩胛冈、肩峰、肩胛下角、肱骨大结节、内上髁、外上髁、尺神经沟、鹰嘴、尺骨头、尺骨茎突和桡骨茎突。

（4）下肢骨的主要骨性标志

下肢骨的主要骨性标志有髂嵴、髂结节、髂前上棘、髂后上棘、耻骨结节、坐骨结节、股骨大转子、髌骨、腓骨头、胫骨粗隆、内踝、外踝和跟骨结节。

第二节　关节学

骨与骨之间的连结装置，称**骨连结**（bony union）。骨的连结方式可分为直接连结和间接连结 2 种。间接连结又称关节，研究全身关节的科学，称**关节学**（arthrology）。

一、概述

（一）直接连结

骨与骨之间借纤维结缔组织、软骨或骨组织直接连结，其特点是骨与骨之间无腔隙，活动度小或不活动。直接连结可分为纤维连结、软骨连结和骨性结合2种。

1. 纤维连结（fibrous joints）

纤维连结是指骨与骨之间借致密结缔组织直接相连，特点是较稳固，一般无活动性。根据骨间连接组织的多少，可分为缝和韧带连结2种。

（1）缝（suture）

两骨间距较窄，只有薄层致密结缔组织，仅见于颅骨，如冠状缝和矢状缝等。若缝骨化，则成为骨性结合。

（2）韧带连结（syndesmosis）

两骨间距较宽，借较长的致密结缔组织束或膜相连，如椎骨的棘间韧带、前臂骨间膜和小腿骨间膜等。此种连结可使骨间做轻微的运动。

2. 软骨连结（cartilaginous joints）

软骨连结是指骨与骨之间借软骨直接相连，可分为2种。

（1）透明软骨结合（synchondrosis）

此种连结多见于幼年时期，如长骨骨干与骺之间的软骨、枕骨与蝶骨间的结合等，随着年龄的增长，可骨化形成骨性结合。

（2）纤维软骨联合（symphysis）

骨与骨之间可有轻微的活动，如椎体之间的椎间盘及耻骨联合等。

3. 骨性结合（synostosis）

骨性结合常由纤维连结或透明软骨骨化形成，使两骨变成一体，称骨性结合或骨性融合，完全不能运动，如骶椎之间的骨性结合、髋骨3部分之间的融合等。

（二）间接连结

骨与骨的相对面之间互相分离，内有腔隙，其周围借结缔组织相连结，此种连结称**间接连结**，又称**滑膜关节**（synovial joint），简称**关节**（articulation），是骨连结的最高分化形式，具有较大的活动性。

1. 关节的基本结构

关节的基本结构包括关节面、关节囊和关节腔（如图2-26所示）。

（1）关节面（articular surface）

关节面是参与组成关节的各相关骨的接触面，一般为一凸一凹，凸者称关节头，凹者称关节窝。关节面覆盖一薄层透明软骨，称**关节软骨**（articular cartilage）。关节软骨表面光滑而有弹性，可减少运动时的摩擦和冲击。

（2）关节囊（articular capsule）

关节囊是纤维结缔组织膜构成的囊，附着于关节面周缘及其附近的骨面上，分为内、外两层。外层为纤维层，厚而坚韧，有丰富的血管和神经。纤维膜的有些部分明显增厚，形成韧带，以

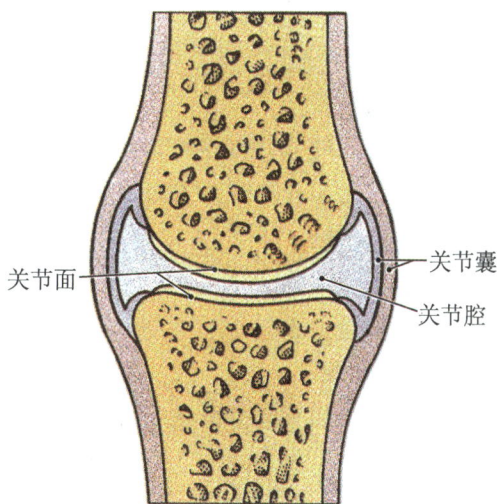

图2-26 关节的基本结构

增强关节的稳固，限制其过度运动。纤维膜的厚薄通常与关节的功能有关。内层为滑膜层，紧贴纤维层内面，薄、光滑而柔软，能分泌滑液，有润滑关节和营养关节软骨等作用。

（3）关节腔（articular cavity）

关节腔是关节囊滑膜层与关节面共同围成的密闭腔隙，内含有少量滑液。关节腔内呈负压，可增强关节的稳固性。

2. 关节的辅助结构

有些关节除了具备3种基本结构外，还有一些辅助结构，以进一步增强关节的稳固性或灵活性。

（1）韧带（ligament）

韧带是连于相邻两骨之间的致密纤维结缔组织束，有增强关节的稳固性或限制其过度运动的作用。按部位不同，分为囊内韧带和囊外韧带。

（2）关节盘（articular disc）

关节盘由纤维软骨构成，位于两骨的关节面之间，其周缘附于关节囊的内面，使两骨关节面更为适配，不仅增强了关节的稳固性，而且可以调节关节的运动形式和范围。

（3）关节唇（articular labrum）

关节唇是附着于关节窝周缘的纤维软骨环，可加深关节窝，增强关节的稳固性。

3. 关节的运动形式

关节围绕某一运动轴可产生两种方向相反的运动形式。根据运动轴的方位不同，运动形式可分为以下5种。

（1）屈和伸

屈和伸是围绕冠状轴进行的运动。两骨之间夹角变小为**屈**，反之为**伸**。

（2）内收和外展

内收和外展是围绕矢状轴进行的运动。骨向正中矢状面靠拢为**内收**，反之为**外展**。

（3）旋转

旋转是围绕垂直轴进行的运动。骨的前面转向内侧的运动，称**旋内**，反之为**旋外**。在前臂，手背转向前方为**旋前**，反之为**旋后**。

（4）环转

环转是屈、展、伸、收4种动作的连续运动。运动时，骨的近侧端在原位转动，远侧端做圆周运动。

（5）移动

移动是最简单的关节运动，是一个关节面相对另一个关节面做滑动运动。

二、躯干骨的连结

（一）脊柱

脊柱（vertebral column）由24块椎骨、1块骶骨和1块尾骨借骨连结而成，构成人体的中轴，上承头颅，下接髋骨，起支持和负重作用，并参与构成胸腔、腹腔和盆腔的后壁。

1. 椎骨间的连结

椎骨间借椎间盘、韧带和关节相连。

（1）椎间盘（intervertebral discs）

椎间盘是连结两个相邻椎体间的纤维软骨盘，由**髓核**和**纤维环** 2 部分构成（如图 2-27 所示）。髓核为柔软而富有弹性的胶状物质，位于椎间盘的中央。纤维环由多层呈同心圆排列的纤维软骨构成，环绕在髓核周围。椎间盘既坚韧又富有弹性，牢固连结着相邻椎体，可缓冲振荡，起"缓冲垫"样保护作用。纤维环后部薄弱，且后外侧缺乏韧带保护，因此当猛力弯曲或劳损时易引起纤维环破裂，髓核脱出，压迫脊髓或脊神经根，临床称椎间盘脱出症，多见于腰部，其次为颈部。

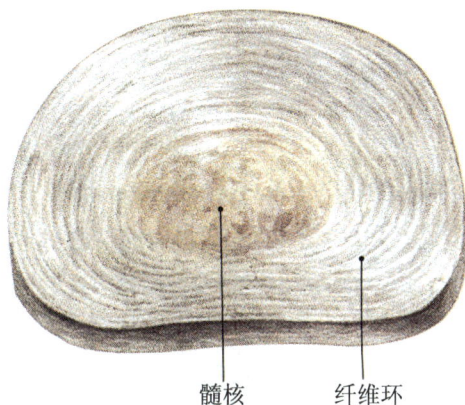

髓核　　　纤维环

图 2-27　椎间盘

（2）韧带

韧带包括纵贯脊柱全长的 3 条长韧带和 3 条短韧带。

① **前纵韧带**：前纵韧带是位于所有椎体和椎间盘前方的纵长韧带，可限制脊柱过度后伸。

② **后纵韧带**：后纵韧带位于所有椎体和椎间盘的后方，参与构成椎管前壁，可防止脊柱过度前屈。

③ **棘上韧带**：棘上韧带位于各棘突尖端，细长而坚韧，第 7 颈椎以上则变得薄而宽阔，称**项韧带**。

④ **黄韧带**：黄韧带又称**弓间韧带**，由弹性纤维构成，厚而坚韧，位于相邻椎弓板之间，参与构成椎管后壁，可限制脊柱前屈。

⑤ **棘间韧带**：棘间韧带连于相邻棘突之间，较薄弱。

⑥ **横突间韧带**：横突间韧带位于相邻横突之间。

（3）关节突关节

关节突关节是由两个相邻关节突构成的滑膜关节，属微动关节。

（4）寰枕关节和寰枢关节

① 寰枕关节：寰枕关节由寰椎与枕骨构成，可使头做前俯、后仰和侧屈运动。

② 寰枢关节：寰枢关节由寰椎与枢椎构成，可使头连同寰椎做旋转运动。

2. 脊柱的整体观及其运动

（1）脊柱的整体观

成年男性脊柱长约70 cm，女性与老年人的略短。静卧与站立时相比，脊柱可长出2～3 cm，这是由于站立时椎间盘被压缩所致。

① 前面观：椎体自上而下逐渐增大，第2骶椎最宽。由骶骨耳状面以下，由于重力经髋骨传到下肢骨，椎体体积逐渐缩小，如图2-28所示。

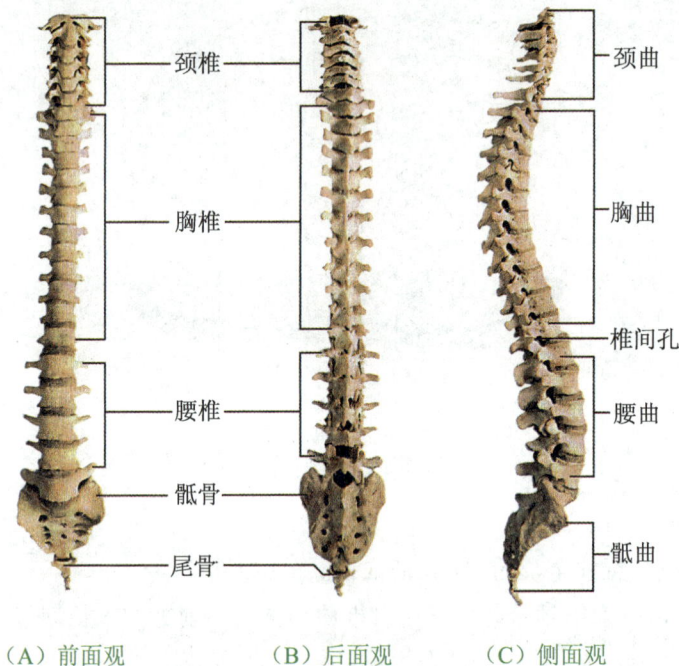

（A）前面观　　（B）后面观　　（C）侧面观

图2-28 脊柱

② 后面观：所有椎骨棘突连贯形成纵嵴，位于背部正中线上。颈椎棘突短而分叉，近水平位；胸椎棘突细长，斜向后下方，呈叠瓦状；腰椎棘突呈板状，水平伸向后方。临床做腰椎穿刺常选择第3、4腰椎棘突的间隙处进行。

③ 侧面观：从侧面观察脊柱，可见颈、胸、腰、骶4个生理性弯曲。其中颈曲和腰曲凸向前，胸曲和骶曲凸向后。颈曲和腰曲是在出生后形成的。脊柱的这些弯曲增大了脊柱的弹性，对维持人体重心的稳定和减轻振荡有重要意义。

（2）脊柱的运动

两相邻椎骨之间连结稳固，运动幅度很小，但整个脊柱运动范围较大，可做屈、伸、侧屈、旋转和环转运动。颈、腰部运动灵活，损伤也较多见。

（二）胸廓

胸廓（thorax）由12块胸椎、12对肋、1块胸骨和它们之间的连结共同构成。构成胸廓的主要关节有肋椎关节和胸肋关节。

1. 肋与椎骨的连结

肋后端与胸椎之间以**肋椎关节**（costovertebral joints）相连，包括由肋头与椎体肋凹构成的肋头关节和由肋结节与横突肋凹构成的肋横突关节。

2. 肋与胸骨的连结

第1肋与胸骨柄形成软骨结合；第2～7肋软骨分别与胸骨侧缘构成微动的**胸肋关节**（sternocostal joints）；第8～10肋软骨依次与上位肋软骨形成软骨连结，在两侧各形成一个肋弓。

3. 胸廓的整体观

成人胸廓呈前后略扁的圆锥形，上窄下宽，前后扁平，有上、下两口（如图2-29所示）。胸廓上口较小，由第1胸椎、第1对肋及胸骨柄上缘围成，是胸腔与颈部的通道。胸廓下口较大，由第12胸椎、第12对肋及第11对肋前端、肋弓和剑突围成。膈封闭胸腔底。两侧肋弓之间的夹角，称**胸骨下角**（infrasternal angle）。相邻两肋之间的间隙，称**肋间隙**（intercostal space）。

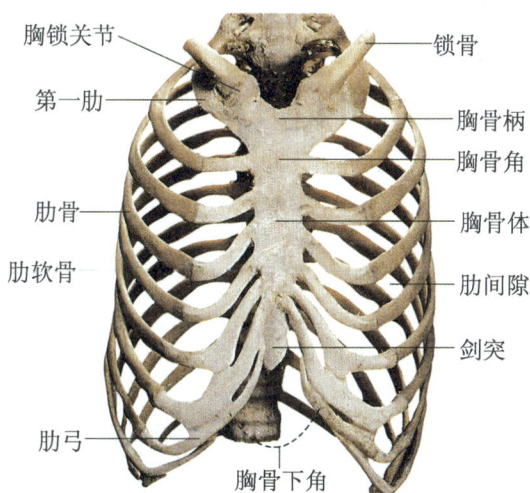

图2-29 胸廓

4. 胸廓的运动

胸廓除了有保护和支持功能外，主要参与呼吸运动。吸气时，在肌肉的作用下，肋上提，使胸腔容积增大；呼气时，胸廓做相反的运动，使胸腔容积变小。胸腔容积的改变，促成了肺呼吸。

三、颅骨的连结

颅骨间大多借缝、软骨或骨相连结，但下颌骨借颞下颌关节与颞骨相连。

颞下颌关节（temporomandibular joint）又称**下颌关节**，由颞骨的下颌窝及关节结节与下颌骨的下颌头构成（如图2-30所示）。其结构特点是：关节囊内有关节盘，将关节腔分为互不相通的上、下两部分。关节囊的前部较薄弱，故关节易向前脱位。颞下颌关节的运动必须两侧同时进行，属于联动关节，其运动关系到咀嚼、语言和表情等功能。运动形式有上提、下降、前进、后退和侧移。关节囊过分松弛者，当张口过大时，下颌头可能滑至关节结节的前方，造成下颌关节脱位。

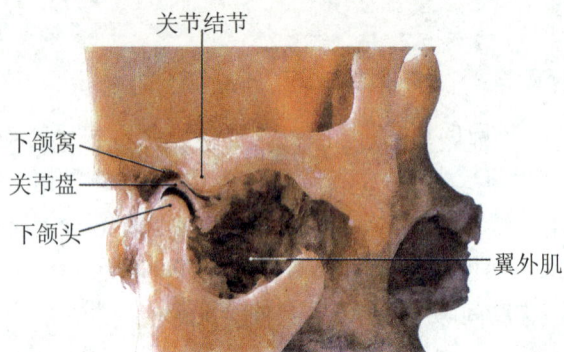

图2-30 颞下颌关节

四、四肢骨的连结

（一）上肢骨的连结

1. 上肢带骨的连结

（1）胸锁关节（sternoclavicular joint）

胸锁关节是上肢骨与躯干骨连结的唯一关节，由锁骨的胸骨端与胸骨的锁切迹及第1肋软骨的上面构成。关节囊坚韧，周围有韧带加强，囊内有关节盘。胸锁关节可使锁骨外端小幅度地进行上、下、前、后及环转运动。

（2）肩锁关节（acromioclavicular joint）

肩锁关节由锁骨的肩峰端与肩胛骨的肩峰构成，上、下有韧带加强，属微动关节。

2. 自由上肢骨连结

（1）肩关节（shoulder joint）

肩关节由肱骨头和肩胛骨关节盂构成（如图2-31所示）。其特点是：肱骨头大，关节盂浅而小，关节囊薄而松弛，内有肱二头肌长头腱穿过。关节囊的上壁有喙肱韧带加强，肩关节周围有三角肌包围，下方缺少肌保护，成为肩关节的薄弱点，故肩关节容易向前下方脱位。肩关节为全身最灵活、运动范围最大的关节，可做屈、伸、收、展、旋转及环转运动。

（A）前面观

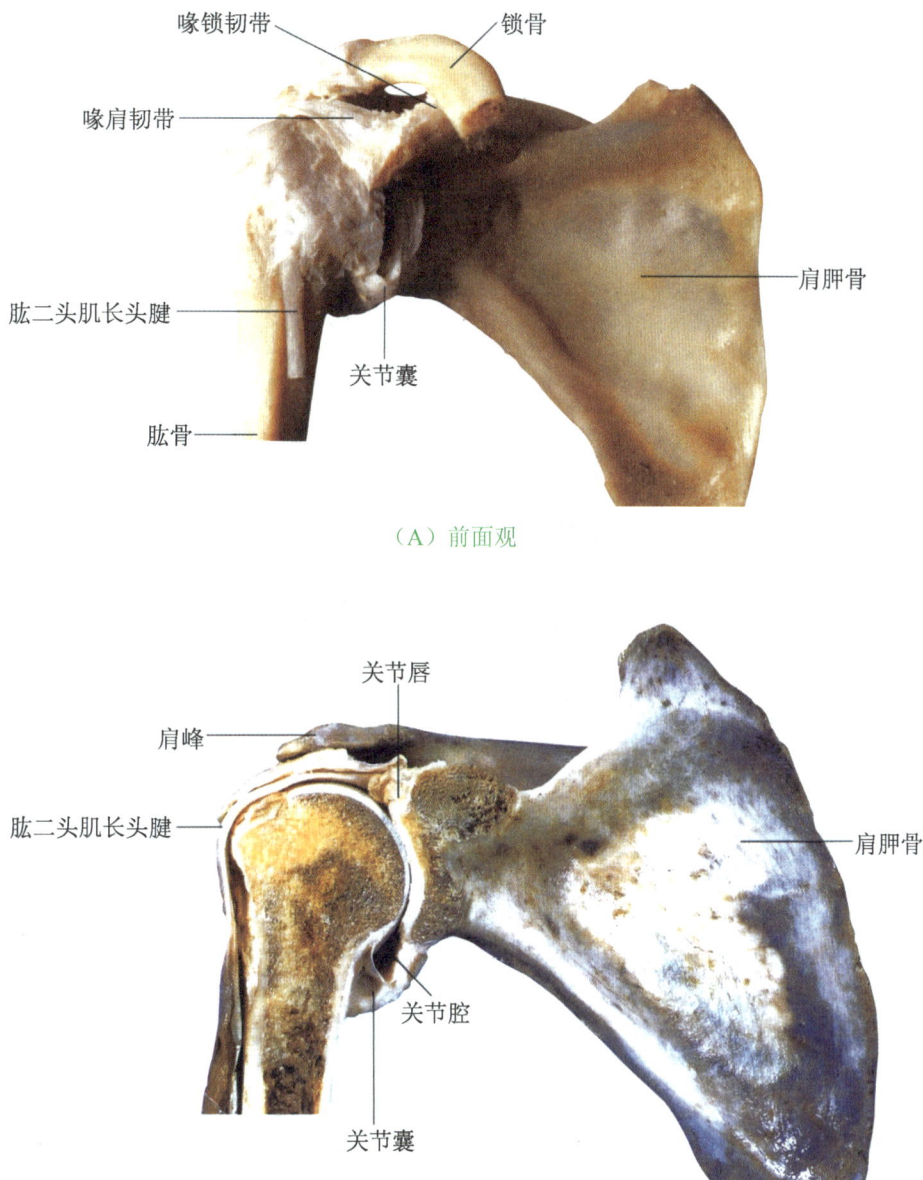

（B）冠状切面观

图2-31 肩关节

（2）肘关节（elbow joint）

肘关节由肱骨下端与尺、桡骨上端构成，包括3个关节（如图2-32所示）。

① **肱尺关节**：肱尺关节由肱骨滑车和尺骨滑车切迹构成，可做屈、伸运动，是肘关节运动最主要的关节。

② **肱桡关节**：肱桡关节由肱骨小头与桡骨头关节凹构成，可做屈、伸和旋转运动。

③ **桡尺近侧关节**：桡尺近侧关节由桡骨头的环状关节面与尺骨桡切迹构成，只能做旋转运动。

肘关节的特点是：3 个关节包在一个关节囊内。关节囊的前、后壁薄而松弛，两侧壁厚而紧张，并有韧带加固。囊的后壁最薄弱，故桡尺骨后脱位多见。另外，桡骨环状韧带包绕桡骨头，防止桡骨头脱出。幼儿桡骨头尚在发育，环状韧带松弛，又缺乏肌保护，故容易发生桡骨头半脱位。肘关节可做屈伸运动。伸肘时，肱骨内、外上髁和尺骨鹰嘴三点在一条直线上；屈肘时，三者呈一等腰三角形。肘关节脱位时，三者关系发生改变。

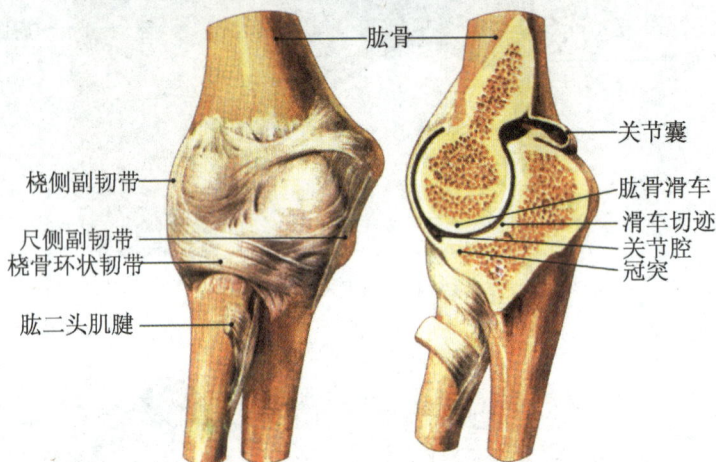

图 2-32　肘关节

（3）前臂骨连结

前臂的桡骨与尺骨借桡尺近侧关节、桡尺远侧关节和前臂骨间膜相连（如图 2-33 所示）。前臂骨间膜是连于桡、尺骨的骨间缘的致密结缔组织膜。桡尺远侧关节由桡骨的尺切迹和尺骨头组成。

桡尺近侧和远侧关节是联合关节，可使前臂做旋转运动。当桡骨下端转到尺骨头前方和内侧时，两骨相互交叉，手背向前，称**旋前**（pronation）；与此相反，当桡骨下端转到尺骨头外侧时，两骨平行排列，手背向后，称**旋后**（supination）。

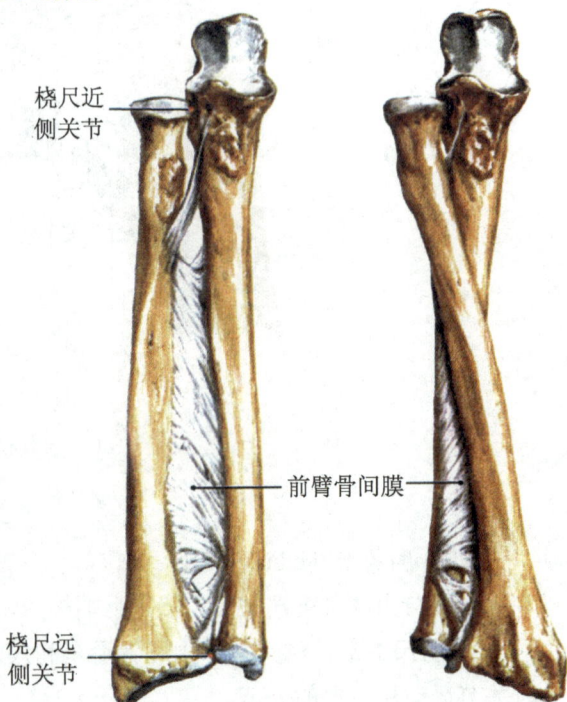

图 2-33　前臂骨连结

（4）**手关节**（joints of hand）

手关节包括桡腕关节、腕骨间关节、腕掌关节、掌骨间关节、掌指关节和指骨间关节（如图2-34所示）。

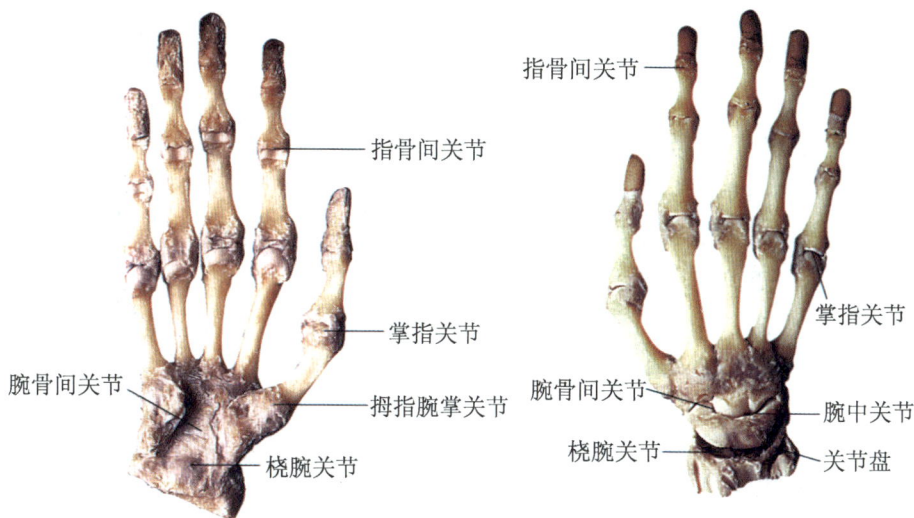

图2-34　手关节

① **桡腕关节**：桡腕关节由桡骨腕关节面和尺骨头下方的关节盘组成关节窝，手舟骨、月骨和三角骨共同组成关节头而构成，可做屈、伸、收、展和环转运动。

② **腕骨间关节**：腕骨间关节由相邻各腕骨间连结构成，运动幅度较小。

③ **腕掌关节**：腕掌关节由远侧列腕骨与5个掌骨底构成。其中拇指腕掌关节运动灵活，可做拇指对掌运动，其余腕掌关节运动范围很小。

④ **掌骨间关节**：掌骨间关节位于第2～5掌骨底间。

⑤ **掌指关节**：掌指关节由掌骨头与近节指骨底构成，可做屈、伸、收、展和环转运动，其中收、展运动以通过中指的正中线为准。

⑥ **指骨间关节**：指骨间关节由相邻两节指骨的底和滑车构成，只能做屈、伸运动。

（二）下肢骨的连结

1. 下肢带骨的连结

（1）**骶髂关节**（sacroiliac joint）

骶髂关节由骶、髂两骨的耳状面构成，属微动关节（如图2-35所示）。关节囊厚而坚韧，周围有韧带加强。

（2）韧带连结

从骶、尾骨侧缘连至坐骨结节的韧带，称**骶结节韧带**。位于骶结节韧带前方，从骶、尾骨侧缘连至坐骨棘的韧带，称**骶棘韧带**。两条韧带与坐骨大、小切迹分别围成坐骨大孔和坐骨小孔，均有肌肉、血管和神经通过。

（3）**耻骨联合**（pubic symphysis）

耻骨联合由两侧的耻骨联合面借耻骨间盘连结而成，内有一纵形裂隙，女性较明显。女性的耻骨间盘较厚，在分娩时可有轻度分离，有利于胎儿娩出。

（4）**骨盆**（pelvis）

骨盆由左、右髋骨和骶骨、尾骨连结而成（如图2-35所示），具有容纳、保护盆腔器官和传递重力等功能。

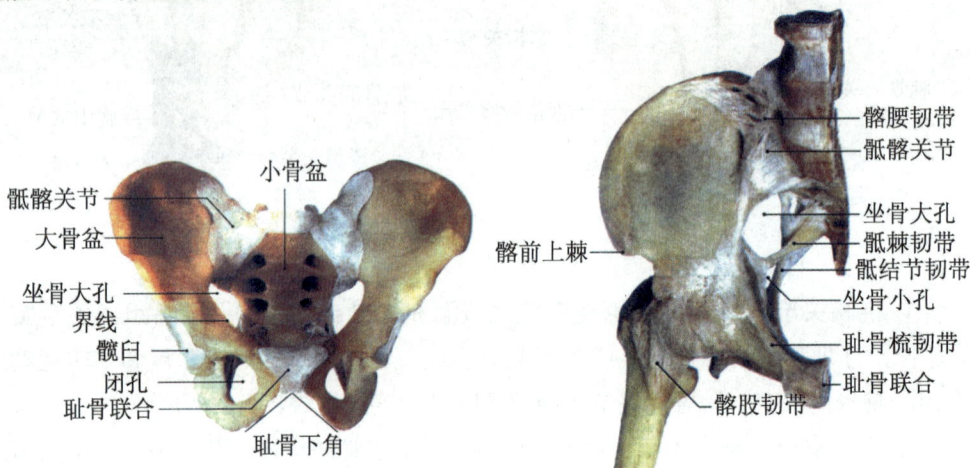

图2-35 骨盆及骨盆的连结

① 骨盆的分部：骨盆以界线分为大骨盆和小骨盆，界线自后向前依次由骶骨岬、弓状线、耻骨梳、耻骨嵴和耻骨联合上缘围成。界线以上为大骨盆，以下为小骨盆。上口为界线，下口由尾骨尖、骶结节韧带、坐骨结节、坐骨支、耻骨下支和耻骨联合下缘围成。两口之间的空腔称**骨盆腔**（pelvic cavity）。两侧耻骨下支间的夹角为耻骨下角。

② 骨盆的性别差异：由于成年女性骨盆与妊娠和分娩功能相适应，故两性骨盆在形态上差异显著（如表2-1所示）。

表2-1 男、女性骨盆的形态差异

区别要点	男 性	女 性
骨盆形状	窄而长	宽而短
骨盆上口	心形	椭圆形

区别要点	男　性	女　性
骨盆下口	狭小	宽大
骨盆腔	漏斗形	圆桶形
耻骨下角	70°～75°	90°～100°

2. 自由下肢骨连结

（1）髋关节（hip joint）

髋关节由髋臼与股骨头构成（如图2-36所示）。其特点是：髋臼深，股骨头全部位于髋臼内。关节囊厚而坚韧，股骨颈前面全被包绕，而后面外侧1/3部无关节囊包绕，故股骨颈骨折有囊内、囊外之分。关节囊内有股骨头韧带连结于股骨头凹，内含营养股骨头的血管。关节囊周围有多条韧带加强，如前方有髂股韧带，可限制髋关节过度后伸。关节囊后下部相对薄弱，故髋关节脱位易从后下方脱出。髋关节可做屈、伸、收、展、旋内、旋外及环转运动，其运动幅度不及肩关节大，但具有较强的稳固性。

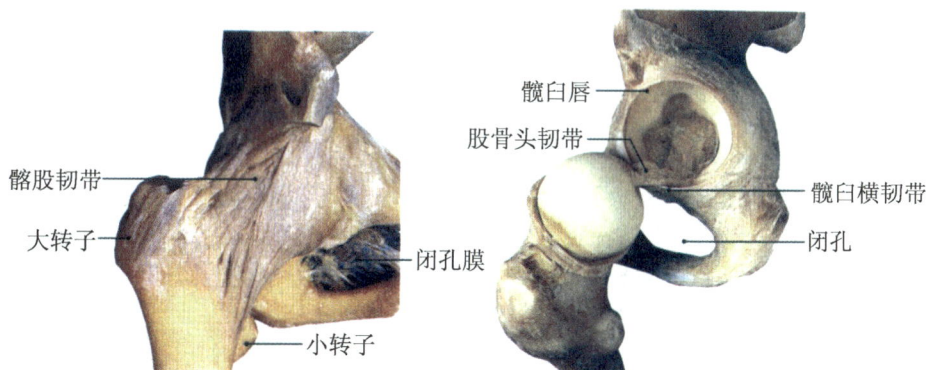

图2-36 髋关节

（2）膝关节（knee joint）

膝关节由股骨下端、胫骨上端和髌骨构成（如图2-37所示）。膝关节的特点是：关节囊薄而松弛，周围有韧带加固，前方为股四头肌腱延续而成的髌韧带，向下止于胫骨粗隆；两侧有副韧带加固。关节囊内有前、后交叉韧带连结股骨和胫骨，可限制胫骨前、后移位。关节囊内还有位于股骨和胫骨关节面间的两块半月板，内侧半月板呈"C"形，外侧半月板呈"O"形。半月板上面微凹，下面平坦，分别与胫骨和股骨的关节面相适应，增强了膝关节的稳固性和灵活性。膝关节可做屈、伸运动，在半屈位时，还可做小幅度的旋内、旋外运动。

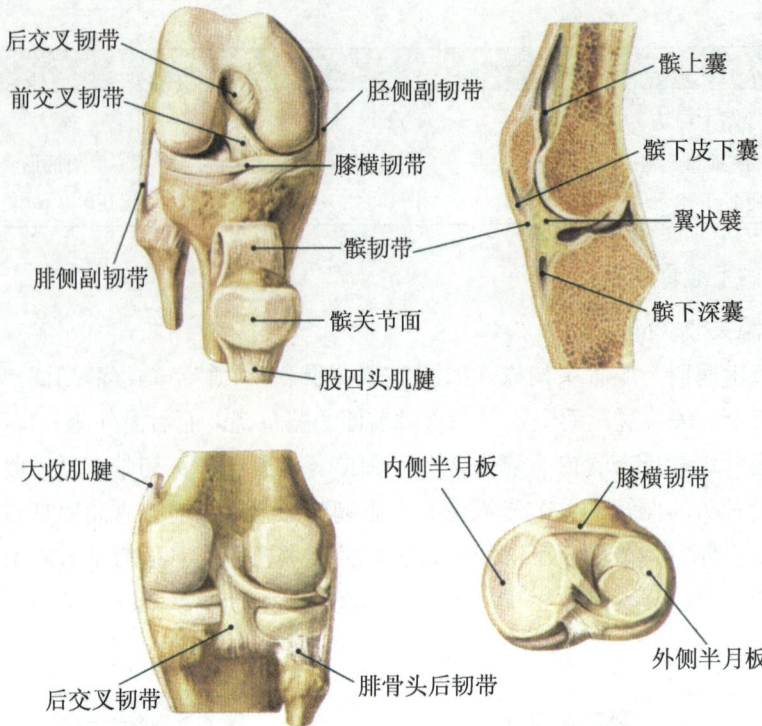

图2-37 膝关节

（3）胫腓连结

腓骨上端与胫骨的腓关节面连结成微动的胫腓关节，胫、腓骨体和下端借骨间膜及韧带相连，两骨间活动度极小。

（4）足关节

足关节包括踝关节、跗骨间关节、跗跖关节、跖骨间关节、跖趾关节和趾骨间关节（如图2-38所示）。

① 踝关节（ankle joint）：踝关节也称距小腿关节，由胫、腓骨下端与距骨滑车构成。其特点是：关节囊的前、后壁薄而松弛，两侧有韧带加强，其中内侧韧带强大，外侧韧带较薄弱。踝关节可做背屈（伸）和跖屈（屈）运动。因外踝比内踝低，故踝关节在过度跖屈时，容易导致内翻损伤。

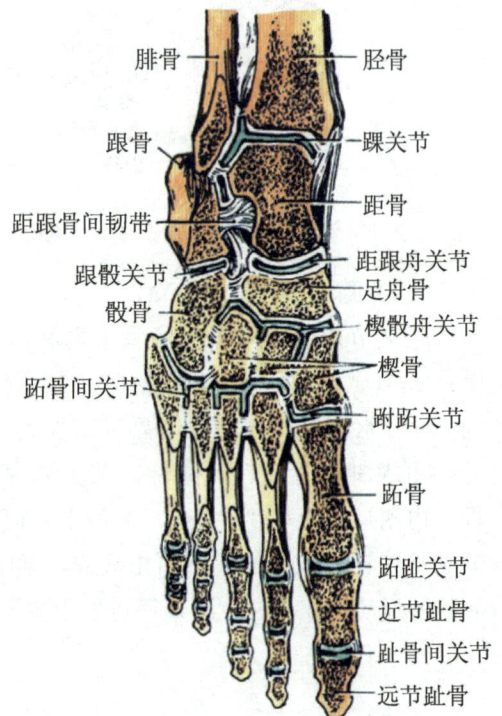

图2-38 足的连结（冠状切面）

② **跗骨间关节**（intertarsal joints）：跗骨间关节是各跗骨之间的关节，以距跟关节、距跟舟关节和跟骰关节较为重要。跟骰关节和距跟舟关节联合构成跗横关节，又称 **Chopart** 关节，临床上常可沿此关节进行足的离断手术。跗骨间借许多韧带相连，对维持足弓有重要意义。

③ **跗跖关节**（tarsometatarsal joint）：跗跖关节由骰骨、3 块楔骨与 5 个跖骨底构成，属微动关节。

④ **跖骨间关节**（intermetatarsal joint）：跖骨间关节位于第 2～5 跖骨底之间，连结紧密，活动甚微。

⑤ **跖趾关节**（metatarsophalangeal joint）：跖趾关节由跖骨头与近节趾骨底构成，可做屈、伸、收、展运动。

⑥ **趾骨间关节**（interphalangeal joint）：趾骨间关节由相邻两节趾的底与滑车构成，可做屈和伸运动。

（5）足弓

跗骨和跖骨借其连结形成凸向上的弓，称**足弓**（arch of foot），如图 2-39 所示。足弓可分为前、后方向的纵弓和左、右方向的横弓。站立时，足仅以跟骨结节及第 1、第 5 跖骨头三点着地，如同"三角架"，保证站立稳定。足弓增加了足的弹性，有利于行走和跳跃，并能缓冲振荡。足弓还可保护足底的血管和神经免受压迫。当足连结装置发育不良或慢性疲劳引起松弛和损伤时，可导致足弓塌陷、足底平坦，压迫足底神经和血管，称扁平足。

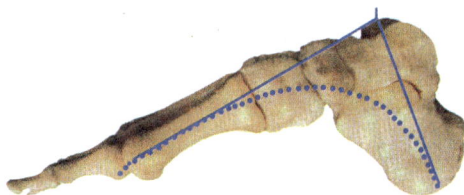

图2-39 足弓

第三节　肌　学

人体的肌按其位置、结构和功能分为**心肌**、**平滑肌**和**骨骼肌**。本章主要介绍骨骼肌。

一、概述

骨骼肌（skeletal muscle）是运动系统的肌，全身共有 650 多块，约占体重的 40%。骨骼肌是运动系统的动力部分，在神经系统支配下，通过收缩牵引骨骼而产生运动。骨骼肌多数附着于骨，具有收缩迅速、有力、容易疲劳等特点，因受意志支配，故又称**随意肌**。每块肌都具有一定的位置、形态、结构和辅助装置，能执行一定的功能，并有丰富的血管、淋巴管和神经分布，因此每块肌都是一个器官。

（一）肌的形态和构造

肌的形态多种多样，根据外形可分为长肌、短肌、扁肌和轮匝肌等（如图2-40所示）。长肌呈梭形，多分布于四肢，收缩时可显著缩短而产生大幅度的运动；短肌较短小，多分布于躯干深层，有明显的节段性，收缩时运动幅度较小；扁肌呈薄片状，多分布于胸、腹壁，除有运动功能外，还有保护和支持内脏的作用；轮匝肌呈环形，多位于孔裂周围，收缩时可关闭孔裂。

骨骼肌由中间的**肌腹**和两端的**肌腱**构成。肌腹主要由肌纤维构成，色红而柔软，是肌的收缩部分；肌腱由胶原纤维束构成，色白强韧，为肌的非收缩部分。长肌的腱呈条索状；扁肌的腱薄而宽阔，呈膜状，又称**腱膜**。

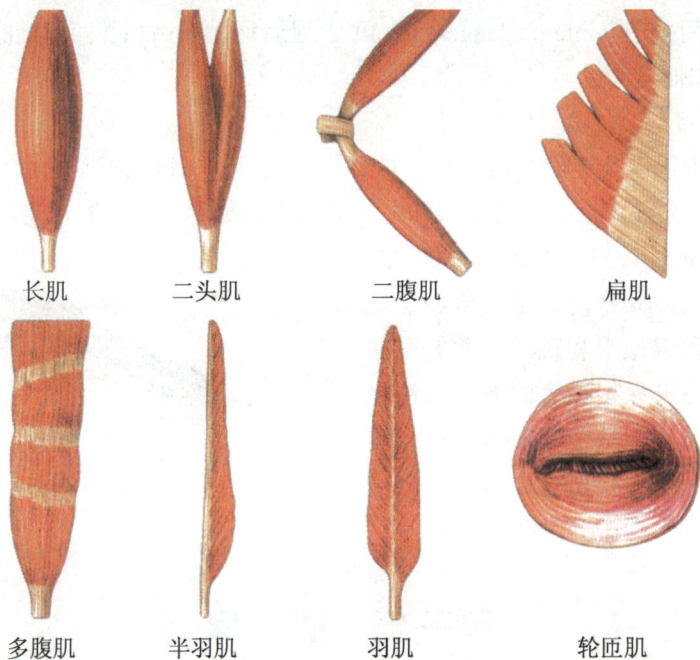

| 长肌 | 二头肌 | 二腹肌 | 扁肌 |

| 多腹肌 | 半羽肌 | 羽肌 | 轮匝肌 |

图2-40 肌的形态

（二）肌的起止、配布和作用

肌通常借两端的腱附着于2块或2块以上的骨，中间跨过1个或多个关节。肌收缩时，一块骨的位置相对固定，另一块骨受肌的牵引而发生位置的移动。肌在固定骨上的附着点，称起点（或定点）；在移动骨上的附着点，称止点（或动点），如图2-41所示。一般将接近身体正中面或肢体近侧端的肌附着点规定为起点，反之为止点。肌的起止点是固定的，但在一定条件下可以互换。

肌大多配布在关节周围，并与关节的运动轴一致。在每个运动轴的两侧各有一群肌，作用相反，互称**拮抗肌**；而在运动轴同侧作用相同或相近的肌，称**协同肌**。

肌有两种作用，一是静力作用，通过少量肌束轮流收缩，保持一定的肌张力，以维持身体的平衡或某种姿势；另一种是动力作用，使整个身体或局部产生运动，如行走和跑跳等。

（三）肌的命名法

肌的命名法较多，主要根据其位置、形态、大小、作用、起止点、肌束方向及构造等命名，如根据位置命名的冈上肌、冈下肌和髂肌等；根据起止点命名的胸锁乳突肌等。也可进行综合命名，如根据位置和大小命名的胸大肌、臀大肌等。

（四）肌的辅助结构

肌的辅助结构主要包括筋膜、滑膜囊和腱鞘，具有保持肌的位置和减少运动时的摩擦等作用。

1. 筋膜（fascia）

筋膜遍布全身，分浅筋膜和深筋膜2种（如图2-42所示）。

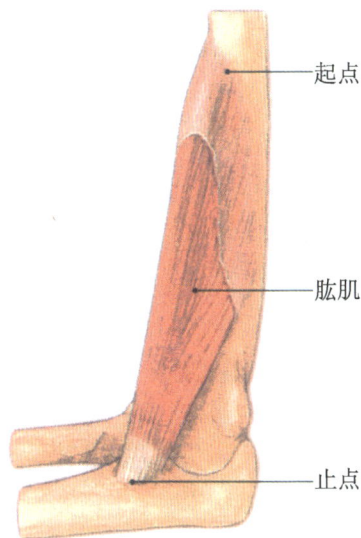

图2-41 肌的起止点

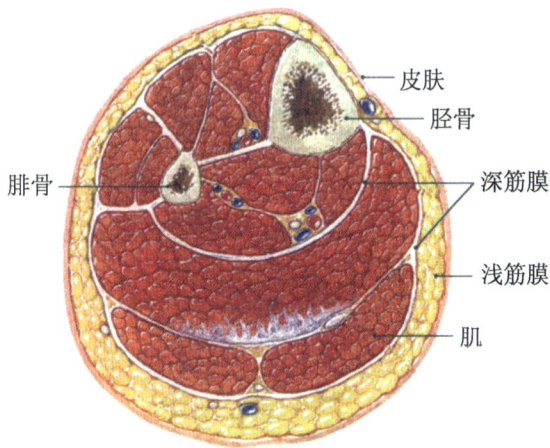

图2-42 筋膜示意图

（1）浅筋膜（superficial fascia）

浅筋膜位于真皮深面，又称皮下筋膜，包被全身各部，由疏松结缔组织构成，内含脂肪组织、浅动脉、皮下静脉、皮神经和淋巴管等。脂肪的多少因身体部位、性别及营养状态不同而异。浅筋膜具有维持体温和保护深部结构的作用。

（2）深筋膜（deep fascia）

深筋膜位于浅筋膜深面，又称固有筋膜，由致密结缔组织构成，遍布全身且相互连续。深筋膜呈鞘状包裹肌、肌群、血管和神经，形成肌间隔、筋膜鞘、血管神经鞘等，除有保护和约束肌的作用外，还有利于肌群的活动。

2. 滑膜囊（synovial bursa）

滑膜囊是封闭的结缔组织扁囊，壁薄，内含滑液，多位于肌或腱与骨面相接触的部位，起减少摩擦的作用。滑膜囊炎症可影响肢体局部的运动功能。

3. 腱鞘（tendinous sheath）

腱鞘是包围在手、足等处长肌腱外面的结缔组织鞘管，分内、外两层。外层为纤维层，内层为滑膜层。纤维层位于腱鞘的外面，是深筋膜增厚形成的管状结构。滑膜层为双层圆筒形的鞘，内层包在腱的表面，称脏层；外层紧贴于纤维层的内面，称壁层。脏、壁两层相互移行，形成滑膜腔，内含少量滑液，使肌腱能自由滑动。腱鞘有约束肌腱、减少其与骨面摩擦的作用。

二、头颈肌

（一）头肌

头肌可分为面肌和咀嚼肌。

1. 面肌

面肌位置表浅，为扁而薄的皮肌，大多数起自颅骨，止于面部皮肤。面肌主要分布于面部的眼、耳、鼻和口周围，收缩时拉紧面部皮肤，产生各种表情，故也称表情肌（如图 2-43 所示）。其中眼轮匝肌和口轮匝肌环绕在眼裂和口裂周围，收缩时关闭眼裂和口裂。颊肌位于面颊深部，有协助咀嚼和吸吮的作用。

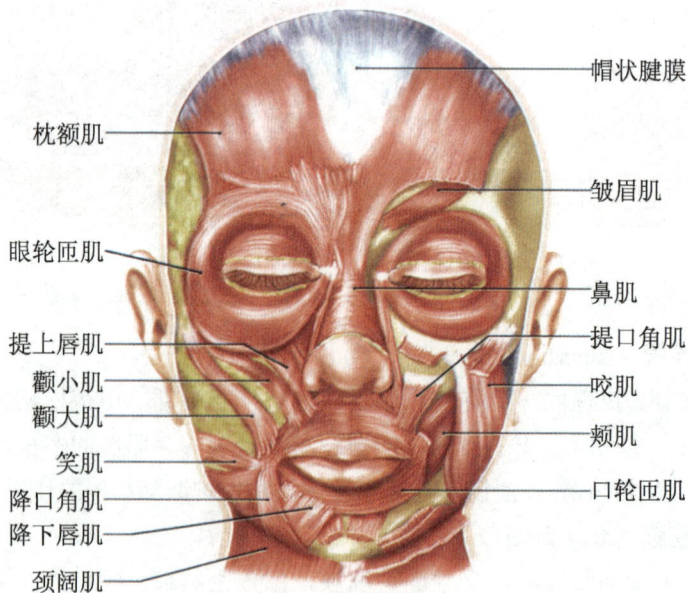

图 2-43　表情肌

2．咀嚼肌

咀嚼肌主要分布于颞下颌关节周围，参与咀嚼运动（如图2-44所示）。

（1）**咬肌**（masseter）

咬肌呈长方形，起自颧弓，止于下颌角外侧面，作用是上提下颌骨。

（2）**颞肌**（temporalis）

颞肌呈扇形，起自颞窝，向下止于下颌骨的冠突，作用是上提下颌骨。

（3）**翼外肌**（lateral pterygoid）

翼外肌起自翼突，止于下颌颈。双侧收缩时使下颌骨向前，以协助张口；单侧收缩可使下颌骨向对侧运动。

（4）**翼内肌**（medial pterygoid）

翼内肌起自翼突，止于下颌角内侧面。双侧收缩时可上提下颌骨，单侧收缩则使下颌骨向对侧运动。

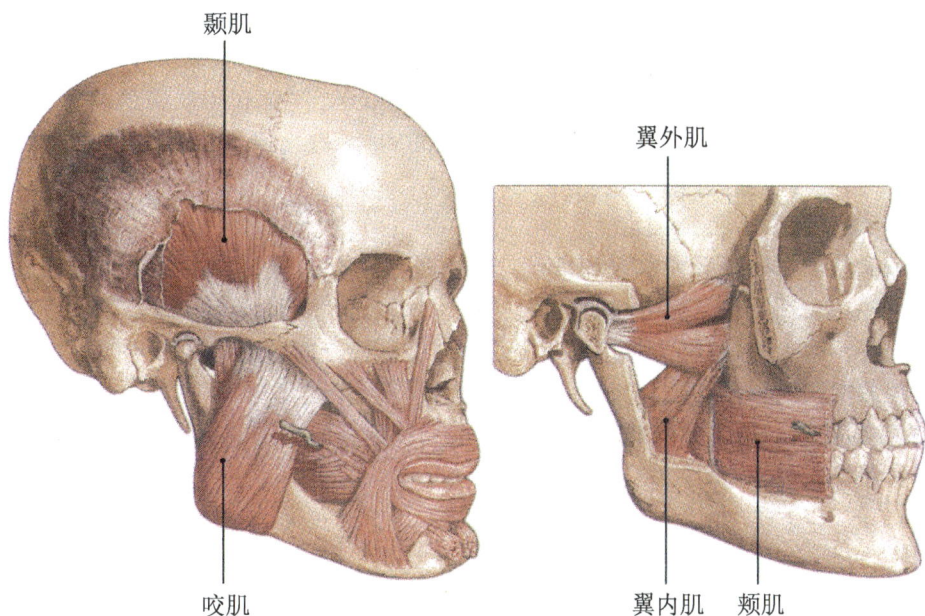

图 2-44 咀嚼肌

（二）颈肌

颈肌按位置分为颈浅肌和颈外侧肌、颈前肌与颈深肌3群。

1. 颈浅肌和颈外侧肌

（1）颈阔肌（platysma）

颈阔肌位于颈部浅筋膜中，薄而宽阔，也属于表情肌（如图2-43所示）。起自胸大肌和三角肌表面的筋膜，向上止于口角等处。其作用是紧张颈部皮肤，并可下拉口角。

（2）胸锁乳突肌（sternocleidomastoid）

胸锁乳突肌位于颈部两侧，大部分被颈阔肌覆盖，起自胸骨柄的前面和锁骨的胸骨端，斜向后上方，止于颞骨的乳突（如图2-45所示）。单侧收缩使头颈向同侧屈，面部转向对侧；两侧同时收缩可使头后仰。

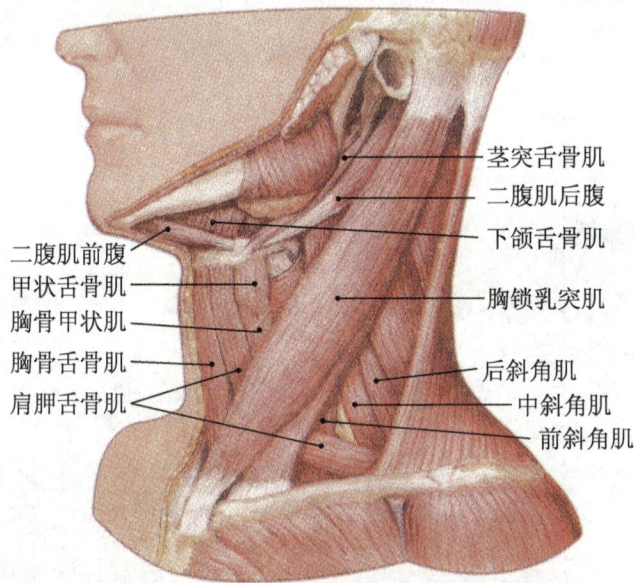

图2-45 颈肌

2. 颈前肌

（1）舌骨上肌群

舌骨上肌群位于舌骨与下颌骨及颅底之间，参与组成口底，包括二腹肌、茎突舌骨肌、下颌舌骨肌和颏舌骨肌。其主要作用是上提舌骨，协助吞咽；当舌骨固定时，可下降下颌骨，协助张口。

（2）舌骨下肌群

舌骨下肌群位于颈前部正中线两侧，舌骨和胸廓上口之间，包括浅层的胸骨舌骨肌和肩胛舌骨肌，深层的胸骨甲状肌和甲状舌骨肌。其作用是下降舌骨和喉，参与吞咽运动。

3. 颈深肌

颈深肌位于脊柱颈部的前方和两侧，分内、外侧两群。内侧群主要有头长肌和颈长肌，作用是屈头、颈。外侧群由前向后依次有前、中、后斜角肌，均起自颈椎横突，其中前、中斜角肌止于第1肋，后斜角肌止于第2肋。当胸廓固定时，双侧收缩可使颈前屈；一侧收缩可使颈向同侧屈；颈椎固定时，可上提肋，助深吸气。前、中斜角肌与第1肋围成一个三角形间隙，称**斜角肌间隙**（scalene fissure），有锁骨下动脉和臂丛通过。

三、躯干肌

躯干肌按位置不同可分为背肌、胸肌、膈和腹肌等。

（一）背肌

背肌位于躯干背面，分浅、深两群（如图2-46、图2-47所示）。浅群肌连于躯干与上肢之间，多为宽大的扁肌，主要有斜方肌、背阔肌、肩胛提肌和菱形肌；深群肌位于棘突两侧，多为长肌和短肌，主要有竖脊肌。

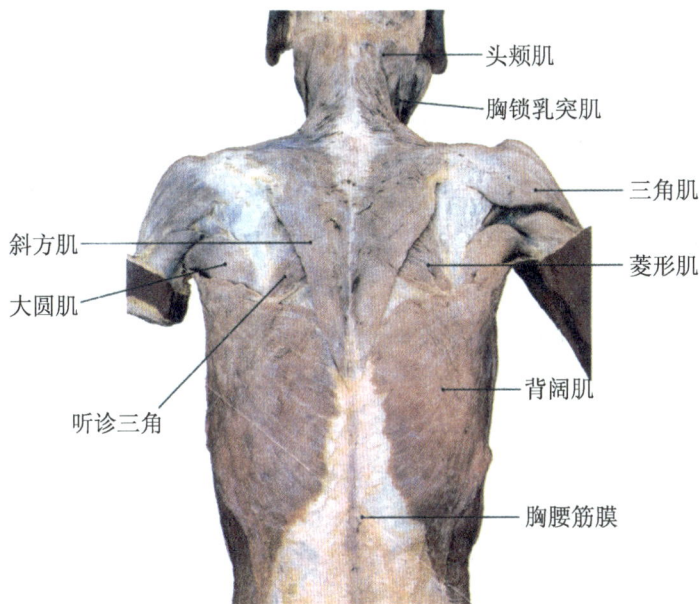

图2-46 背部肌肉浅层

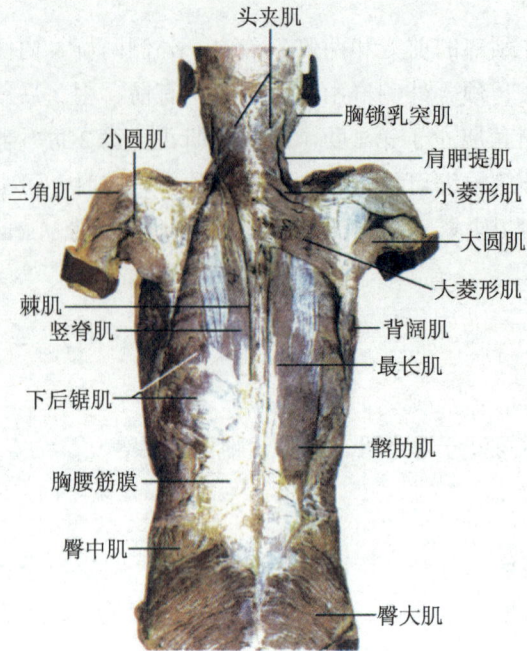

图2-47 背部肌肉深层

1. 浅群肌

（1）斜方肌（trapezius）

斜方肌位于项部和背上部浅层，因一侧为三角形的扁肌，两侧合在一起呈斜方形而得名，起自上项线、枕外隆凸、项韧带、第7颈椎及全部胸椎棘突，止于锁骨外1/3、肩峰和肩胛冈。收缩时使肩胛骨向脊柱靠拢，上部肌束收缩可上提肩胛骨，下部肌束收缩可使肩胛骨下降；当肩胛骨固定时，两侧同时收缩可使头后仰。

（2）背阔肌（latissimus dorsi）

背阔肌位于背下部和胸的后外侧，为全身最大的扁肌，呈三角形，起自下6个胸椎及全部腰椎棘突、骶正中嵴和髂嵴后部，肌束向外上止于肱骨小结节下方。收缩时使臂内收、旋内和后伸；上肢上举固定时，可引体向上。

（3）肩胛提肌（levator scapulae）

肩胛提肌位于斜方肌深面，呈带状，起自上4个颈椎棘突，止于肩胛骨上角。其作用是上提肩胛骨；当肩胛骨固定时，可使颈向同侧屈。

（4）菱形肌（rhomboideus）

菱形肌位于斜方肌深面，为菱形扁肌，起自第6、7颈椎及上4个胸椎横突，止于肩胛骨内侧缘。其作用是牵拉肩胛骨向内上，以靠近脊柱。

2. 深群肌

竖脊肌（erector spinae）又称骶棘肌，为背肌中最长、最大的肌，位于脊柱两侧的沟内，起自骶骨背面和髂嵴后部，向上沿途止于各椎骨棘突、横突和肋骨，最后止于颞骨乳突。两侧收缩使脊柱后伸和仰头，一侧收缩使脊柱侧屈。

（二）胸肌

胸肌分为胸上肢肌和胸固有肌（如图2-48、图2-49所示）。

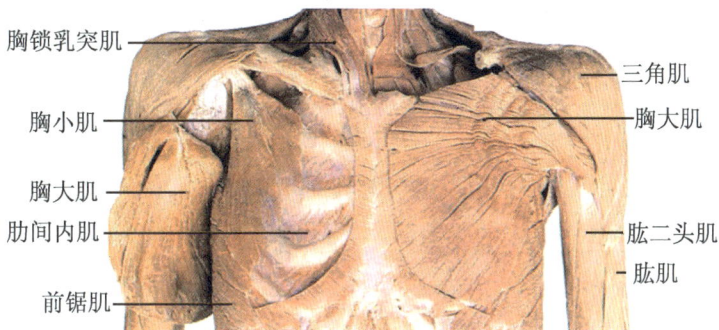

图2-48 胸肌（前面观）

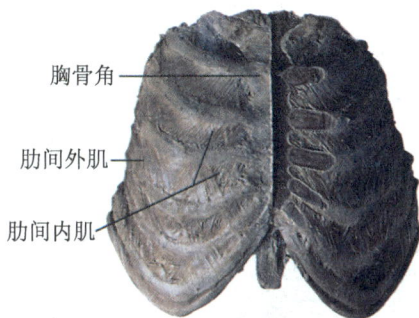

图2-49 胸固有肌

1. 胸上肢肌

胸上肢肌均起自胸廓外面，止于上肢带骨或肱骨，包括胸大肌、胸小肌和前锯肌。

（1）**胸大肌**（pectoralis major）

胸大肌位于胸廓前上部，呈扇形，起自锁骨内侧半、胸骨和第1~6肋软骨等处，止于肱骨大结节嵴。收缩时可使肩关节内收、旋内和前屈；上肢上举固定时，可上提躯干，也可提肋助吸气。

（2）**胸小肌**（pectoralis minor）

胸小肌位于胸大肌深面，呈三角形，起自第3~5肋，止于肩胛骨喙突。收缩时可向前下方牵拉肩胛骨；肩胛骨固定时，可提肋助吸气。

（3）**前锯肌**（serratus anterior）

前锯肌位于胸廓侧壁，起自第1~8肋外侧面，止于肩胛骨内侧缘和下角。收缩时可向前牵拉肩胛骨并使其紧贴胸廓；当肩胛骨固定时，可提肋以助深吸气。

2. 胸固有肌

胸固有肌参与构成胸壁，主要位于肋间隙内。

（1）肋间外肌

肋间外肌起自上位肋的下缘，肌束斜向前下，止于下位肋的上缘，收缩时可提肋助吸气。

（2）肋间内肌

肋间内肌位于肋间外肌的深面，起自下位肋的上缘，止于上位肋的下缘，收缩时可降肋助呼气。

（三）膈

膈（diaphragm）为一向上膨隆呈穹隆状的宽阔扁肌，位于胸、腹腔之间，构成胸腔的底和腹腔的顶。膈周边为肌性部，起自胸廓下口周缘和腰椎前面。各部肌束向中央集中移行为腱性部，称**中心腱**（如图2-50所示）。

膈有3个裂孔：主动脉裂孔位于第12胸椎前方，有降主动脉和胸导管通过；食管裂孔位于主动脉裂孔的左前上方，约平第10胸椎，有食管和迷走神经前、后干通过；腔静脉孔位于食管裂孔右前上方的中心腱上，约平第8胸椎，有下腔静脉通过。

膈是主要的呼吸肌。收缩时膈穹隆下降，胸腔容积扩大，助吸气；舒张时膈穹隆上升复位，胸腔容积减小，助呼气。膈与腹肌联合收缩，可增加腹内压，协助排便、呕吐、咳嗽、喷嚏、分娩等活动。

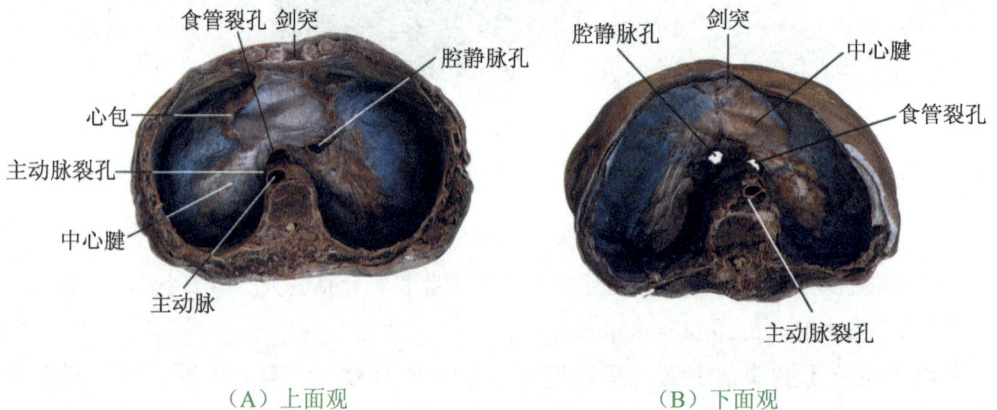

（A）上面观　　　　　　　　　　（B）下面观

图2-50 膈

（四）腹肌

腹肌位于胸廓与骨盆之间，是腹壁的主要组成部分，包括前外侧群和后群两部分。

1. 前外侧群

前外侧群包括位于中线两侧的腹直肌和前外侧的3层扁肌（如图2-51所示）。

（1）腹直肌（rectus abdominis）

腹直肌位于腹前壁正中线两侧的腹直肌鞘内，上宽下窄，起自耻骨联合与耻骨嵴，向上止于胸骨剑突及第5～7肋软骨前面，全长被3～4条横行的腱划分成多个肌腹，腱划与腹直肌鞘前层紧密结合。

（2）**腹外斜肌**（obliquus externus abdominis）

腹外斜肌位于最浅层，为宽阔扁肌，起自下8个肋的外面，肌束斜向前内下方，小部分止于髂嵴，大部分至腹直肌外侧缘移行为腹外斜肌腱膜，经过腹直肌前面，参与腹直肌鞘前层的构成。腹外斜肌腱膜的下缘卷曲增厚，连于髂前上棘和耻骨结节间，形成腹股沟韧带。在耻骨结节外上方，腱膜上有一三角形裂隙，称**腹股沟管皮下环**（浅环），男性有精索通过，女性有子宫圆韧带通过。

（3）**腹内斜肌**（obliquus internus abdominis）

腹内斜肌位于腹外斜肌深面，起自胸腰筋膜、髂嵴和腹股沟韧带外侧半，肌束呈扇形展开，至腹直肌外侧缘移行为腹内斜肌腱膜，分前、后两层包绕腹直肌，参与形成腹直肌鞘。腹内斜肌下部肌束呈弓状跨过精索后延续为腱膜，与深层的腹横肌腱膜共同构成**腹股沟镰**（联合腱），止于耻骨梳。

（4）**腹横肌**（transversus abdominis）

腹横肌位于腹内斜肌深面，起自下6个肋的内面、胸腰筋膜、髂嵴和腹股沟韧带外侧1/3，肌束横行向内，至腹直肌外侧缘移行为腹横肌腱膜，参与构成腹直肌鞘的后层。腹横肌除腱膜下缘参与构成腹股沟镰外，还与腹内斜肌共同发出少量肌束包绕精索和睾丸，形成提睾肌。

腹前外侧群肌除构成腹壁、保护和固定腹腔脏器外，还可使躯干做前屈、侧屈和旋转等运动。

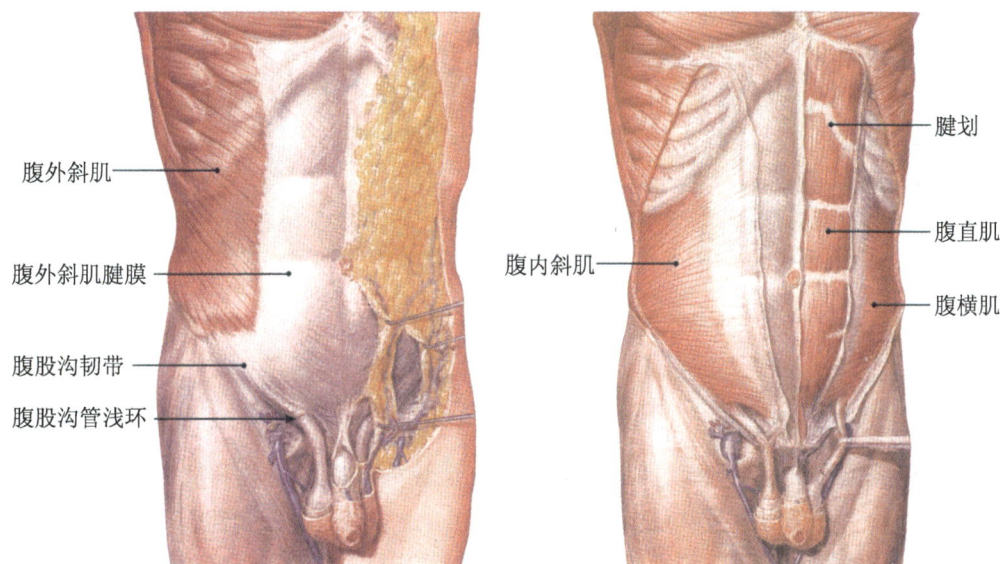

图2-51　腹前外侧壁肌

2. 后群

后群有腰大肌和腰方肌，腰大肌将在下肢肌中介绍。

腰方肌（quadratus lumborum）位于腹后壁脊柱的两侧，呈长方形，起自髂嵴后部，向上止于第12肋和第1~4腰椎横突。其作用是下降和固定第12肋，并使脊柱腰部侧屈。

四、上肢肌

上肢肌按部位可分为肩肌、臂肌、前臂肌和手肌。

（一）肩肌

肩肌配布在肩关节周围，均起自上肢带骨，越过肩关节，止于肱骨上端，有稳定和运动肩关节的作用，共有6块（如图2-52所示）。

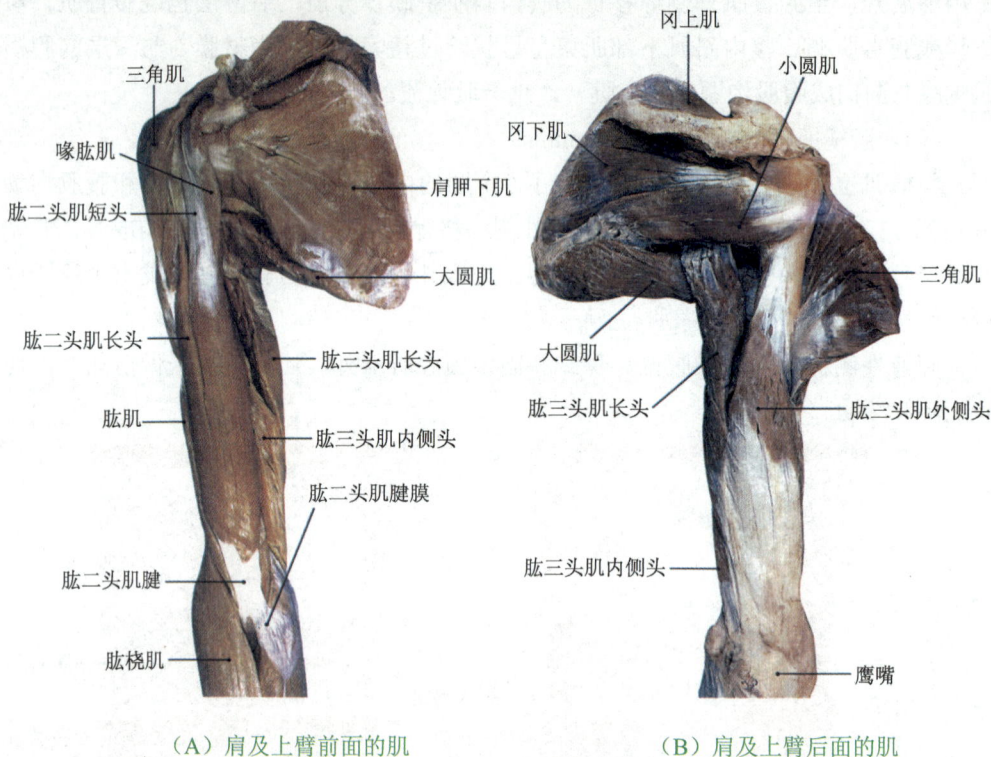

（A）肩及上臂前面的肌　　　　　　　（B）肩及上臂后面的肌

图2-52　肩肌和臂肌

1. 三角肌（deltoid）

三角肌位于肩部外侧，呈三角形，起自锁骨外侧段、肩峰和肩胛冈，肌束从前、后、外侧覆盖肩关节，逐渐向外下方集中，止于肱骨的三角肌粗隆，主要作用是使肩关节外展。三角肌较为肥厚，外侧部深面无大的血管和神经，是临床上肌内注射的常用部位。

2. 冈上肌

冈上肌起自冈上窝，止于肱骨大结节上部，作用是使肩关节外展。

3. 冈下肌

冈下肌起自冈下窝，经肩关节的后方，止于肱骨大结节中部，作用是使肩关节旋外。

4. 小圆肌

小圆肌起自肩胛骨外侧缘，止于肱骨大结节下部，作用是使肩关节旋外。

5. 大圆肌

大圆肌起自肩胛骨下角，止于肱骨小结节嵴，作用是使肩关节内收、后伸和旋内。

6. 肩胛下肌

肩胛下肌起自肩胛下窝，止于肱骨小结节，作用是使肩关节内收和旋内。

（二）臂肌

臂肌位于肱骨周围，分为前群的屈肌和后群的伸肌（如图2-52所示）。

1. 前群

（1）肱二头肌（biceps brachii）

肱二头肌起点有长、短两个头，分别起自肩胛骨的盂上结节和喙突，两头在臂中部合成一个肌腹，向下止于桡骨粗隆，作用是屈肘关节，并使前臂旋后，亦可协助屈肩关节。

（2）喙肱肌

喙肱肌起自肩胛骨的喙突，止于肱骨中部内侧，作用是使肩关节屈并内收。

（3）肱肌

肱肌起自肱骨体下半的前面，止于尺骨粗隆，作用是屈肘关节。

2. 后群

肱三头肌（triceps brachii）有3个头，长头起自肩胛骨的盂下结节，内、外侧头分别起自肱骨后面桡神经沟的内下方和外上方，止于尺骨鹰嘴，主要作用是伸肘关节。

（三）前臂肌

前臂肌位于尺、桡骨周围，分前、后两群。

1. 前群

前群位于前臂前面和内侧，共9块，分浅、深两层（如图2-53所示）。

（1）浅层

浅层有6块，自桡侧向尺侧依次为肱桡肌、旋前圆肌、桡侧腕屈肌、掌长肌、尺侧腕屈肌、指浅屈肌。

① 肱桡肌：肱桡肌起自肱骨外上髁上方，止于桡骨茎突，作用是屈肘关节。其余5块肌均起自肱骨内上髁及其邻近的深筋膜，都有屈肘关节的作用。

② 旋前圆肌：旋前圆肌止于桡骨外侧面中部，作用是使前臂旋前。

③ 桡侧腕屈肌：桡侧腕屈肌止于第2掌骨底，作用是屈腕关节。

④ 掌长肌：掌长肌连于掌腱膜，作用是紧张掌腱膜并屈腕关节。

⑤ 尺侧腕屈肌：尺侧腕屈肌止于豌豆骨，作用是屈腕关节。

⑥ 指浅屈肌：指浅屈肌止于第2～5指中节指骨底，作用是屈腕、屈掌指关节及近侧指骨间关节。

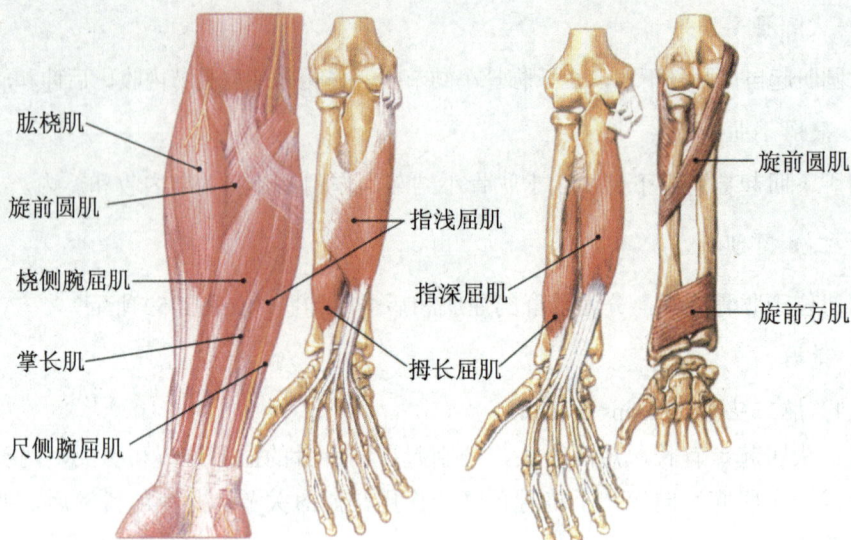

肱桡肌
旋前圆肌
桡侧腕屈肌
掌长肌
尺侧腕屈肌
指浅屈肌
指深屈肌
拇长屈肌
旋前圆肌
旋前方肌

图2-53 前臂肌（前群）

（2）深层

深层有3块。其中拇长屈肌和指深屈肌均起自尺、桡骨上端前面及骨间膜，向下分别止于拇指和第2～5指远节指骨底，作用是屈腕关节、掌指关节和指骨间关节。旋前方肌起自尺骨，止于桡骨，作用是使前臂旋前。

2. 后群

后群位于前臂后面，共10块，也分为浅、深两层（如图2-54所示）。

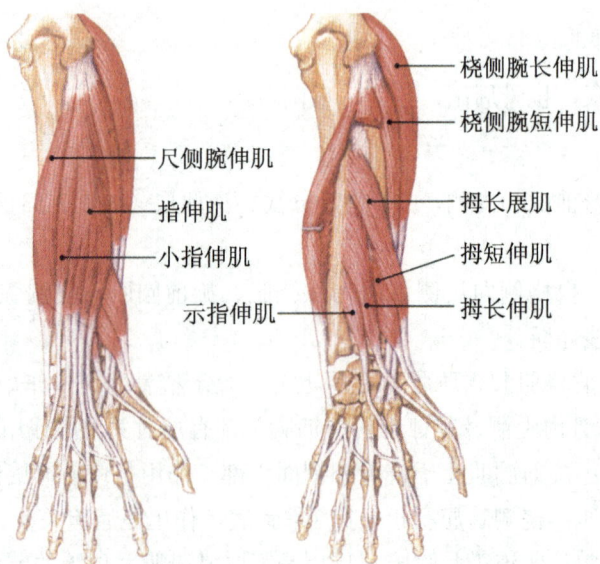

尺侧腕伸肌
指伸肌
小指伸肌
示指伸肌
桡侧腕长伸肌
桡侧腕短伸肌
拇长展肌
拇短伸肌
拇长伸肌

图2-54 前臂肌（后群）

（1）浅层

浅层有5块，由桡侧向尺侧依次为桡侧腕长伸肌、桡侧腕短伸肌、指伸肌、小指伸肌和尺侧腕伸肌。5块肌共同起自肱骨外上髁，其中桡侧腕长伸肌、桡侧腕短伸肌、尺侧腕伸肌分别止于第2、3、5掌骨底背面；指伸肌止于第2～5指中、远节指骨；小指伸肌止于小指指背腱膜。它们的作用是伸肘、伸腕和伸第2～5指。

（2）深层

深层有5块，由近侧向远侧依次为旋后肌、拇长展肌、拇短伸肌、拇长伸肌和示指伸肌。除旋后肌起自尺骨上端的外侧，止于桡骨上端的前面，其余4肌均起自尺、桡骨后面，止于拇指和示指。旋后肌使前臂旋后，其余各肌作用同其名。

（四）手肌

手肌主要集中在手的掌侧面，分为外侧、内侧和中间3群（如图2-55所示）。

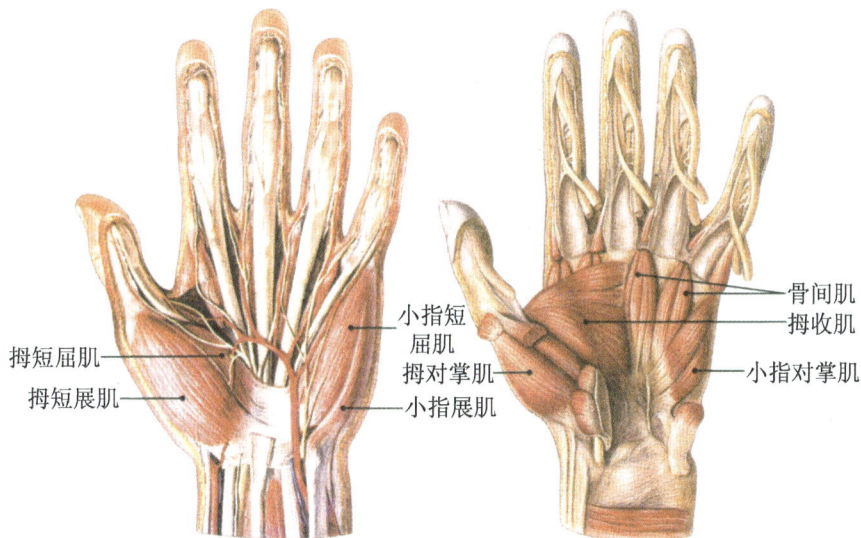

图2-55 手肌

1. 外侧群

外侧群位于手掌拇指侧，形成一隆起，称**鱼际**（thenar），共由4块肌组成，此群肌可使拇指屈、内收、外展和对掌等。

2. 内侧群

内侧群位于手掌小指侧，也形成一个隆起，称**小鱼际**（hypothenar），主要由3块肌组成，此群肌可使小指屈、外展和对掌等。

3. 中间群

中间群位于掌心和掌骨之间，包括4块蚓状肌、3块骨间掌侧肌和4块骨间背侧肌。蚓状肌可屈第2～5掌指关节，伸指骨间关节；骨间掌侧肌使第2、4、5指内收；骨间背侧肌使第2、3、4指外展。

五、下肢肌

下肢肌按部位分为髋肌、大腿肌、小腿肌和足肌。

（一）髋肌

髋肌位于髋关节周围，分前、后两群。

1. 前群

前群包括髂腰肌和阔筋膜张肌（如图2-56所示）。

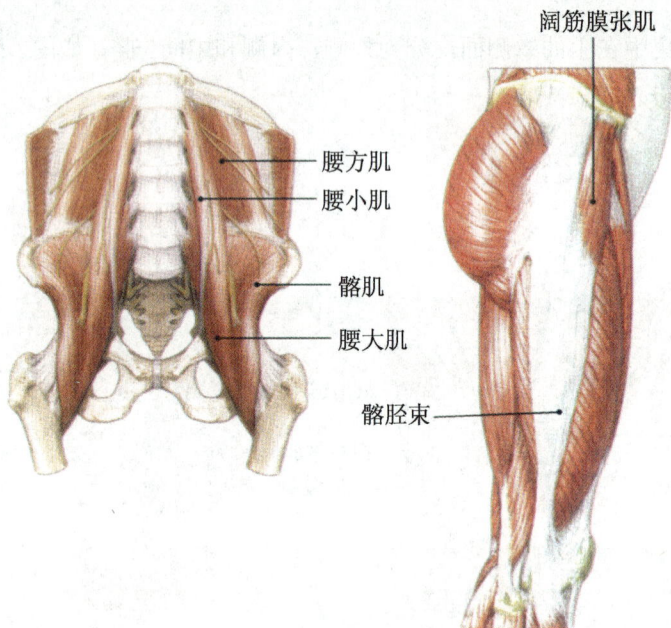

图2-56 髋肌（前群）

（1）髂腰肌

髂腰肌由髂肌和腰大肌组成，前者起自髂窝，后者起自腰椎体侧面和横突，两肌向下会合，经腹股沟韧带深面止于股骨小转子。其作用是屈髋关节并旋外；当下肢固定时，可使躯干和骨盆前屈。

（2）阔筋膜张肌

阔筋膜张肌起自髂前上棘，向下移行为髂胫束，止于股骨外上髁，作用是屈髋关节并紧张阔筋膜。

2. 后群

后群主要位于臀部，故又称臀肌（如图2-57所示）。

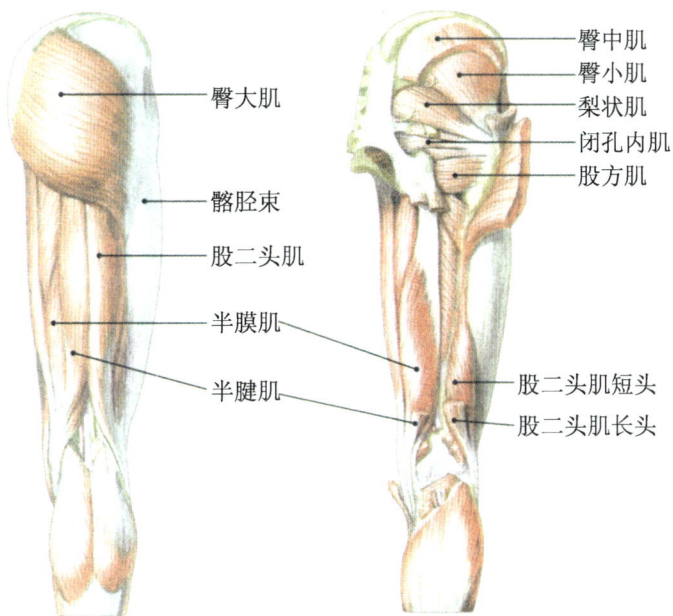

图 2-57　髋肌（后群）

（1）臀大肌（gluteus maximus）

臀大肌位于臀部浅层，形成臀部膨隆，起自骶骨背面和髂骨翼外面，止于股骨臀肌粗隆和髂胫束，作用是伸髋关节并旋外。该肌肥厚，其外上部是临床肌内注射的常用部位。

（2）臀中肌和臀小肌

臀中肌和臀小肌均起自髂骨翼外面，止于股骨大转子，作用是外展髋关节。

（3）梨状肌（piriformis）

梨状肌起自骶骨前面，向外经坐骨大孔出骨盆腔，止于股骨大转子，作用是使髋关节旋外。此肌将坐骨大孔分隔成梨状肌上孔和梨状肌下孔，孔内有重要的血管和神经通过。

（二）大腿肌

大腿肌位于股骨周围，分为前群、内侧群和后群（如图 2-57、图 2-58 所示）。

1. 前群

前群位于大腿前面，包括缝匠肌和股四头肌。

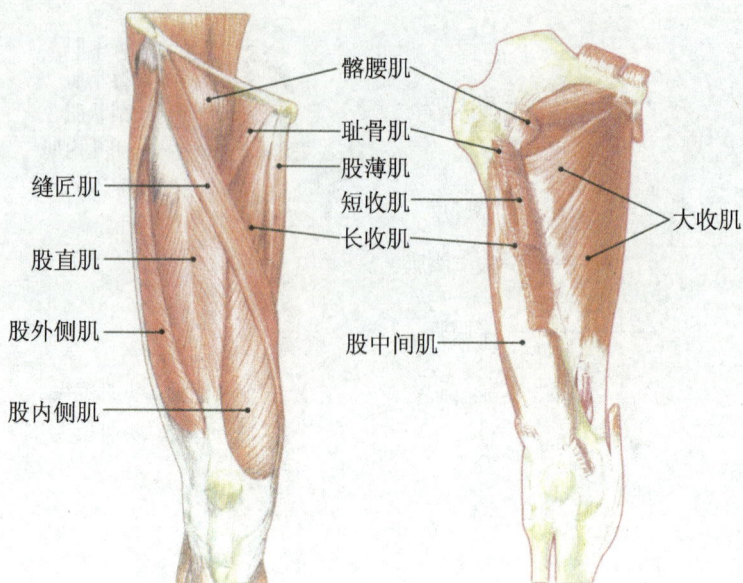

图2-58 大腿肌

（1）**缝匠肌**（sartorius）

缝匠肌是人体最长的肌，呈扁带状，起自髂前上棘，斜向内下方走行，止于胫骨上端内侧面，作用是屈髋关节和膝关节。

（2）**股四头肌**（quadriceps femoris）

股四头肌是人体体积最大的肌，包括股直肌、股内侧肌、股中间肌和股外侧肌。除股直肌起自髂前下棘外，其余均起自股骨。4块肌向下移行为股四头肌腱，包绕髌骨的前面和两侧，延续为髌韧带，止于胫骨粗隆。其主要作用是伸膝关节，股直肌还可屈髋关节。

2. 内侧群

内侧群位于大腿内侧，共5块。其中股薄肌位于最内侧，其余4块肌分3层排列。浅层的外侧为耻骨肌、内侧为长收肌；中层为短收肌；深层为大收肌。各肌均起自耻骨支和坐骨支，除股薄肌止于胫骨上端内侧面外，其余各肌均止于股骨粗线。内侧群肌的主要作用是内收髋关节。

3. 后群

后群位于大腿后面，包括股二头肌、半腱肌和半膜肌。

（1）**股二头肌**（biceps femoris）

股二头肌的长、短两头分别起自坐骨结节和股骨，止于腓骨头。

（2）**半腱肌和半膜肌**

半腱肌和半膜肌均起自坐骨结节，向下分别止于胫骨上端内侧面和胫骨内侧髁后面。

后群肌的主要作用是伸髋关节、屈膝关节；半屈膝时，可分别使小腿旋外和旋内。

（三）小腿肌

小腿肌位于胫、腓骨周围，分为前群、外侧群和后群。

1. 前群

前群位于小腿前外侧，共3块，由胫侧向腓侧依次为胫骨前肌、踇长伸肌和趾长伸肌（如图2-59所示）。三肌均起自胫、腓骨上端和骨间膜，下行至足背。三肌均可使足背屈；胫骨前肌还可使足内翻，踇长伸肌和趾长伸肌分别伸踇趾和伸第2~5趾。

2. 外侧群

外侧群位于小腿外侧面，有2块，外侧为腓骨长肌，内侧为腓骨短肌（如图2-59所示）。两肌腱均经外踝后方至足底，腓骨长肌止于内侧楔骨和第1跖骨底，腓骨短肌止于第5跖骨粗隆。两肌均可使足跖屈并外翻。

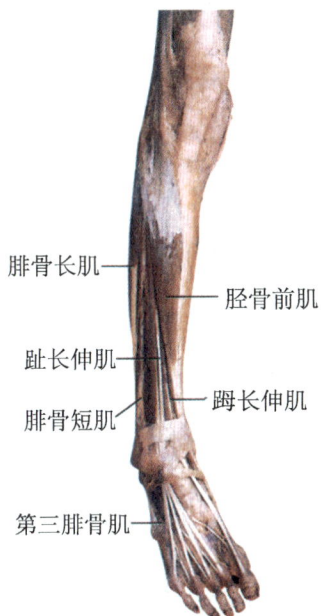

腓骨长肌　　胫骨前肌

趾长伸肌

腓骨短肌　　踇长伸肌

第三腓骨肌

图2-59 小腿肌（前、外侧群）

3. 后群

后群位于小腿后方，有5块，分浅、深两层（如图2-60所示）。

浅层为**小腿三头肌**（triceps surae），粗壮有力，形成"小腿肚"，由腓肠肌和比目鱼肌组成。腓肠肌有内、外侧两头，分别起自股骨内、外侧髁的后面；比目鱼肌位于深面，起自胫、腓骨上端的后面。三头会合后向下移行为粗大的跟腱，止于跟骨结节。小腿三头肌的作用是使足跖屈，并屈膝关节；站立时能固定膝关节和踝关节，防止身体前倾，是维持人体直立姿势的重要肌。

深层主要有3块，由胫侧向腓侧依次为趾长屈肌、胫骨后肌和蹈长屈肌，其肌腱均经内踝后方至足底终止。三肌均可使足跖屈，并分别屈第2～5趾，使足内翻和屈蹈趾。

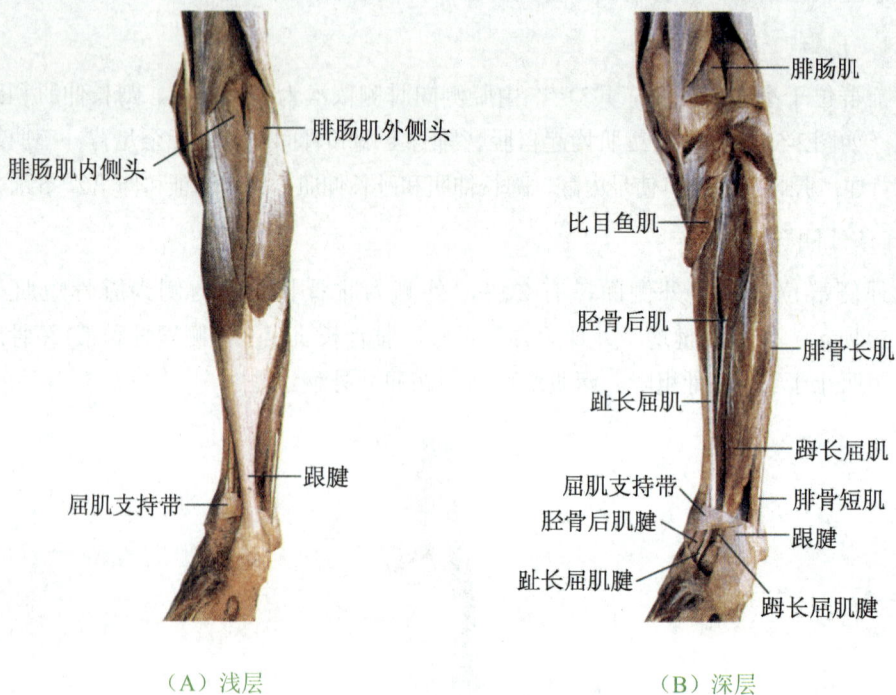

腓肠肌内侧头
腓肠肌外侧头
屈肌支持带
跟腱

（A）浅层

腓肠肌
比目鱼肌
胫骨后肌
趾长屈肌
屈肌支持带
胫骨后肌腱
趾长屈肌腱
腓骨长肌
蹈长屈肌
腓骨短肌
跟腱
蹈长屈肌腱

（B）深层

图2-60 小腿肌（后群）

（四）足肌

足肌分为足背肌和足底肌。足背肌有蹈短伸肌和趾短伸肌，分别伸蹈趾和第2～4趾。足底肌分内侧、中间和外侧3群。足肌的作用是运动足趾和维持足弓。

思考与练习

一、单项选择题

1. 关于骨膜的描述正确的是（ ）。
    A. 由纤维结缔组织构成　　　B. 包裹在整个骨的外面
    C. 位于骨髓腔内面　　　　　D. 对骨的生长、再生无任何作用
    E. 手术中可去除骨膜
2. 骶管麻醉的穿刺部位应正对（ ）。
    A. 骶前孔　　　　　　　　　B. 骶正中嵴

C．骶管裂孔　　　　　　　　D．骶角

E．骶岬

3．关于椎间盘的描述正确的是（　　）。

A．位于脊柱各椎弓之间　　　B．由纤维环和髓核构成

C．髓核脱出症最易向后方脱出　　D．髓核脱出症最易向前外方脱出

E．髓核脱出症最易发生于胸椎

4．肩关节脱位常发生于关节下方，最主要的原因是（　　）。

A．关节囊松弛

B．关节囊下壁最薄弱

C．关节囊下附着点太低

D．关节下方缺乏肌肉、肌腱的加固

E．关节窝浅

5．能伸髋关节并屈膝关节的肌是（　　）。

A．股四头肌　　　　　　　　B．小腿三头肌

C．股薄肌　　　　　　　　　D．股二头肌

E．髂腰肌

二、名词解释

1．骨膜　　　　　2．胸骨角　　　　　3．椎间盘

4．坐骨大孔　　　5．关节腔　　　　　6．耻骨联合

三、问答题

1．颈、胸、腰椎在形态上有哪些特点？

2．膝关节腔内有哪些结构？各有何作用？

3．试述参与呼吸运动的肌及其作用。

第三章
消化系统

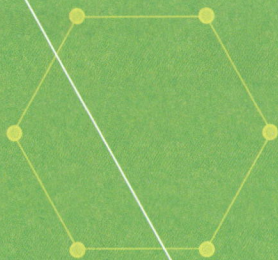

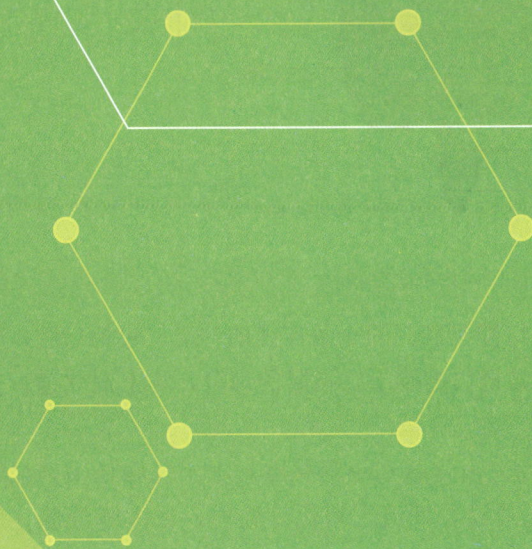

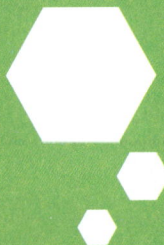

第一节 概 述

消化系统（alimentary system）由消化管和消化腺两部分组成（如图3-1所示），主要功能是消化食物、吸收营养、排出食物残渣。咽和口腔还参与呼吸和语言活动。

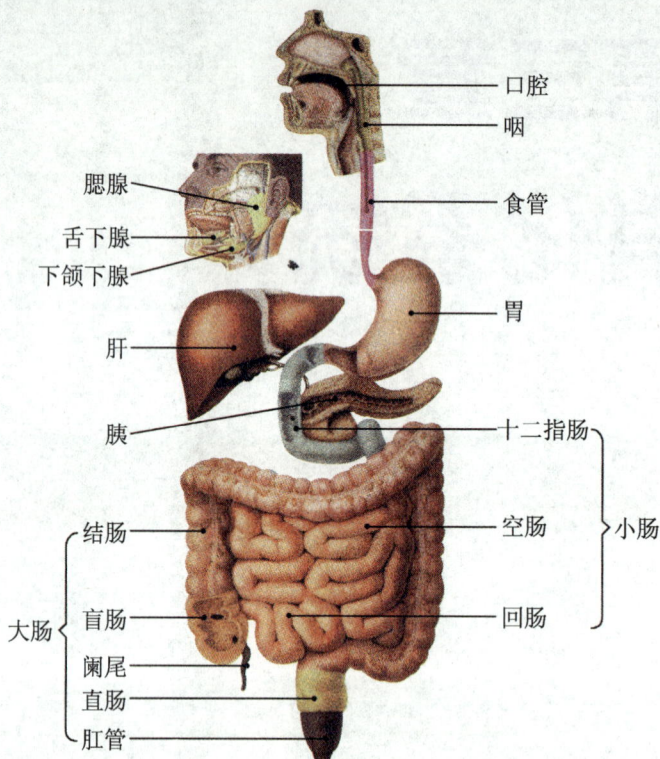

图3-1 消化系统概观

消化管（digestive canal）是从口腔到肛门的一条连续的管道，包括口腔、咽、食管、胃、小肠和大肠。临床上通常把口腔到十二指肠的部分，称**上消化道**；空肠及其以下的部分，称**下消化道**。

消化腺（digestive gland）分为大消化腺和小消化腺。大消化腺位于消化管壁外，为独立的器官，所分泌的消化液经导管流入消化管腔内，如大唾液腺、肝和胰；小消化腺分布于消化管壁内，分泌的消化液直接排入消化管腔内，参与对食物的消化，如唇腺、胃腺和肠腺等。

内脏（viscera）是指位于人体体腔内的各器官或系统，在功能上参与新陈代谢和繁衍后代，在形态结构上借孔道直接或间接地与外界相通，包括消化、呼吸、泌尿和生殖4个系统，主要位于胸腔、腹腔和盆腔。研究内脏各器官形态结构和位置的科学，称**内脏学**（splanchnology）。

一、内脏器官的一般结构

内脏各器官虽然各有其特征，但从基本构造上来看，可分为中空性器官和实质性器官两大类。

（一）中空性器官

中空性器官呈管状或囊状，内部均有空腔，如胃、空肠、气管、支气管、输尿管、输精管和输卵管等。管壁通常为3～4层，如消化管的管壁由4层组织构成，呼吸、泌尿和生殖系统的中空性器官的壁由3层组织构成。

（二）实质性器官

实质性器官多属腺组织，表面包以结缔组织被膜或浆膜，如肝、胰及生殖腺等。结缔组织被膜深入器官实质内，将器官的实质分隔成若干个小单位，称小叶。分布于实质性器官的血管、神经和淋巴管以及该器官的导管等出入器官处，常为一凹陷，称该器官的门（porta），如肺门和肝门等。

二、胸部的标志线和腹部的分区

大部分内脏器官在胸腔、腹腔、盆腔内占据相对固定的位置。为描述各器官的位置及其体表投影，通常在胸部和腹部体表确定一些标志线和划分一些区域（如图3-2所示）。

（一）胸部的标志线

1. 前正中线
前正中线是沿身体前面正中线所作的垂直线。

2. 胸骨线
胸骨线是沿胸骨最宽处外侧缘所作的垂直线。

3. 锁骨中线
锁骨中线是经锁骨中点向下所作的垂直线。

4. 胸骨旁线
胸骨旁线是经胸骨线与锁骨中线之间连线中点所作的垂直线。

5. 腋前线
腋前线是沿腋前襞向下所作的垂直线。

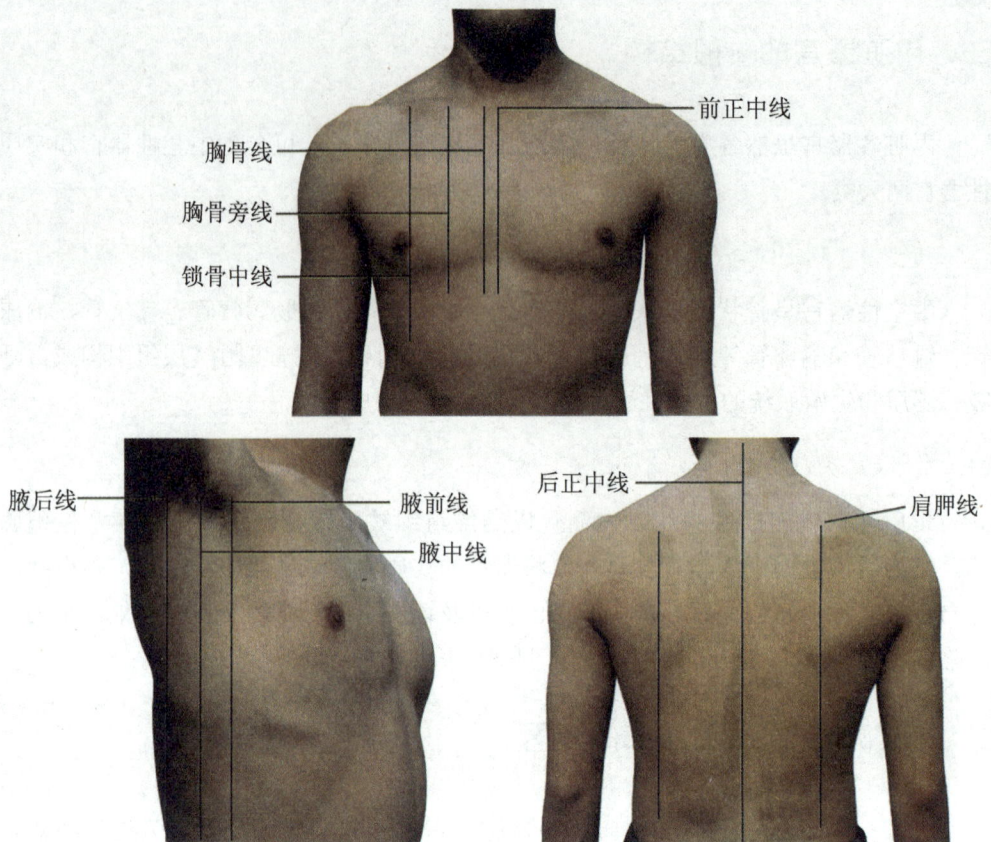

图 3-2 胸部的标志线

6．腋后线

腋后线是沿腋后襞向下所作的垂直线。

7．腋中线

腋中线是沿腋前线、腋后线间连线中点所作的垂直线。

8．肩胛线

肩胛线是经肩胛骨下角所作的垂直线。

9．后正中线

后正中线是经身体后面正中线（沿各椎骨棘突）所作的垂直线。

（二）腹部的分区

为便于描述腹腔脏器的位置，将腹部分成若干区域，方法较多。临床上常用的简便方法是通过脐各作一水平面和矢状面，将腹部分成左上腹、右上腹、左下腹和右下腹 4 个区。更实用的是 9 区分法，即用两条横线和两条纵线将腹部分成 3 部 9 区

（如图3-3所示）。上横线是两侧肋弓最低点的连线；下横线是两侧髂结节的连线。两条纵线为通过两侧腹股沟韧带中点所作的垂直线。上述4条线相交，将腹部分为9区：上腹部分为中间的腹上区和两侧的左、右季肋区；中腹部分为中间的脐区和两侧的左、右腹外侧区（腰区）；下腹部分为中间的耻区（腹下区）和两侧的左、右腹股沟区（髂区）。

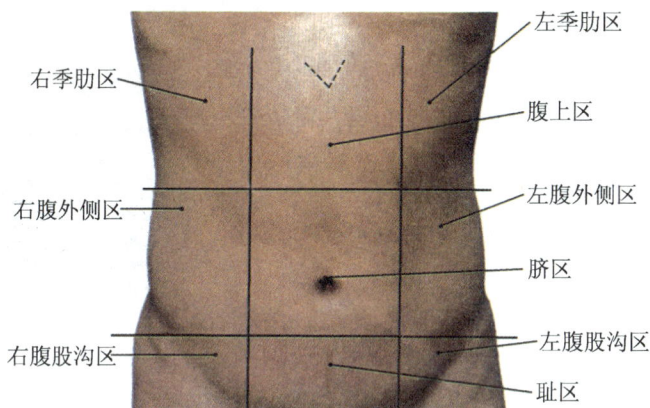

图3-3 腹部的分区

第二节　消化管

一、口腔

口腔（oral cavity）是消化管的起始部，其前壁为上、下唇，侧壁为颊，上壁为腭，下壁为口腔底。口腔向前经口裂通向外界，向后经咽峡与咽相通。口腔内有牙、舌等器官（如图3-4所示）。口腔借上、下牙弓（包括牙槽突和牙裂）与牙龈分为口腔前庭和固有口腔两部分。当上、下牙列咬合时，口腔前庭可经第3磨牙后方的间隙与固有口腔相通，当患者牙关紧闭时，可经此插管或注入营养物质。

（一）口唇

口唇（oral lips）分上唇和下唇，外面为皮肤，中间为口轮匝肌，内面为黏膜。口唇的游离缘是皮肤与黏膜的移行部，称**唇红**，内含皮脂腺。唇红是体表毛细血管最丰富的部位之一，呈红色，当缺氧时呈绛紫色，临床称发绀。在上唇外面中线处有一纵行浅沟，称**人中**，为人类所特有。在上唇外面两侧与颊部交界处各有一斜行的浅沟，称鼻唇沟。在口裂的两侧，上、下唇结合处为口角。在上、下唇内面正中线上，分别有上唇系带和下唇系带，从口唇连于牙龈基部。

（二）颊

颊（cheek）是口腔的侧壁，由黏膜、颊肌和皮肤构成。在上颌第2磨牙牙冠相对的颊黏膜上有腮腺管乳头，其上有腮腺管的开口。

（三）腭

腭（palate）构成口腔的上壁（如图3-4所示），分隔鼻腔和口腔。腭分前2/3的硬腭和后1/3的软腭。**硬腭**（hard palate）以骨腭为基础，表面覆以黏膜，与骨膜紧密结合；**软腭**（soft palate）主要由肌、肌腱和黏膜构成，其后部斜向后下，称**腭帆**。腭帆后缘游离，中部垂向下方的突起，称**腭垂**（uvula）或**悬雍垂**。自腭帆两侧向下方分别形成2条黏膜皱襞，即前方的腭舌弓和后方的腭咽弓。腭垂、腭帆游离缘、两侧腭舌弓及舌根共同围成**咽峡**，是口腔和咽的分界。

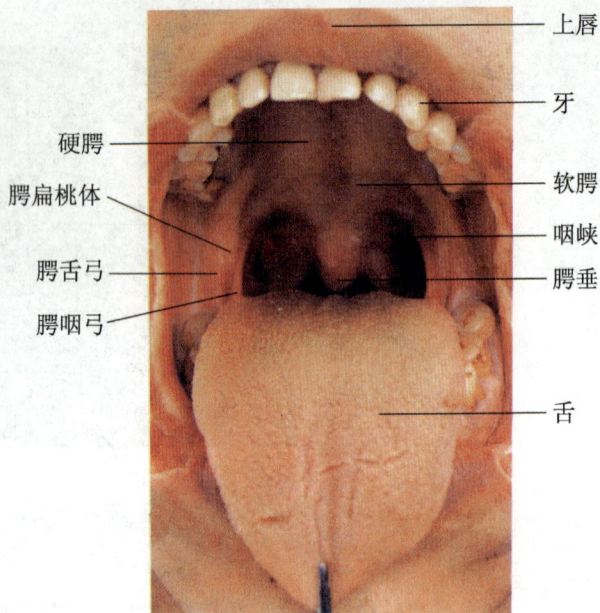

图3-4 口腔与咽峡

（四）舌

舌（tongue）位于口腔底，是肌性器官，表面覆有黏膜（如图3-5所示），具有感受味觉、搅拌食物、协助吞咽和辅助发声等功能。

1. 舌的外形

舌有上、下两面，上面称舌背，其后部可见"∧"形的**界沟**，借此将舌分为舌体（前2/3）和舌根（后1/3）。舌体的前端称舌尖。

2. 舌黏膜

舌黏膜呈淡红色，覆于舌的表面。舌根背面黏膜内有许多由淋巴组织集聚成的突起，称舌扁桃体。舌下面的正中线处有连于口腔底的黏膜皱襞，称**舌系带**（frenulum of tongue）。舌系带根部的两侧有1对小圆形隆起，称**舌下阜**，是下颌下腺管和舌下腺大管的开口处。舌下阜向外是舌下襞。在舌体和舌尖的黏膜形成许多乳头状隆起，称**舌乳头**（papillae of tongue）。舌乳头包括丝状乳头、菌状乳头、轮廓乳头和叶状乳头4种。除丝状乳头无味蕾外，轮廓乳头、菌状乳头、叶状乳头以及软腭、会厌等处的黏膜上皮中含有**味蕾**（taste bud），是味觉感受器。在舌的不同部位，味蕾的感受不同，如：在舌尖菌状乳头主要感受甜、咸味；在舌的侧面后部叶状乳头主要感受酸味；界沟前方的轮廓乳头主要感受苦味。

3. 舌肌

舌肌为骨骼肌，分为舌内肌和舌外肌。舌内肌起、止于舌内，收缩时可改变舌的形态。舌外肌起自舌外，止于舌内，收缩时可改变舌的位置。舌外肌中主要有颏舌肌，起于下颌骨体内面的颏棘，止于舌内正中线的两侧。两侧颏舌肌同时收缩可伸舌，一侧收缩可使舌尖伸向对侧，如一侧颏舌肌瘫痪，伸舌时舌尖偏向瘫痪侧。

（五）牙

牙（teeth）镶嵌于上、下颌骨的牙槽内，是人体最坚硬的器官，具有咀嚼食物和协助发音等作用。

1. 牙的形态和结构

每个牙在外形上均分为牙冠、牙颈和牙根 3 部分（如图 3-6 所示）。暴露在口腔内的部分称**牙冠**；嵌于牙槽内的部分，称**牙根**；介于牙冠与牙根交界的部分，称**牙颈**。每个牙根均有牙根尖孔，通过牙根管与牙冠内较大的牙冠腔相通。牙根管与牙冠腔合称**牙腔**或**髓腔**。

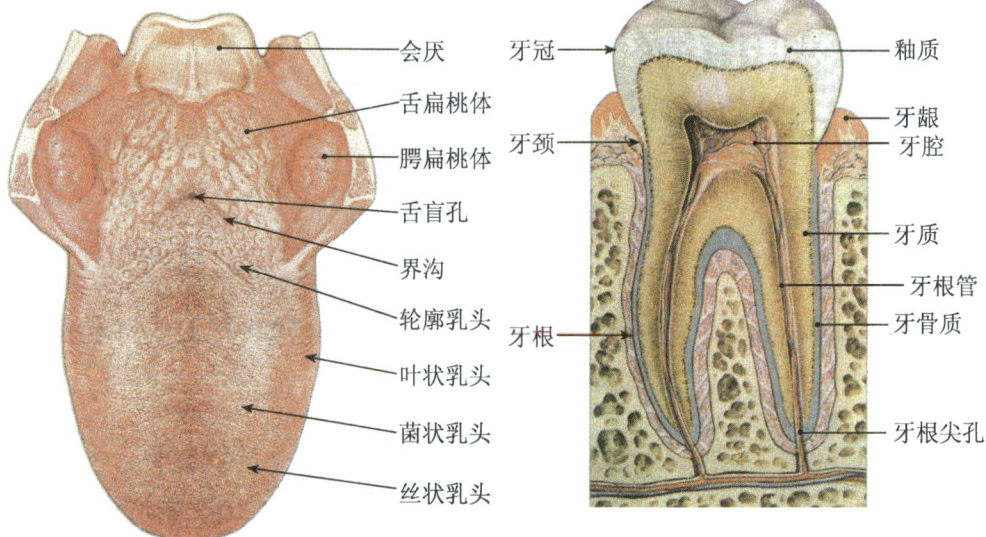

图 3-5 舌背黏膜

图 3-6 牙的构造

2. 牙的种类和排列

人的一生中先后有两副牙齿，即**乳牙**（deciduous teeth）和**恒牙**（permanent teeth）。乳牙一般在出生后 6 个月开始萌出，到 3 岁左右出齐，共 20 个。6～7 岁时，乳牙开始脱落，逐渐更换成恒牙。恒牙中，第 1 磨牙首先萌出，除第 3 磨牙外，其他各牙约在 14 岁左右出齐。第 3 磨牙通常到青春期才萌出，又称**迟牙**（wisdom tooth）或智牙。恒牙全部出齐共 32 个，上、下颌各 16 个。

　　根据牙的形状和功能，乳牙和恒牙均可分切牙、尖牙和磨牙3种。但恒牙又有磨牙和前磨牙之分。切牙和尖牙分别用以咬切和撕扯食物，磨牙和前磨牙则有研磨和粉碎食物的功能。恒牙的名称及排列顺序如图3-7所示。乳牙在上、下颌的左、右半侧各5个，共计20个；恒牙在上、下颌的左、右半侧各8个，共计32个。临床上为了记录牙的位置，常以被检查者的方位为准，以"＋"记号划分成4区，并以罗马数字Ⅰ～Ⅴ标示乳牙，用阿拉伯数字1～8标示恒牙，如"6｜"表示右下颌第1磨牙，"Ⅴ｜"表示右下颌第2乳磨牙。

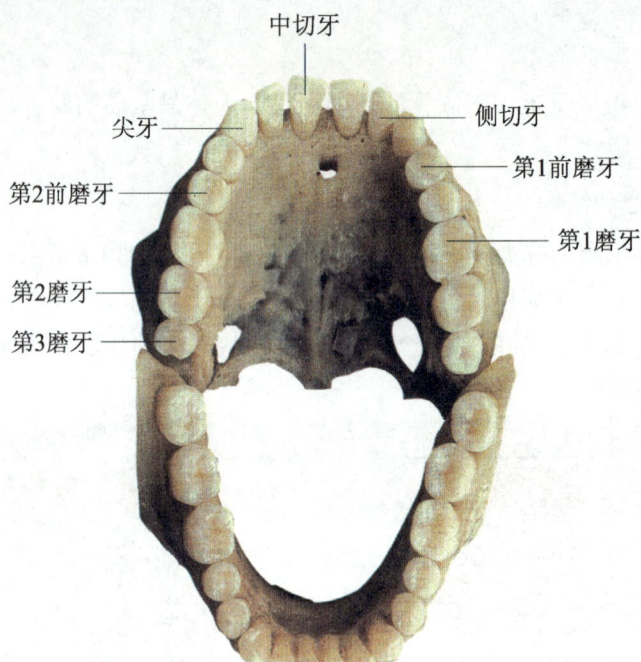

图3-7 恒牙

牙的萌出和脱落的时间见表3-1。

表3-1 牙的萌出和脱落时间

乳牙			恒牙	
名称	萌出时间	脱落时间	名称	萌出时间
乳中切牙	6～8个月	6岁	中切牙	6～8岁
乳侧切牙	6～10个月	8岁	侧切牙	7～9岁
乳尖牙	16～20个月	12岁	尖牙	9～12岁
第1乳磨牙	12～16个月	10岁	第1前磨牙	10～12岁
第2乳磨牙	20～30个月	11～12岁	第2前磨牙	10～12岁
			第1磨牙	6～7岁
			第2磨牙	11～13岁
			第3磨牙	18～28岁

3．牙组织与牙周组织

牙由牙质、釉质、牙骨质和牙髓组成（如图3-6所示）。**牙质**构成牙的大部分，呈淡黄色，硬度仅次于釉质。**釉质**是人体最坚硬的组织，白色透明。**牙骨质**结构与骨质类似，覆盖于牙根表面。**牙髓**位于牙腔内，由结缔组织、神经和血管共同组成。牙髓内含有丰富的感觉神经末梢，牙髓感染时，可引起剧烈疼痛。

牙周组织包括牙周膜、牙槽骨和牙龈3部分，对牙起保护、固定和支持作用。**牙周膜**是介于牙槽骨与牙根间的致密结缔组织膜。**牙龈**是口腔黏膜的一部分，紧贴于牙颈周围及邻近的牙槽骨上，血管丰富，坚韧而有弹性，与牙槽骨的骨膜紧密相连，故不能移动。若牙周组织发炎，牙齿易松动。

二、咽

（一）咽的位置与形态

咽（pharynx）是一个前后略扁的漏斗形肌性管道，位于第1~6颈椎的前方，上起颅底，下达第6颈椎体下缘移行于食管。咽的后壁及侧壁完整，其前壁不完整，分别与鼻腔、口腔和喉腔相通。咽是消化管与呼吸道的共同通道，以软腭与会厌上缘为界，分为鼻咽、口咽和喉咽（如图3-8所示）。

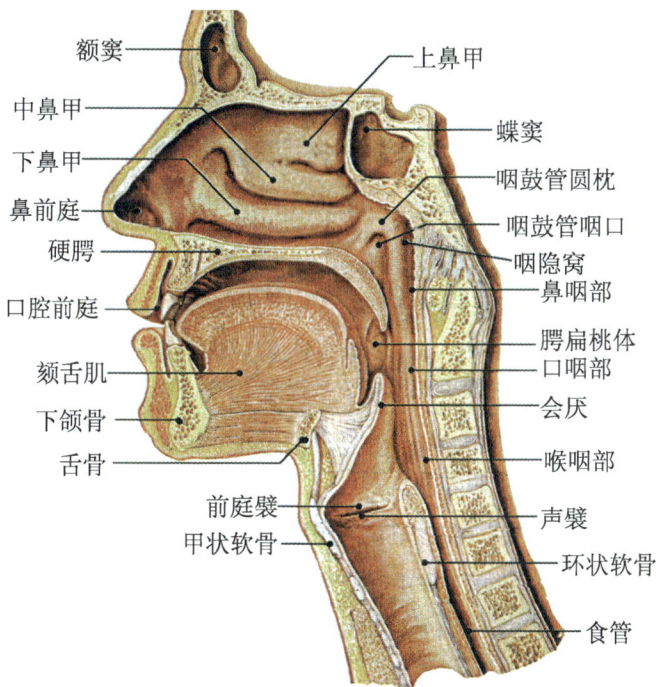

图3-8 咽

（二）咽的分部

1. 鼻咽

鼻咽位于鼻腔后方，介于颅底与软腭间，向前经鼻后孔通鼻腔。顶壁后部黏膜下有丰富的淋巴组织，称**咽扁桃体**，在婴幼儿时期较发达，6～7 岁开始萎缩，至 10 岁后几乎完全退化。鼻咽的两侧壁上，正对下鼻甲后方 1.5 cm 处，各有 1 个咽鼓管咽口，借咽鼓管通中耳鼓室。咽鼓管咽口的前、上和后方有明显的半环形隆起，称**咽鼓管圆枕**，是寻找咽鼓管咽口的标志。咽鼓管圆枕后上方的凹陷，称**咽隐窝**，是鼻咽癌的好发部位。

2. 口咽

口咽位于口腔的后方，介于软腭与会厌上缘间，向前经咽峡通口腔。口咽的前壁主要为舌根后部，此处有一黏膜皱襞与会厌相连，称舌会厌正中襞。该襞两侧的凹陷，称**会厌谷**，异物常可停留此处。口咽的外侧壁在腭舌弓与腭咽弓间的凹陷，称**扁桃体窝**，内有腭扁桃体。

腭扁桃体由淋巴组织构成，其内侧面朝向咽腔，表面覆以黏膜，部分黏膜下陷形成 10～20 个扁桃体小窝。腭扁桃体外侧面和前、后两面均被结缔组织构成的扁桃体囊包绕，与咽壁连接疏松，故切除扁桃体时，易于剥离。

咽扁桃体、腭扁桃体和舌扁桃体在口腔和鼻腔通咽处共同围成**咽淋巴环**，是呼吸道和消化管上端的防御结构。

3. 喉咽

喉咽是咽腔中最狭窄的部分，位于喉的后方，上起会厌上缘，下至第 6 颈椎体下缘平面移行于食管。在喉口两侧各有一纵行深窝，称**梨状隐窝**，是异物易滞留的部位。

三、食管

（一）食管的位置与分部

食管（esophagus）为前、后扁窄的肌性管道（如图 3-9 所示），上端于第 6 颈椎体下缘平面起于咽，沿脊柱前方下行，穿过膈的食管裂孔进入腹腔，下端约于第 11 胸椎左侧与胃连接，全长约 25 cm。按其行程可分为颈部、胸部和腹部 3 部分。颈部较短，长约 5 cm，自始端至胸骨颈静脉切迹平面；胸部较长，为 18～20 cm，自颈静脉切迹平面至食管裂孔；腹部最短，长 1～2 cm，自食管裂孔至贲门。

（二）食管的狭窄

食管有 3 个生理性狭窄：第 1 个狭窄在食管的起始处，距中切牙约 15 cm；第 2 个狭窄在食管与左主支气管交叉处，距中切牙约 25 cm；第 3 个狭窄为食管穿过膈的食管裂孔处，距中切牙约40 cm。这些狭窄部常为异物滞留和食管癌的好发部位。当进行食管内插管时，要注意这3个狭窄。

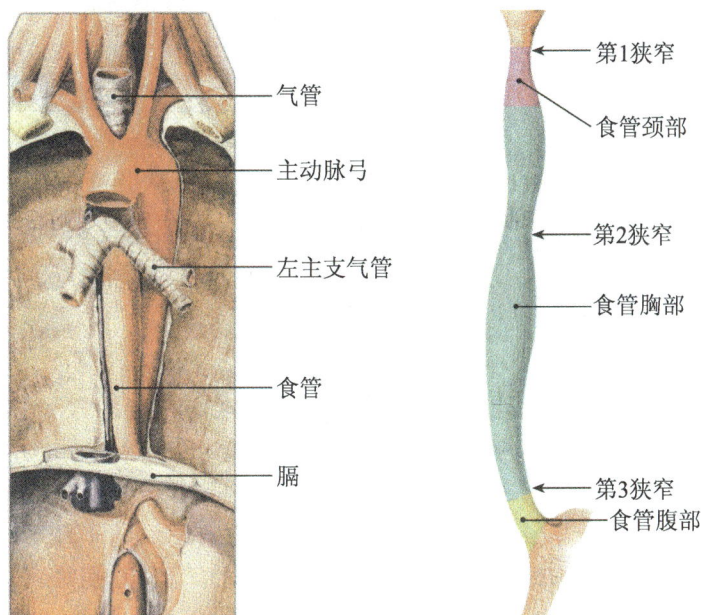

图3-9 食管

四、胃

胃（stomach）是消化管中最膨大的部分，上接食管，下续十二指肠。胃有容纳食物、分泌胃液和初步消化食物的功能。成人胃的容量约为1 500 mL，新生儿胃的容量约为30 mL。

（一）胃的形态与分部

胃有前、后两壁，大、小两弯和上、下两口。上口称**贲门**（cardia），接食管；下口称**幽门**（pylorus），通十二指肠（如图3-10所示）。在幽门表面有缩窄的环形沟，为幽门括约肌所在处。幽门前方可见幽门前静脉，是手术时确认幽门的标志。胃上缘凹而短，朝向右上，称**胃小弯**，其最低处可见一明显的切迹，称**角切迹**，是胃体与幽门部在胃小弯的分界。下缘凸而长，朝向左下，称**胃大弯**。

胃可分为贲门部、胃底、胃体和幽门部4部分。位于贲门附近的部分，称**贲门部**；位于贲门平面向左上方凸出的部分，称**胃底**；胃的中间部分，称**胃体**；位于角切迹与幽门间的部分，称**幽门部**。在幽门部大弯侧有一不太明显的浅沟，称**中间沟**，此沟将幽门部分为右侧的**幽门管**和左侧的**幽门窦**。胃溃疡和胃癌多发生于幽门窦近胃小弯处。

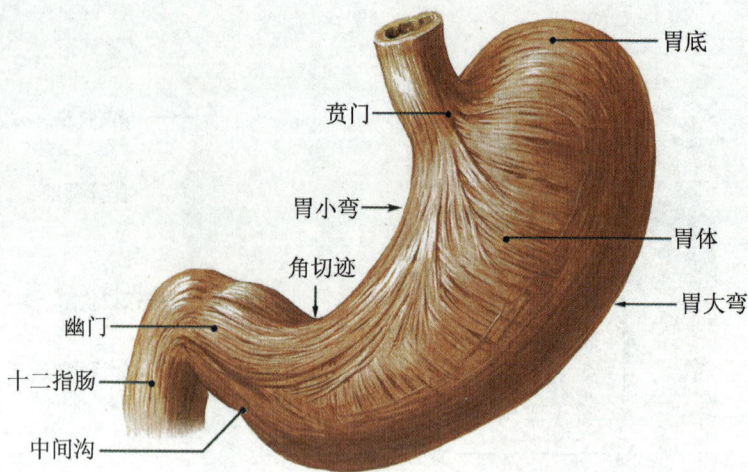

胃底

贲门

胃小弯

胃体

角切迹

胃大弯

幽门

十二指肠

中间沟

图3-10 胃

（二）胃的位置和毗邻

胃的位置常因体型、体位和充盈程度不同而有较大变化。中等充盈条件下，胃大部分位于左季肋区，小部分位于腹上区。但贲门和幽门的位置比较恒定，贲门位于第11胸椎体左侧，幽门在第1腰椎体右侧。胃前壁右侧部与肝左叶靠近；左侧部与膈相邻，被左肋弓遮盖；剑突下方的胃前壁直接与腹前壁相贴，是临床上进行胃部触诊的部位。胃后壁与胰、横结肠、左肾和左肾上腺相邻。胃底与膈和脾相邻。

（三）胃壁的构造

胃壁的环形平滑肌在幽门处增厚，形成**幽门括约肌**，有延缓胃内容物排空和防止肠内容物逆流至胃的作用。胃黏膜柔软，血供丰富，呈淡红色，空虚时形成许多皱襞（如图3-11所示）。在胃小弯处，胃黏膜形成4～5条纵行皱襞。在幽门处的胃黏膜形成环形皱襞，称**幽门瓣**，突向十二指肠内。

五、小肠

小肠（small intestine）是消化管中最长的一段，是进行消化和吸收的主要部位。小肠上起幽门，下连盲肠，成人全长约5～7 m，分为十二指肠、空肠和回肠3部分。

（一）十二指肠

十二指肠（duodenum）介于胃与空肠之间，成人长约25 cm，呈"C"形包绕胰头，按其位置可分为上部、降部、水平部和升部4部分（如图3-12所示）。

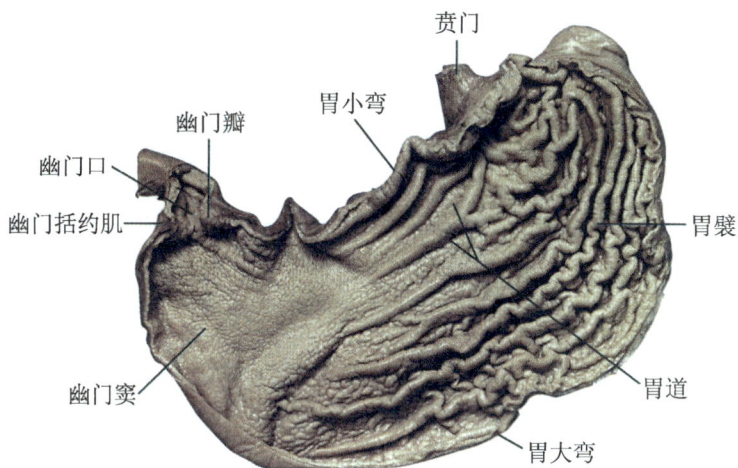

图 3-11　胃壁

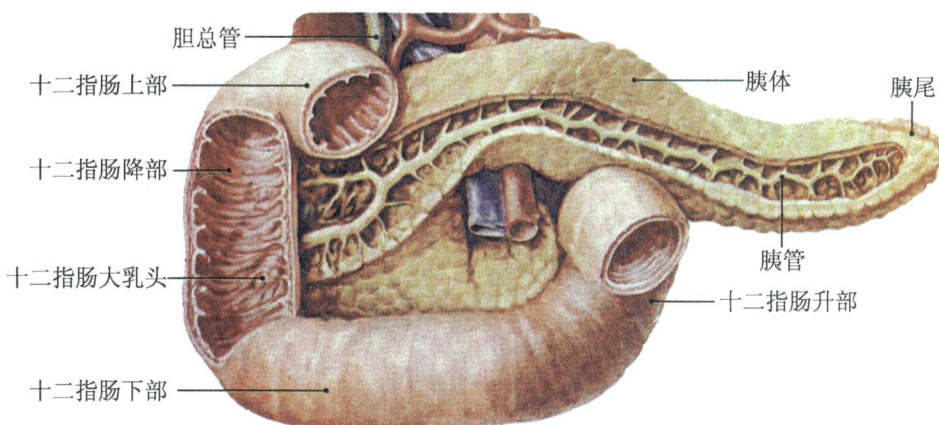

图 3-12　胰和十二指肠

1. 上部

上部起自胃的幽门，行向右后方，至肝门下方急转向下移行为降部，转折处称**十二指肠上曲**。上部与幽门相接的一段肠管，长约 2.5 cm，黏膜面光滑平坦，临床上称**十二指肠球**，是溃疡及穿孔的好发部位。

2. 降部

降部起自十二指肠上曲，沿右肾内侧缘下降，至第 3 腰椎水平弯向左侧续于水平部，转折处称**十二指肠下曲**。降部肠腔面黏膜形成发达的环状皱襞，在其后内侧壁上有一纵行皱襞，称**十二指肠纵襞**，其下端的圆形隆起，称**十二指肠大乳头**，是胆总管和胰管的共同开口处，距中切牙约 75 cm。

3. 水平部

水平部又称下部，始自十二指肠下曲，向左横行达第3腰椎左侧续于升部。

4. 升部

升部最短，自第3腰椎左侧斜向左上方，达第2腰椎左侧急转向前下方，形成十二指肠空肠曲，移行于空肠。

十二指肠空肠曲的后上壁借十二指肠悬肌固定于右膈脚。十二指肠悬肌和包绕其下段表面的腹膜皱襞共同构成**十二指肠悬韧带**，又称Treitz韧带，是手术中确认空肠起始的重要标志。

（二）空肠和回肠

空肠（jejunum）和**回肠**（ileum）全部包被腹膜。空、回肠在腹腔内迂曲盘旋成肠襻。空肠和回肠借肠系膜连于腹后壁，活动度较大。空肠上端起自十二指肠空肠曲，回肠下端接盲肠。空、回肠之间无明显界线，但主要特征有所区别，如表3-2所示。

表3-2 空肠与回肠比较

项目	空肠	回肠
位置	腹腔的左上部	腹腔的右下部
长度	占空、回肠全长的2/5	占空、回肠全长的3/5
管径	较大	较小
管壁	较厚	较薄
血管	丰富	较少
环状襞	高而密	低而疏
淋巴小结	孤立	集合、孤立

六、大肠

大肠（large intestine）全长约1.5 m，分盲肠、阑尾、结肠、直肠和肛管5部分。大肠的功能是吸收水分，分泌黏液，并将食物残渣形成粪便排出体外。

大肠口径较粗，除直肠、肛管与阑尾外，盲肠和结肠有3种特征性结构，即结肠带、结肠袋和肠脂垂（如图3-13所示）。结肠带有3条，由肠壁的纵行肌增厚而成。由于结肠带较肠管短，牵拉肠管形成许多由横沟隔开的囊状突出，称**结肠袋**。**肠脂垂**为沿结肠带两侧分布的众多脂肪突起。这3个特征性结构是区别大肠和小肠的标志。

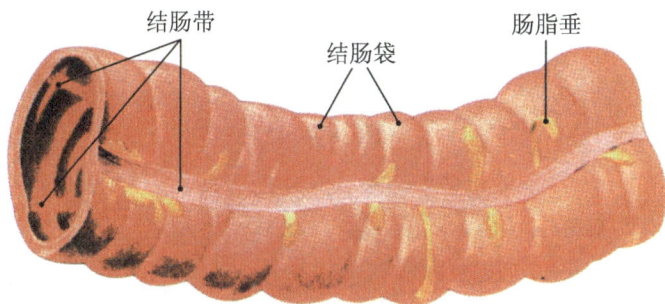

图 3-13 结肠的特征

（一）盲肠

盲肠（cecum）是大肠的起始部，位于右髂窝内，长 6～8 cm，下端为盲端，左接回肠，上续升结肠（如图 3-14 所示）。回肠末端向盲肠的开口处，有上、下两片唇样黏膜皱襞，称回盲瓣。回盲瓣既可控制小肠内容物进入盲肠的速度，使食物在小肠内充分消化吸收，又可防止大肠内容物逆流到回肠。在回盲瓣下方约 2 cm 处，有阑尾的开口。

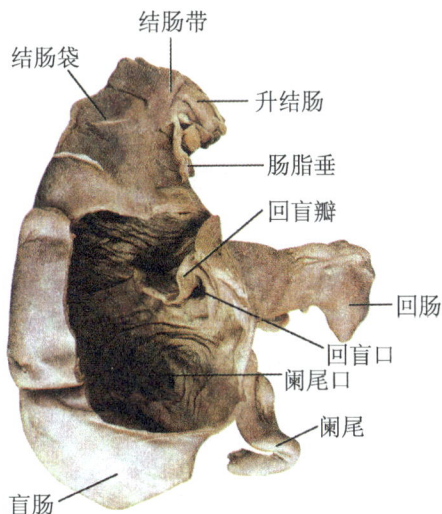

图 3-14 盲肠与阑尾

（二）阑尾

阑尾（vermiform appendix）为一蚓状突起，一般长 6～8 cm，根部连于盲肠的后内侧壁，远端游离。阑尾的位置变化较大，分为回肠前位、盆位、盲肠后位、回肠后位和盲肠下位等，以回肠前位和盲肠后位较多见（如图 3-15 所示）。由于 3 条结肠带会聚于阑尾根部，故临床做阑尾手术时，可沿结肠带向下寻找阑尾。

阑尾根部的体表投影点通常在脐与右髂前上棘连线的中、外 1/3 交点处，该点称Mc Burney点。阑尾发炎时，此点常有压痛，具有一定的诊断价值。

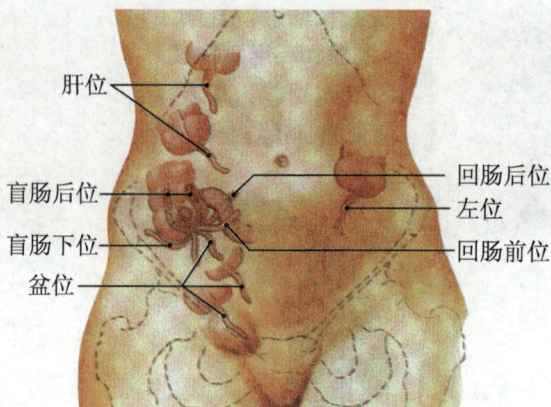

图3-15 阑尾的位置

（三）结肠

结肠（colon）围绕在小肠周围，始于盲肠，终于直肠，分为升结肠、横结肠、降结肠和乙状结肠4部分（如图3-16所示）。

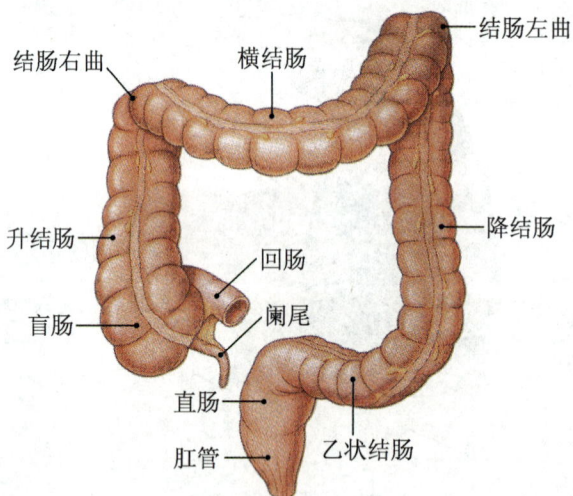

图3-16 结肠

1. 升结肠

升结肠长约15 cm，于右髂窝接续盲肠，沿右侧腹后壁上升，至肝右叶下方，转向左移行于横结肠，转折处称结肠右曲或肝曲。

2. 横结肠

横结肠长约50 cm，起自结肠右曲，向左横行至脾下方转折向下续于降结肠。转折处称结肠左曲或脾曲。横结肠借横结肠系膜连于腹后壁，活动度大，常形成一下垂的弓形弯曲。

3. 降结肠

降结肠长约25 cm，起自结肠左曲，沿左侧腹后壁向下，至左髂嵴处移行为乙状结肠。

4. 乙状结肠

乙状结肠长约40 cm，呈"乙"字形弯曲，于左髂嵴处接续降结肠，沿左髂窝转入盆腔内，至第3骶椎平面续于直肠。乙状结肠借乙状结肠系膜连于骨盆侧壁，活动度较大。若系膜过长，可造成乙状结肠扭转。

（四）直肠

直肠（rectum）长10～14 cm，位于骨盆腔的后部、骶骨的前方。其上端在第3骶椎前方续乙状结肠，沿骶、尾骨前面下行，穿过盆膈，移行于肛管。直肠并非笔直，而是在矢状面上有骶曲和会阴曲两个弯曲（如图3-17所示）。骶曲是直肠上段在骶、尾骨前面下降，形成凸向后的弯曲；会阴曲是直肠尾段绕过尾骨尖，形成凸向前的弯曲。临床上进行直肠镜或乙状结肠镜检查时，必须注意这些弯曲，以免损伤肠壁。

直肠下段肠腔膨大，称**直肠壶腹**（ampulla of rectum）。直肠内面有3个直肠横襞，由黏膜和环形肌构成。男性直肠前方有膀胱、前列腺和精囊腺，女性直肠前方有子宫和阴道。直肠指诊可触到这些器官。

（五）肛管

肛管（anal canal）是盆膈以下的消化管，长约4 cm，上续直肠，末端终于**肛门**（anus），如图3-18所示。肛管内面有6～10条纵行的黏膜皱襞，称**肛柱**（anal columns）。肛柱下端之间有半月状的黏膜皱襞相连，称**肛瓣**（anal valves）。肛瓣与相邻肛柱下端共同围成开口向上的小隐窝，称**肛窦**（anal sinus）。粪屑易积存在窦内，如发生感染可引起肛窦炎，甚至形成肛瘘。

连接各肛柱下端与各肛瓣边缘的锯齿状环行线，称**齿状线**（dentate line）或肛皮线。此线以上为黏膜，以下为皮肤。在齿状线下方，肛管内面由于肛门内括约肌紧缩，形成略微凸起的环形带，称肛梳。在肛门上方1.0～1.5 cm处，活体可见皮肤上有浅蓝色的环形线，称白线，是肛门内、外括约肌的分界处。在肛管的黏膜下和皮下有丰富的静脉丛，病理情况下可曲张而突起，称痔。发生在齿状线以上的称内痔；齿状线以下的称外痔；跨越于齿状线上、下的称混合痔。

肛管周围有内、外括约肌环绕。肛门内括约肌属平滑肌，由肠壁环形肌增厚而成，仅可协助排便，而无括约作用；肛门外括约肌为骨骼肌，围绕在肛门内括约肌的外下方，受意识支配，可随意括约肛门，有较强的控制排便功能。

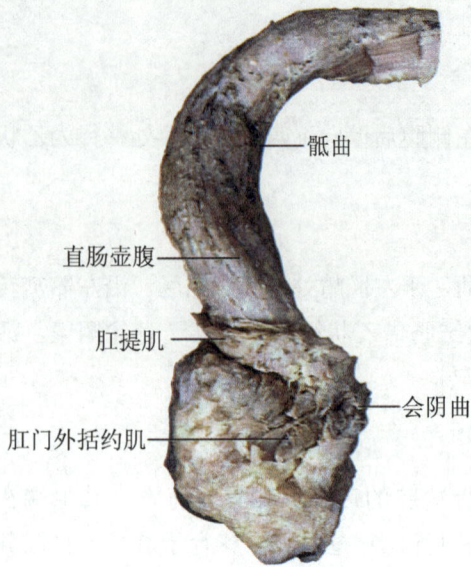

图3-17 直肠

骶曲
直肠壶腹
肛提肌
肛门外括约肌
会阴曲

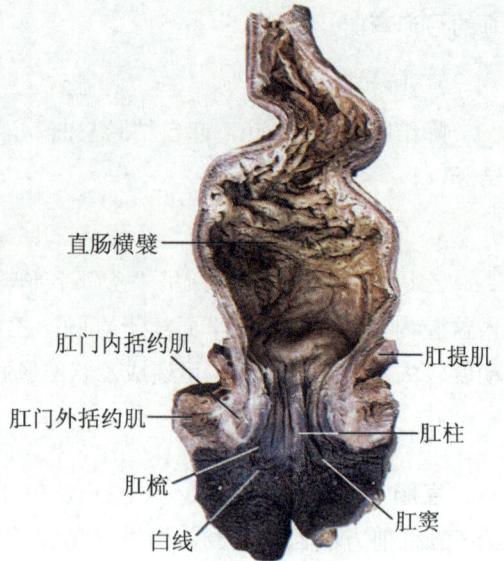

图3-18 直肠和肛管（内面观）

直肠横襞
肛门内括约肌
肛门外括约肌
肛梳
白线
肛提肌
肛柱
肛窦

第三节　消化腺

消化腺（digestive gland）包括大消化腺，即3对大唾液腺、胰腺和肝脏，以及分布于消化管壁内的许多小消化腺（如唇腺、颊腺、腭腺和舌腺等）。

一、大唾液腺

（一）腮腺

腮腺（parotid gland）最大，呈不规则的三角形，位于耳廓的前下方，上达颧弓，下至下颌角附近。腮腺管自腮腺前缘穿出，于颧弓下方一横指处横过咬肌表面至咬肌前缘，向内侧穿过颊肌，开口于平对上颌第2磨牙牙冠的颊黏膜上。

（二）下颌下腺

下颌下腺（submandibular gland）呈卵圆形，位于下颌下三角内，其导管沿腺体内侧前行，开口于舌下阜。

（三）舌下腺

舌下腺（sublingual gland）最小，位于口腔底舌下襞深面。腺管分大、小两种，舌下腺小管约10条，开口于舌下襞；舌下腺大管1条，与下颌下腺管共同开口于舌下阜。

二、肝

肝（liver）是人体最大的腺体。我国成年男性肝重为1 154～1 447 g，女性为1 029～1 379 g。肝的血管极为丰富，接受肝动脉和肝门静脉双重血液供应，故活体的肝呈红褐色。肝质地柔软而脆弱，受外力冲击时易破裂而导致腹腔内大出血。肝的功能非常复杂，除参与机体的物质代谢外，还有分泌胆汁、贮存糖原、解毒和吞噬作用，在胚胎时期，肝还有造血功能。

（一）肝的形态

肝呈楔形，可分为前、后、左、右四缘和上、下两面（如图3-19所示）。肝前缘较薄，后缘钝。上面膨隆，与膈相接触，故又称膈面，借矢状位的镰状韧带分为左、右两叶。肝在膈面后部无腹膜覆盖的部分，称裸区。裸区的左侧部分有一较宽的沟，称腔静脉沟，内有下腔静脉通过。

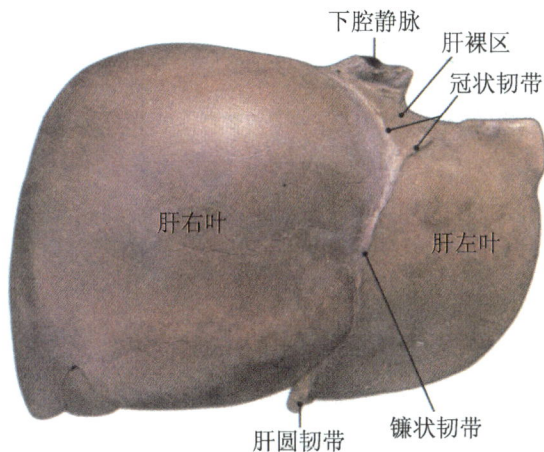

图3-19 肝的膈面

肝的下面凹凸不平，与腹腔脏器相对，又称脏面。脏面中部有略呈"H"形的3条沟，其正中的横沟称肝门（porta hepatis），是肝固有动脉左、右支，肝左、右管，肝门静脉左、右支及神经和淋巴管进出肝的门户。这些结构被结缔组织包绕，形成肝蒂。左侧纵沟窄而深，其前部为肝圆韧带裂，容纳肝圆韧带，此韧带是胎儿期脐静脉闭锁后遗迹；后部为静脉韧带裂，容纳静脉韧带，此韧带是胎儿期静脉导管闭锁后遗迹。右侧纵沟前部为胆囊窝，容纳胆囊；后部为腔静脉沟，容纳下腔静脉。在腔静脉沟上端，肝左、中、右静脉出肝后在此注入下腔静脉，此处称第2肝门。

在肝的脏面，借沟、裂和窝将肝分为4叶（如图3-20所示）：右侧纵沟右侧为右叶；左侧纵沟左侧为左叶；横沟前方为**方叶**；横沟后方为**尾状叶**。

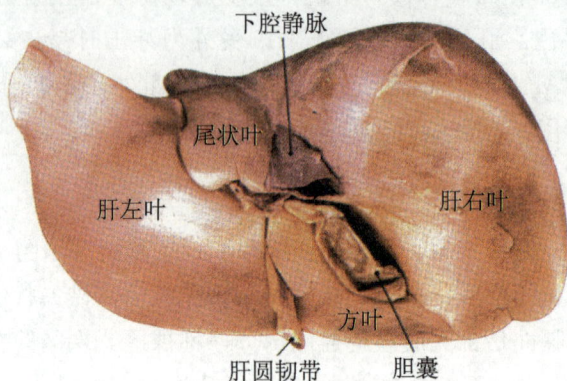

图3-20 肝的脏面

（二）肝的位置与毗邻

肝大部分位于右季肋区和腹上区，小部分位于左季肋区。肝大部分被肋弓覆盖，仅在腹上区左、右肋弓之间露出，与腹前壁直接接触。肝的上界与膈穹窿一致，其右侧最高点在右锁骨中线与第5肋的交点，左侧最高点在左锁骨中线与第5肋间隙的交点。肝的下界，即肝下缘，右侧与右肋弓大体一致，但在腹上区，可达剑突下约3 cm。7岁前的小儿，肝的下界可低于右肋弓，但一般不超过2 cm。肝可随呼吸上、下移动，平静呼吸时上下移动范围为2～3 cm。

肝上方为膈，膈上有右侧胸膜腔、右肺和心等。在肝下面，肝左叶与胃前壁相邻，后上部邻接食管腹部；肝右叶从前向后分别邻接结肠右曲、十二指肠上曲、右肾和右肾上腺。

（三）分叶与分段

肝内有4套管道，即肝固有动脉及分支、肝门静脉及分支、肝管及分支和肝静脉及属支。前三者在肝内均伴行，分布基本一致，并由结缔组织包绕，形成Glisson系统；后者称肝静脉系统。按照Glisson系统各分支的分布区域，可将肝分为左、右半肝，5叶和8段（如图3-21所示）。肝静脉系统行于肝段之间。临床可根据分叶、分段情况对肝病进行精确的定位诊断和施行段、肝叶或半肝的切除。

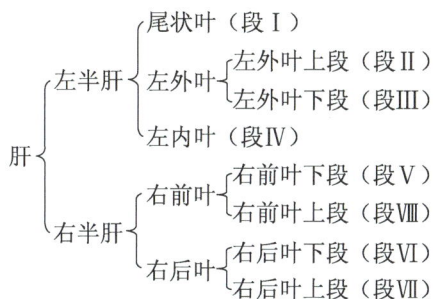

图 3-21　肝叶和肝段

（四）肝外胆道系统

肝外胆道系统是指肝门以外的胆道系统，包括胆囊、肝左管、肝右管、肝总管和胆总管。

1. 胆囊

胆囊（gallbladder）位于肝下面的胆囊窝内，上面借结缔组织与肝相连，呈长梨形（如图 3-22 所示），有贮存和浓缩胆汁的作用，其容积为 40～60 mL。

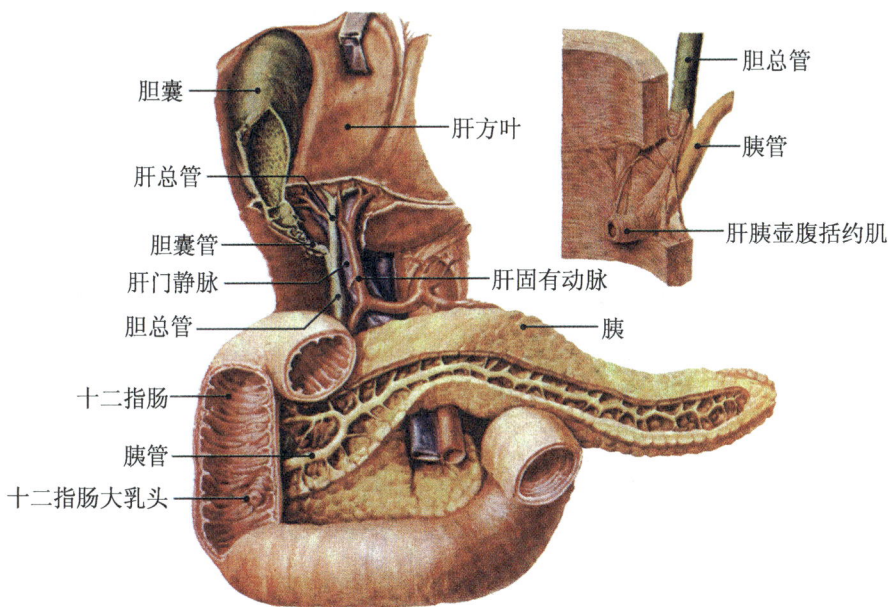

图 3-22　肝外胆道

胆囊分底、体、颈、管 4 部分。**胆囊底**为前端的膨大部分，当胆囊充盈时，可突出肝前缘，与腹前壁相贴。胆囊底的体表投影位于右锁骨中线与右肋弓交点处稍下方。胆囊发生病变时，此处有明显压痛。**胆囊体**是胆囊的主体部分，向后变细移行为胆囊颈。**胆囊颈**细而弯曲，以直角转向左下，与胆囊管相续。**胆囊管**长 3～4 cm，直径约为0.3 cm。胆囊内衬有黏膜，其中颈和管的黏膜呈螺旋状突入腔内，形成螺旋襞，可控制胆汁进出，胆囊结石易嵌顿于此。胆囊管、肝总管和肝的脏面围成的三角形区域，称**胆囊三角**（Calot三角），三角内常有胆囊动脉经过。该三角是胆囊手术中寻找胆囊动脉的标志。

2. 肝管与肝总管

肝左管和肝右管出肝门后汇合成**肝总管**（common hepatic duct），长约3 cm，下行于肝十二指肠韧带内，其下端与胆囊管汇合成胆总管（如图3-22所示）。

3. 胆总管

胆总管（common bile duct）长4～8 cm，直径0.6～0.8 cm，由肝总管和胆囊管汇合而成（如图3-22所示）。胆总管在肝十二指肠韧带内下降，经十二指肠上部的后方，至胰头与十二指肠降部之间与胰管汇合，形成略膨大的共同管道，称**肝胰壶腹**（Vater壶腹），共同斜穿十二指肠降部的后内侧壁，开口于十二指肠大乳头。肝胰壶腹周围有**肝胰壶腹括约肌**（Oddi括约肌）包绕，胆总管与胰管的末端也有少量平滑肌环绕。肝胰壶腹括约肌平时保持收缩状态，肝细胞分泌的胆汁经肝左、右管，肝总管和胆囊管进入胆囊内贮存和浓缩。进食后，尤其进高脂肪食物后，在神经体液因素调节下，肝胰壶腹括约肌舒张，胆囊收缩，使胆囊内胆汁经胆囊管、胆总管、肝胰壶腹及十二指肠大乳头排入十二指肠腔内。

三、胰

胰（pancreas）是人体第二大消化腺，由内分泌部和外分泌部组成。

（一）胰的位置与毗邻

胰位于腹后壁，质地柔软，呈灰红色，长17～20 cm，宽3～5 cm，重82～117 g（如图3-22所示）。胰横向位于腹上区和左季肋区，平对第1～2腰椎体。胰的上缘约平脐上10 cm处，下缘约平脐上5 cm处。胰前面隔网膜囊与胃相邻，后方有下腔静脉、胆总管、肝门静脉和腹主动脉等重要结构。胰右端被十二指肠环抱，左端抵达脾门。由于胰的位置较深，前方有胃、横结肠和大网膜等遮盖，故胰病变早期腹壁体征常不明显，从而增加了诊断难度。

（二）胰的分部

胰可分为头、体和尾3部分，各部间无明显界限。头部在腹中线右侧，体和尾部在腹中线左侧。

胰头（head of pancreas）为胰右端膨大部分，位于第2腰椎体右前方，被十二指肠"C"形包绕。在胰头下部有一向左后上方的钩突，将肝门静脉起始部和肠系膜上动、静脉夹在胰头与钩突间。胰头肿大时，可压迫肝门静脉起始部，影响其血液回流，导致腹腔积液和脾肿大等症状。在胰头右后方与十二指肠降部间有胆总管经过，有时胆总管可部分或全部被胰头实质包埋。当胰头肿大压迫胆总管时，影响胆汁排出，可发生阻塞性黄疸。

胰体（body of pancreas）为胰中间的大部分，略呈三棱柱形，位于第1腰椎前方，前面隔网膜囊与胃相邻，故胃后壁癌肿或溃疡穿孔常与胰体粘连。

胰尾（tail of pancreas）为伸向左上方较细的部分，行向左上方至左季肋区，在脾门下方与脾的脏面相接触。因胰尾各面均包有腹膜，故此点可作为与胰体分界的标志。

胰的输出管称**胰管**（pancreatic duct），位于胰实质内，其走行与胰的长轴一致，从胰尾经胰体走向胰头，最后于十二指肠降部壁内与胆总管汇合成肝胰壶腹，开口于十二指肠大乳头。

思考与练习

一、单项选择题

1. 食管的第3个狭窄在（　　）。

 A．距中切牙35 cm处　　　　　　B．穿膈处

 C．与左主支气管交叉处　　　　　D．与左动脉交叉处

 E．以上均不对

2. 胃、十二指肠消化性溃疡穿孔最好发部位是（　　）。

 A．十二指肠球部前壁　　　　　　B．十二指肠球部后壁

 C．胃小弯　　　　　　　　　　　D．胃大弯

 E．胃底

3. 4̲ 表示（　　）。

 A．右上颌尖牙　　　　　　　　　B．右下颌第1磨牙

 C．左下颌第2前磨牙　　　　　　D．左上颌第1前磨牙

 E．左上颌第4磨牙

4. 在行阑尾手术时，寻找阑尾的依据是（　　）。

 A．循结肠特点寻找　　　　　　　B．循阑尾动脉寻找

 C．根据大肠特点寻找　　　　　　D．根据阑尾的位置寻找

 E．循结肠带寻找

5. 肝的上界在右锁骨中线相交于（　　）。

 A．第4肋　　　　　　　　　　　B．第4肋间隙

 C．第5肋　　　　　　　　　　　D．第6肋

 E．第6肋间隙

二、名词解释

1．十二指肠大乳头　　　2．回盲瓣　　　3．麦氏点（McBurney点）

4．肝胰壶腹　　　5．胆囊三角

三、问答题

1．试述食管3个狭窄和意义。

2．试述直肠的形态和结构特点。

3．试述胆汁的分泌、贮存及排出的具体途径。

第四章
呼吸系统

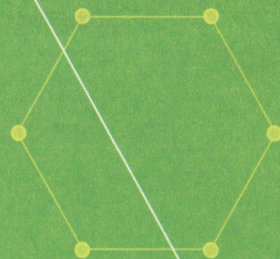

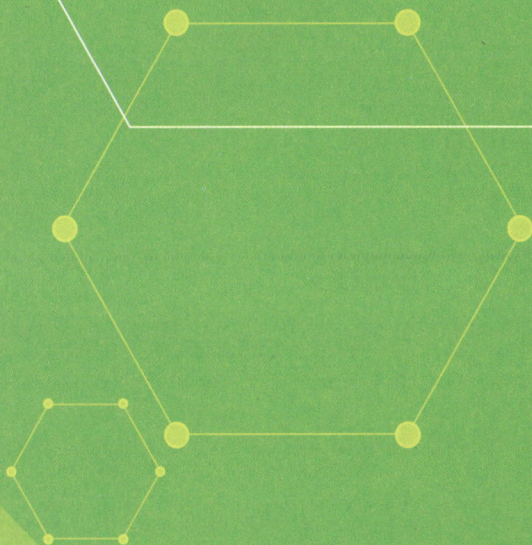

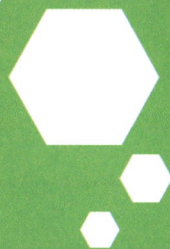

呼吸系统（respiratory system）由呼吸道和肺组成（如图4-1所示）。呼吸道包括鼻、咽、喉、气管、支气管及其分支。通常将鼻、咽和喉称上呼吸道，气管和各级支气管称下呼吸道。呼吸系统的主要功能是进行气体交换。

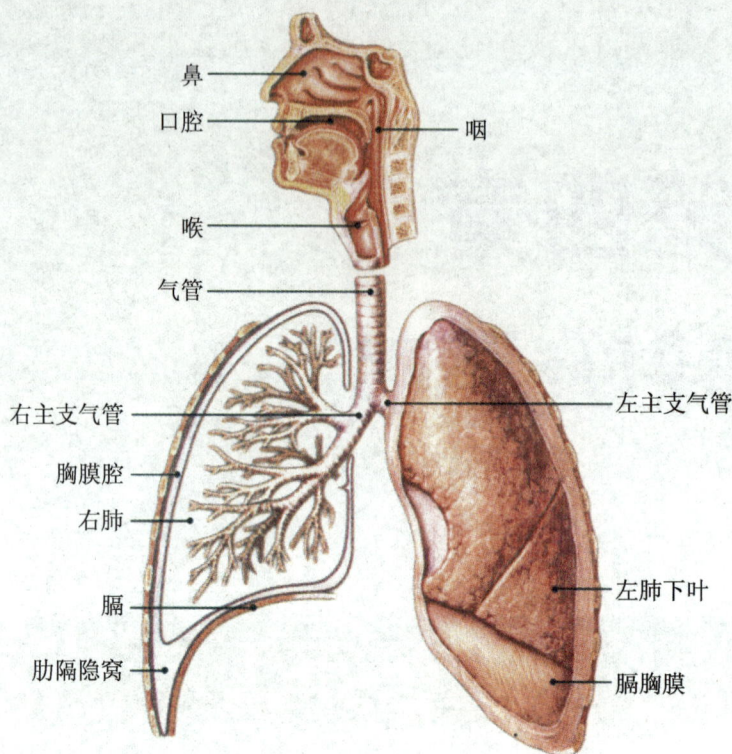

图4-1 呼吸系统概观

第一节 呼吸道

一、鼻

鼻（nose）既是呼吸道的门户，又是嗅觉器官，并辅助发音。鼻由外鼻、鼻腔和鼻窦3部分组成。

（一）外鼻

外鼻（external nose）位于面部中央，呈三棱锥体形，以鼻骨和软骨作支架，外被皮肤，内覆黏膜。外鼻上端位于两眼间的部分称**鼻根**，中部称**鼻背**，下端称**鼻尖**。鼻尖两侧的弧形隆起称鼻翼，当呼吸困难时，可见鼻翼扇动。从鼻翼向外下方到口角的浅沟，称鼻唇沟。

（二）鼻腔

鼻腔（nasal cavity）以骨和软骨为支架，内衬黏膜，被鼻中隔分为左、右两腔。**鼻中隔**（nasal septum）由筛骨垂直板、犁骨、鼻中隔软骨及其表面的黏膜组成，是左、右鼻腔共同的内侧壁，垂直居正中者较少，常偏向一侧（如图 4-2 所示）。鼻中隔的前下部有一**易出血区**（Little 区），此区血管丰富而位置表浅，当受到外伤或干燥空气刺激时，易发生出血。

鼻腔向前经鼻孔通外界，向后经鼻后孔通鼻咽，每侧鼻腔以**鼻阈**为界，分为**鼻前庭**和**固有鼻腔**两部分。

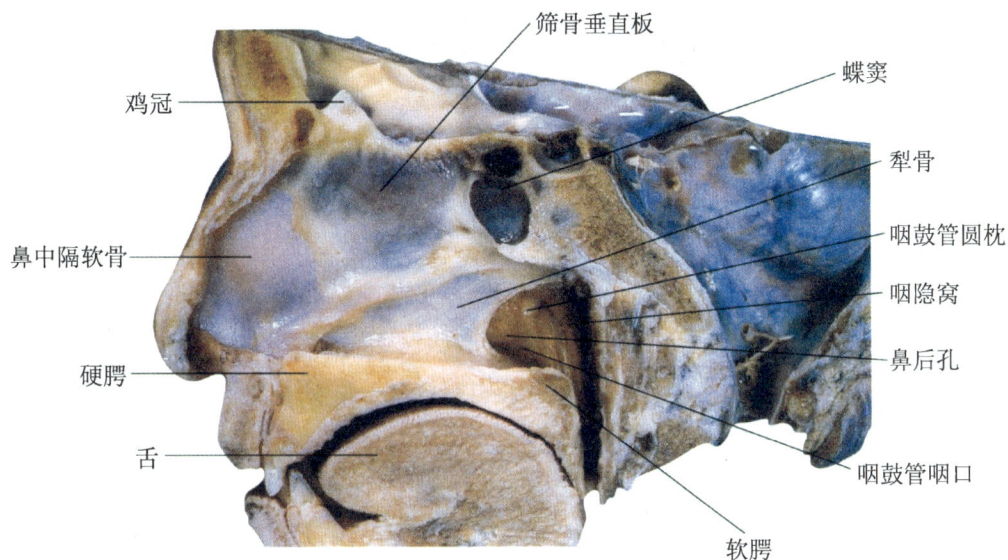

图 4-2 鼻中隔

1. 鼻前庭

鼻前庭（nasal vestibule）位于鼻腔的前下部，为鼻翼内面的部分，内衬皮肤，生有鼻毛，具有过滤灰尘和净化空气等作用。鼻前庭皮肤富有皮脂腺和汗腺，是疖肿的好发部位。

2. 固有鼻腔

固有鼻腔（proper nasal cavity）为鼻腔的主体，由骨性和软骨性鼻腔覆以黏膜而成。鼻腔外侧壁自上而下有 3 个鼻甲突向鼻腔，分别称**上鼻甲、中鼻甲**和**下鼻甲**。3 个鼻甲下方的裂隙，分别称**上鼻道、中鼻道**和**下鼻道**。上、中鼻道有鼻旁窦的开口，下鼻道的前部有鼻泪管的开口。在上鼻甲的后上方与鼻腔顶壁之间有一凹陷，称**蝶筛隐窝**（如图 4-3 所示）。

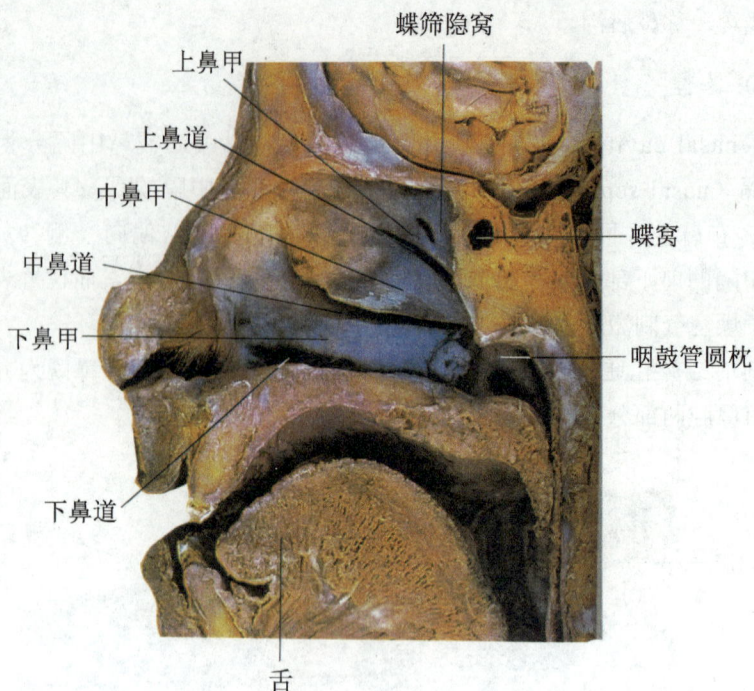

图4-3 鼻腔外侧壁

固有鼻腔的黏膜按生理功能分为**嗅区**和**呼吸区**。嗅区位于上鼻甲内侧面以上及其相对应的鼻中隔黏膜，活体呈苍白或淡黄色，内含嗅细胞，司嗅觉功能。呼吸区范围较大，黏膜覆盖除嗅区以外的部分，活体呈淡红色，内含丰富的静脉丛、鼻腺和纤毛，对吸入的空气有加温、湿润和净化的作用。

（三）鼻窦

鼻窦又称**鼻旁窦**（paranasal sinuses），由骨性鼻窦衬覆黏膜而成，包括**上颌窦、额窦、蝶窦**和**筛窦**4对，分别位于同名的颅骨内，筛窦又分为前、中、后3群（如图4-4所示）。各鼻窦均开口于鼻腔的外侧壁，其中上颌窦、额窦和筛窦的前、中群开口于中鼻道，筛窦的后群开口于上鼻道，蝶窦开口于蝶筛隐窝。因鼻窦黏膜与鼻腔黏膜相连续，故鼻腔炎症易引起鼻窦发炎。上颌窦是鼻窦中最大的一对，因其开口高于窦底，窦口狭窄，故发炎时常引流不畅而积脓。鼻窦的黏膜有丰富的血管，可温暖和湿润空气，并对发声起共鸣作用。

二、喉

喉（larynx）既是呼吸管道，又是发音器官。

（一）喉的位置

喉位于颈前部，上连舌骨，下接气管。成人喉的位置平对第3～6颈椎高度，小儿时期位置略高于成人。喉上借甲状舌骨膜与舌骨相连，向下与气管相续。喉前方被皮肤、筋膜和舌骨下肌群所覆盖，后紧邻咽，两侧邻颈部大血管、神经和甲状腺侧叶等。喉可随吞咽和发音而上、下移动。

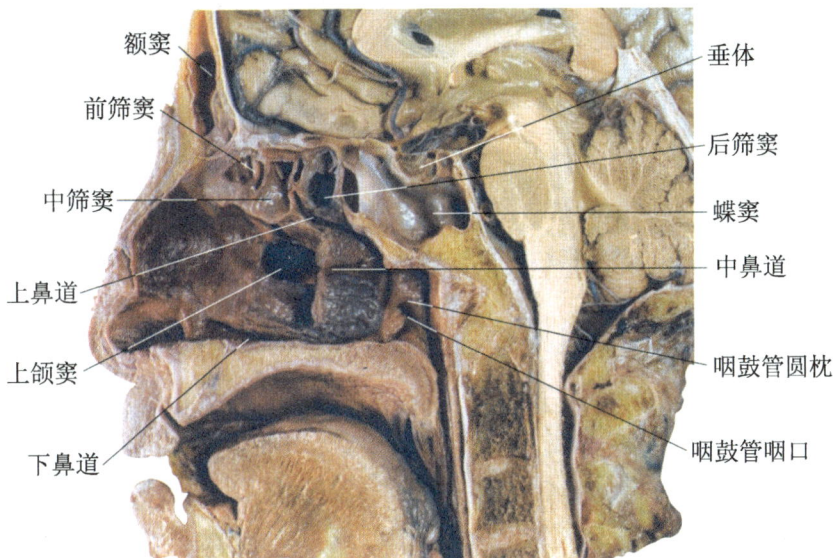

图4-4　鼻窦

（二）喉的结构

喉以软骨作为支架，软骨之间借关节、韧带和肌肉相连结，内面衬以黏膜。

1. 喉软骨

喉软骨包括甲状软骨、环状软骨、会厌软骨和成对的杓状软骨等（如图4-5所示）。

（1）**甲状软骨**（thyroid cartilage）

甲状软骨是最大的喉软骨，由两块甲状软骨板合成。两板前缘以直角（女性为钝角）相连形成前角。前角上端向前突出，称**喉结**（laryngeal prominence），成年男性尤为明显，是男性第二性征的标志。两软骨板的后端游离，并向上、下各伸出一对突起，分别称**上角**和**下角**。下角与环状软骨侧面构成环甲关节。

（2）**环状软骨**（cricoid cartilage）

环状软骨位于甲状软骨下方，向下接气管。环状软骨形似指环，其前部低窄，称**环状软骨弓**，平对第6颈椎；后部高宽，称**环状软骨板**。环状软骨是喉和气管中唯一完整的软骨环，可维持呼吸道的畅通，损伤后易致喉腔狭窄。

（3）**会厌软骨**（epiglottic cartilage）

会厌软骨由弹性软骨构成，形似树叶，表面被覆黏膜构成**会厌**。吞咽时，喉上提，会厌关闭喉口，阻止食物进入喉腔。

（4）**杓状软骨**（arytenoid cartilage）

杓状软骨左右各一，呈三棱锥体形，尖向上，底朝下。由底向前方的突起，称声带突，有声韧带附着；由底向外侧伸出的突起，称**肌突**，有喉肌附着。

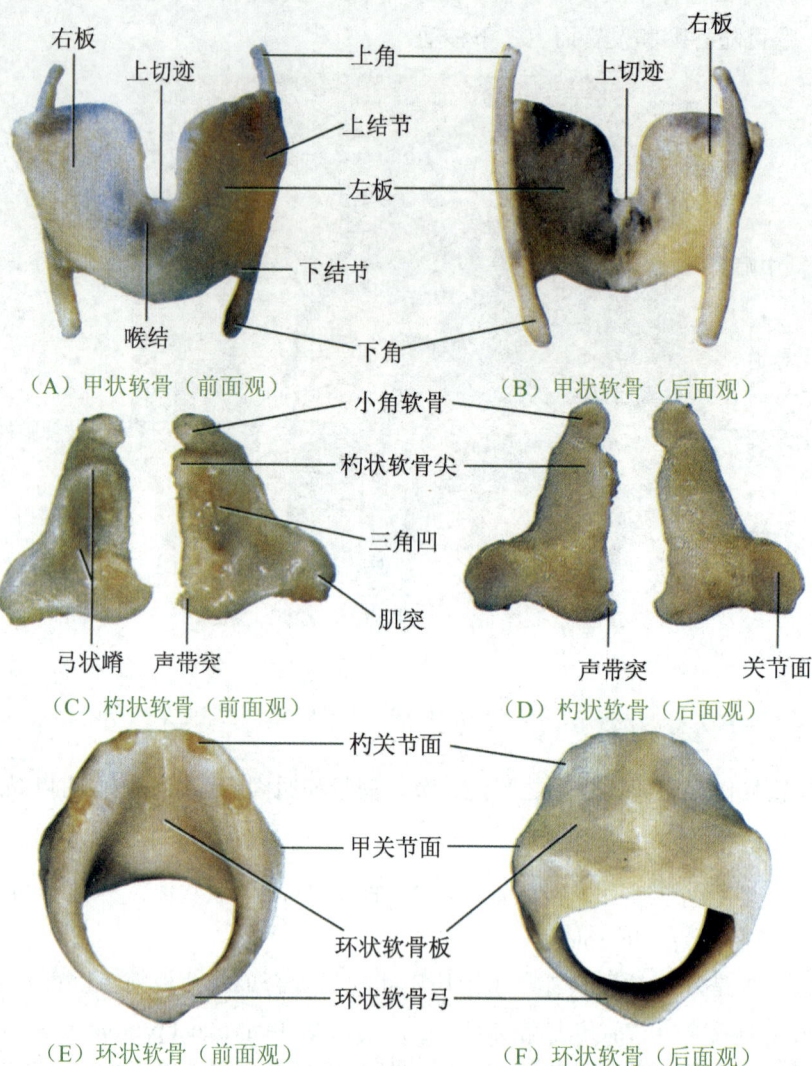

（A）甲状软骨（前面观） （B）甲状软骨（后面观）

（C）杓状软骨（前面观） （D）杓状软骨（后面观）

（E）环状软骨（前面观） （F）环状软骨（后面观）

图 4-5 喉软骨

2．喉的连结

喉的连结包括喉软骨之间及喉软骨与舌骨、气管间的连接（如图 4-6 所示）。

（1）**环甲关节**（cricothyroid joint）

环甲关节由甲状软骨下角与环状软骨侧方的关节面构成。甲状软骨可沿此关节的冠状轴做前倾和复位运动，使声带紧张或松弛。

（2）**环杓关节**（cricoarytenoid joint）

环杓关节由杓状软骨底与环状软骨板上缘的关节面构成。杓状软骨沿此关节的垂直轴做旋转和滑动，使声门开大或缩小。

（3）弹性圆锥（conus elasticus）

弹性圆锥是由大量弹性纤维组成的圆锥形纤维膜，位于环状软骨弓上缘、甲状软骨前角后面和杓状软骨声带突之间，其上端游离增厚，紧张于甲状软骨与声带突之间，称**声韧带**（vocal ligament），是构成声襞的基础。弹性圆锥前部正中增厚的部分，称**环甲正中韧带**，当发生急性喉阻塞时，可在此处进行穿刺或切开，建立暂时的呼吸通道。

（4）**甲状舌骨膜**（thyrohyoid membrane）

甲状舌骨膜是连于甲状软骨上缘与舌骨间的结缔组织膜。

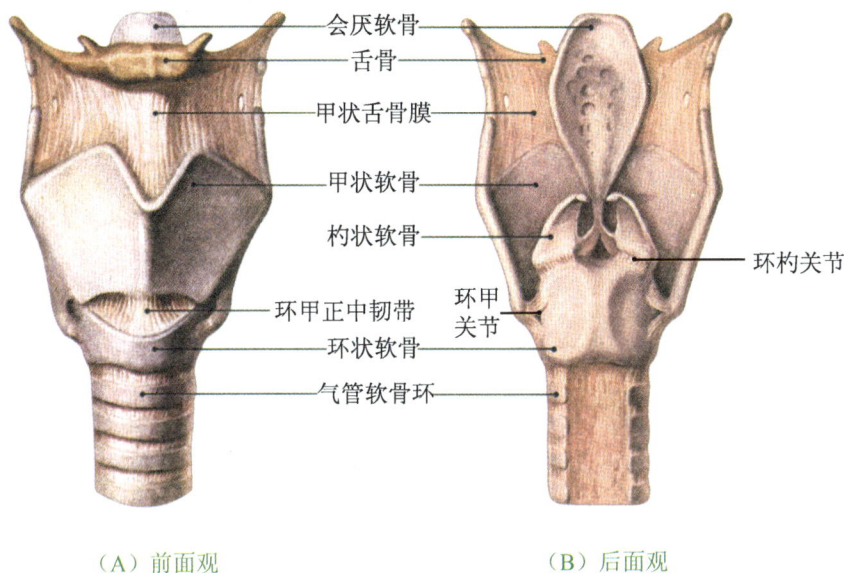

（A）前面观　　　　　　　　　　　（B）后面观

图4-6　喉的连结

3．喉肌

喉肌（muscles of larynx）属于骨骼肌，附着于喉软骨的表面（如图4-7所示）。按其功能可分为两群：外侧群作用于环甲关节，使声带紧张或松弛；内侧群作用于环杓关节，使声门开大或缩小。喉肌可控制发音的强弱和调节音调的高低。

4．喉腔

喉腔（laryngeal cavity）向上经喉口通喉咽，向下通气管（如图4-8所示）。喉的入口称**喉口**，朝向后上方，由会厌上缘、杓状会厌襞和杓间切迹围成。在喉腔中部的侧壁上，有上、下2对呈矢状位的黏膜皱襞突入腔内。上方的1对称**前庭襞**，活体呈粉红色。其间的裂隙，称**前庭裂**。下方的1对称**声襞**，比前庭襞更为突向喉腔，活体呈苍白色。左、右声襞及杓状软骨基底部间的裂隙，称**声门裂**，是喉腔最狭窄的部位。通常所说的**声带**（vocal cord）由声襞及其襞内的声韧带和声带肌构成。当气流通过声门裂时，可使声带振动，发出声音。

喉腔借前庭襞和声襞分为3部分，喉口至前庭襞平面之间的部分，称**喉前庭**。

前庭襞平面至声襞平面间的部分是**喉中间腔**，其向两侧突出的梭形隐窝，称**喉室**。声襞平面至环状软骨下缘平面间的部分，称**声门下腔**，向下通气管。声门下腔的黏膜下组织结构疏松，炎症时易引起喉水肿。婴幼儿喉腔窄小，水肿时易引起阻塞，导致呼吸困难。

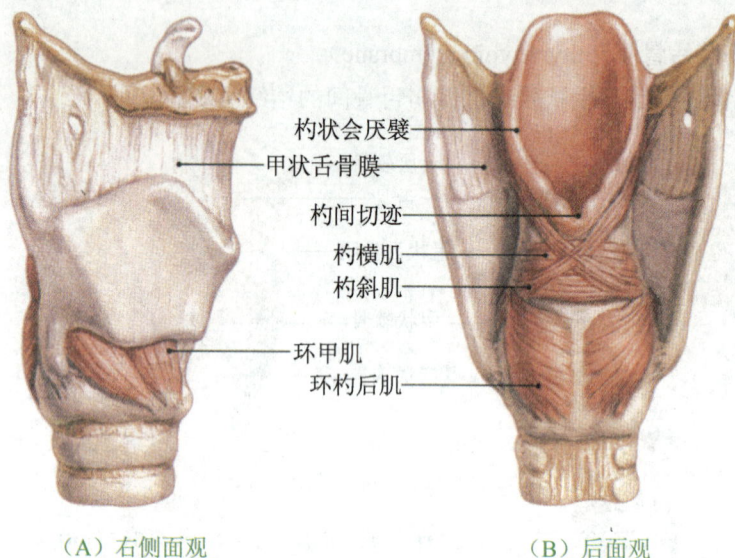

（A）右侧面观 （B）后面观

图4-7 喉肌

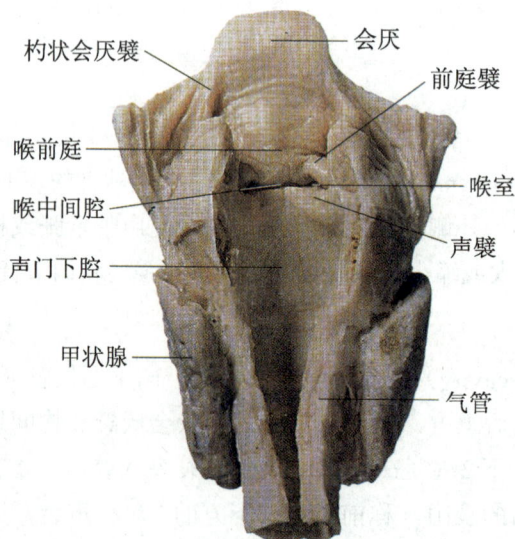

图4-8 喉腔

三、气管与支气管

气管与支气管是喉与肺之间的连接管道，它们均由若干个呈"C"形的气管软骨环借韧带连结而成。

（一）气管

气管（trachea）位于食管前方，上接环状软骨，经颈部正中下行入胸腔，在胸骨角平面（平对第4胸椎体下缘）分为左、右主支气管（如图4-9所示）。分叉处称**气管杈**，其内面形成向上凸的纵嵴，呈半月状，称**气管隆嵴**，略偏向左，是支气管镜检查的重要标志。

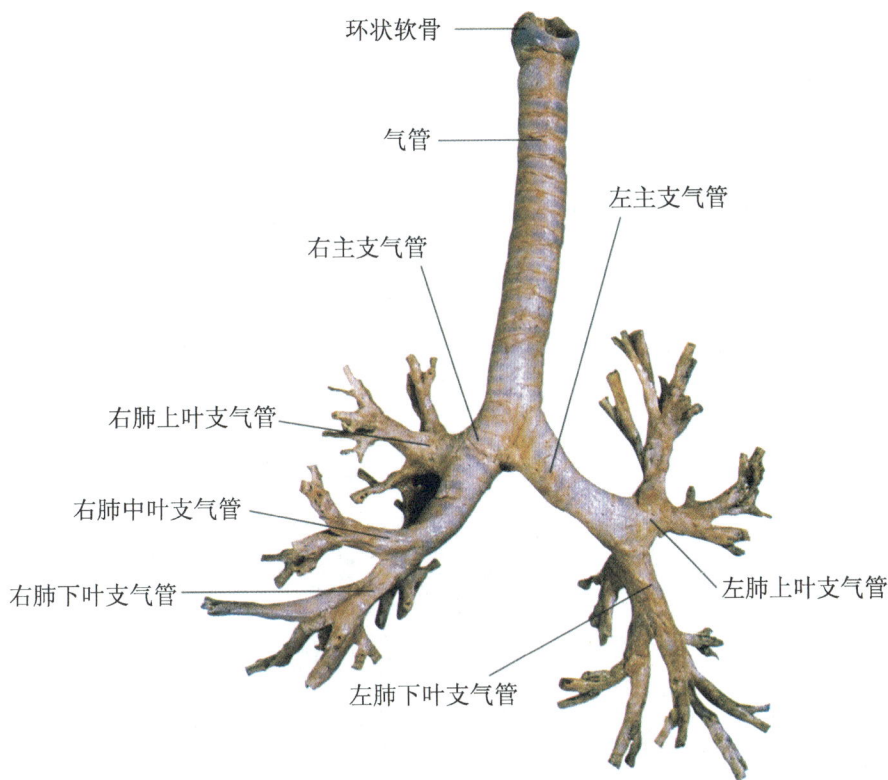

图4-9　气管与支气管

气管全长10～12 cm，由16～20个气管软骨环及连接各环之间的平滑肌和结缔组织构成，内面衬以黏膜。各气管软骨环后壁的缺口由平滑肌和结缔组织膜封闭，称**膜壁**，有利于食管的吞咽运动。

根据气管的走行，以胸骨的颈静脉切迹为界，可将其分为颈部和和胸部两部分。环状软骨可作为向下检查气管软骨环的标志。临床急性喉阻塞时，常在第3～5气管软骨环处行气管切开术。

（二）支气管

支气管（bronchi）指由气管分出的各级分支，由气管分出的一级支气管，称左、右主支气管。左主支气管平均长4～5 cm，细长而走行倾斜；右主支气管平均长2～3 cm，粗短而走行陡直。左、右主支气管在肺门附近分出肺叶支气管，入肺叶后即分为肺段支气管。支气管在肺内反复分支达23～25级，如此繁复分支呈树状，故称**支气管树**。

第二节　肺

一、肺的位置和形态

肺（lungs）位于胸腔内，纵隔的两侧，膈的上方，左右各一。因受肝和心脏的影响，右肺宽而短，左肺较狭长（如图4-10所示）。肺质软而轻，呈海绵状，富有弹性。肺表面的颜色随年龄不同而异，幼儿的肺呈淡红色，随着年龄增长，吸入空气中的尘埃沉积增多，肺逐渐变为灰暗或蓝黑色，并出现蓝黑色斑，吸烟者尤甚。肺内含空气，比重小于1，故入水不沉；而未经呼吸的肺，质实而重，比重大于1，入水则沉。法医常依此特点来判断新生儿是否宫内死亡。

肺呈圆椎形，有1尖、1底、2面和3缘（如图4-10、图4-11所示）。

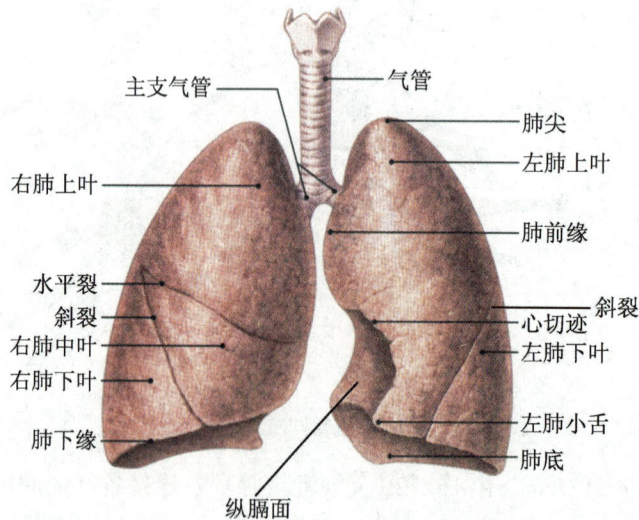

图4-10 肺的形态

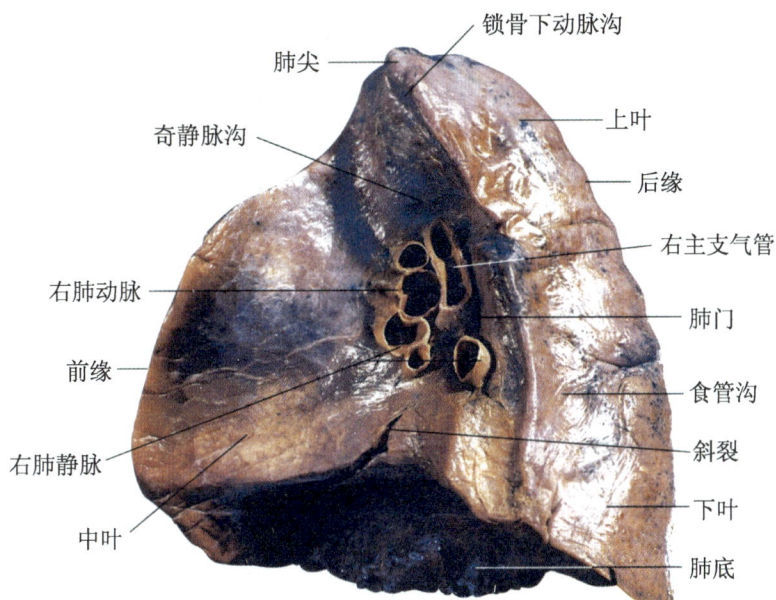

锁骨下动脉沟
肺尖
奇静脉沟
上叶
后缘
右主支气管
右肺动脉
肺门
前缘
食管沟
斜裂
右肺静脉
下叶
中叶
肺底

（A）右肺

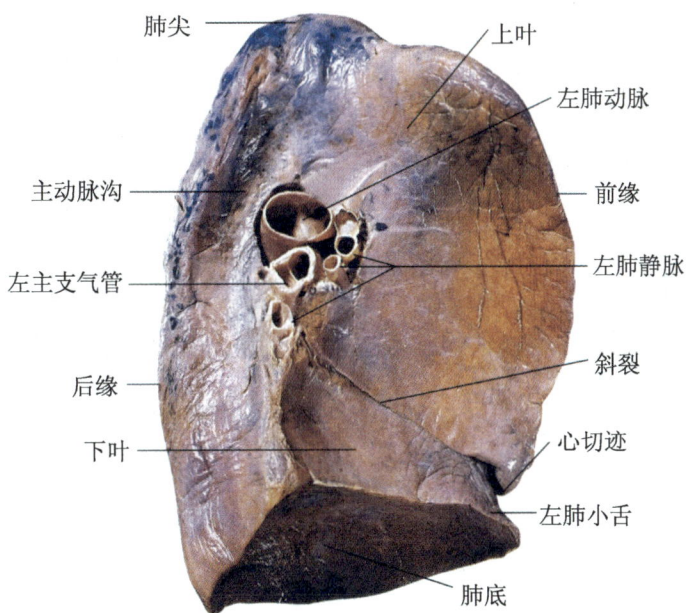

肺尖
上叶
左肺动脉
主动脉沟
前缘
左肺静脉
左主支气管
后缘
斜裂
下叶
心切迹
左肺小舌
肺底

（B）左肺

图 4-11 肺的内侧面

肺尖（apex of lung）圆钝，经胸廓上口突至颈根部，高出锁骨内侧 1/3 段上方 2～3 cm。肺底又称膈面，向上方凹陷，与膈穹窿相一致。肺的外侧面隆凸，邻接肋和肋间肌，又称**肋面**。肺的内侧面朝向纵隔，亦称**纵隔面**。纵隔面的中部有一椭圆形的凹陷，称**肺门**（hilum of lung），是主支气管、肺动脉、肺静脉、支气管血管、淋巴管和神经等出入肺的部位。这些出入肺门的结构被结缔组织和胸膜包绕，形成一束，称**肺根**（root of lung）。肺的下缘和前缘均薄而锐利，左肺前缘下部有一弧形心切迹；肺的后缘较圆钝；肋面与膈面的交界处称下缘。

肺借**肺裂**分叶。左肺借自后上斜向前下的**斜裂**分为上、下2叶，右肺借相同的斜裂和1条**水平裂**分为上、中、下3叶。

二、肺内支气管和支气管肺段

左、右主支气管在肺门附近分出肺叶支气管，进入肺叶。肺叶支气管在相应的肺叶内再分出**肺段支气管**。每个肺段支气管及其分支和它所属的肺组织共同构成一个**支气管肺段**（bronchopulmonary segments），简称**肺段**（如图4-12所示）。肺段呈圆锥形，尖朝向肺门，底朝向肺表面。各肺段有其固有位置，相邻肺段间仅以薄层结缔组织隔开。按支气管肺段的分支分布，通常左、右肺各分10个肺段。有时因左肺出现共干肺段支气管，如尖段与后段、内侧底段与前底段支气管共干，此时左肺只有8个支气管肺段。

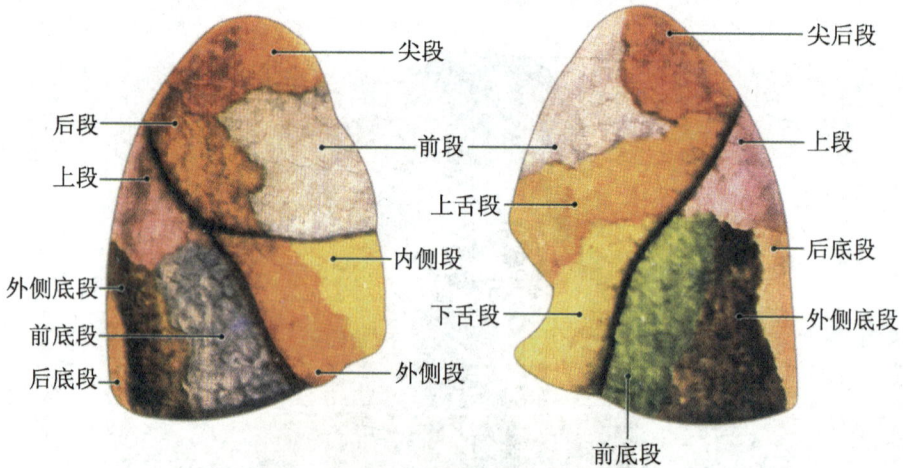

图4-12 肺段

三、支气管与肺段的血液供应

肺有2套血管系统，即肺血管系统和支气管血管系统。肺血管为功能性血管，参与气体交换；支气管血管为营养性血管，供给氧气和营养物质。

肺动脉（pulmonary artery）经肺门入肺，其分支在肺内伴支气管分支分布，最后形成毛细血管网包绕在肺泡周围。

支气管动脉（branchial artery）通常有1～4支，左侧主要发自胸主动脉和主动脉弓，右侧主要来自第3～5肋间后动脉。在肺门处支气管动脉互相吻合，广泛交通成网，进入肺内随支气管分支分布，经肺门进入肺段，形成1～3支肺段支气管动脉，最终在支气管壁的外膜和黏膜下层分别形成毛细血管网。管壁内的毛细血管一部分汇入肺静脉，另一部分则形成支气管静脉，左侧注入半奇静脉，右侧注入奇静脉。

第三节　胸　膜

胸膜（pleura）是被覆于胸腔内面和肺表面的浆膜，分为脏、壁两层，分别称脏胸膜和壁胸膜。

一、脏胸膜

脏胸膜（visceral pleura）又称**肺胸膜**，被覆在肺表面，与肺实质紧密结合，并折入左、右肺斜裂和右肺水平裂内，包被各肺叶，如图4-13所示。

二、壁胸膜

壁胸膜（parietal pleura）覆于胸壁内面、膈上面和纵隔两侧面，因其贴覆部位不同而分为4部分（如图4-13所示）：包在肺尖上方的部分称**胸膜顶**，可突出胸廓上口，到达颈根部；被覆于胸壁内面的部分称**肋胸膜**；覆盖于膈上面的部分称**膈胸膜**；呈矢状位贴覆于纵隔两侧的部分称**纵隔胸膜**。

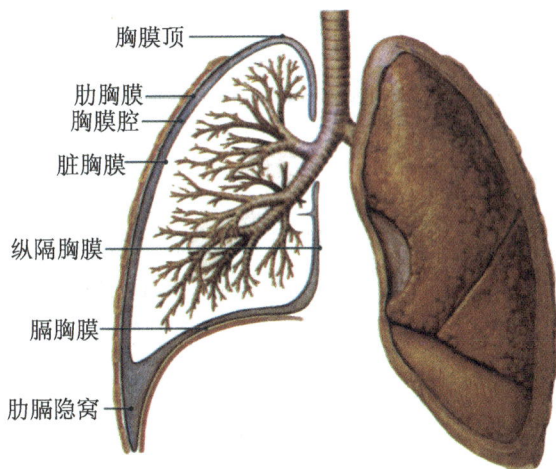

图4-13　胸膜与胸膜腔

三、胸膜腔

脏胸膜与壁胸膜在肺根部互相延续，围成两个完全封闭的腔隙，称**胸膜腔**（pleural cavity），如图4-13所示。胸膜腔左、右各一，内含少量液体，以减少呼吸时脏、壁胸膜间的摩擦。

四、胸膜隐窝

壁胸膜各部转折处存有一定的间隙，即使在深吸气时肺缘也达不到其内，这些间隙称**胸膜隐窝**（pleural recess）。肋胸膜与膈胸膜转折处形成的半环形间隙，称**肋膈隐窝**（costodiaphragmatic recess），它是胸膜腔的最低部位，胸膜腔积液首先积聚于此。

五、胸膜与肺的体表投影

（一）胸膜的体表投影

1. 胸膜前界的体表投影

胸膜前界的体表投影与肺前界大致相似，两侧均从锁骨中、内1/3交界处上方约2.5 cm的胸膜顶起始，斜向下内，在第2胸肋关节水平向中线靠拢，在正中线附近垂直向下。右侧于第6胸肋关节处转向外侧，移行于下界；左侧自第4胸肋关节处转向外下，在距胸骨左缘2～2.5 cm处下行，于左侧第6肋软骨后方移行于下界。两侧胸膜前界在第2胸肋关节以上、胸骨柄后方形成一倒三角形区，称**胸腺区**；在第4胸肋关节以下、胸骨体下方和第4～5肋软骨后方形成一三角形区，称**心包区**，其间显露心包。

2. 胸膜下界的体表投影

胸膜下界的体表投影右侧自第6胸肋关节、左侧自第6肋软骨中点起始，两侧均转向外下方，在锁骨中线与第8肋相交，腋中线与第10肋相交，肩胛线与第11肋相交，终于第12胸椎棘突高度（如表4-1所示）。

（二）肺的体表投影

两肺前缘的体表投影与胸膜前界大致相同，两肺下缘较胸膜下界在各标志线上高约2个肋骨，即在锁骨中线与第6肋相交，腋中线与第8肋相交，肩胛线与第10肋相交，在脊柱侧方终于第11胸椎棘突平面（如表4-1所示）。

表4-1 肺与胸膜下界的体表投影

	锁骨中线	腋中线	肩胛线	脊柱旁
肺下界	第6肋	第8肋	第10肋	第10胸椎棘突
胸膜下界	第8肋	第10肋	第11肋	第12胸椎棘突

第四节　纵　隔

　　纵隔（mediastinum）是两侧纵隔胸膜间所有器官和组织的总称。

　　纵隔的前界为胸骨，后界为脊柱胸段，两侧界为纵隔胸膜，上界为胸廓上口，下界为膈。通常以胸骨角平面为界，将纵隔分为上、下纵隔；下纵隔以心包为界，再分为前、中、后纵隔（如图4-14所示）。

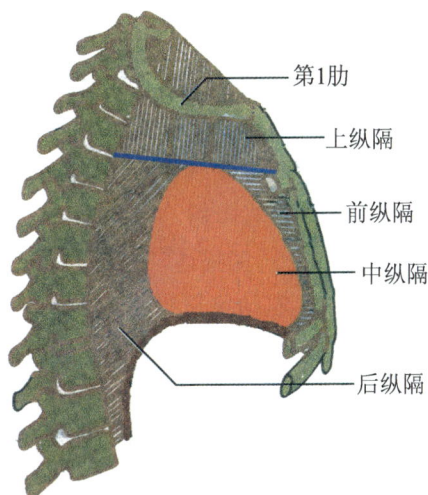

图4-14 纵隔分区

第1肋
上纵隔
前纵隔
中纵隔
后纵隔

一、上纵隔

　　上纵隔位于胸廓上口与胸骨角平面之间，前界为胸骨柄，后界为第1～4胸椎及椎间盘，两侧为纵隔胸膜，主要包括胸腺，左、右头臂静脉和上腔静脉，主动脉弓及其三大分支，膈神经，迷走神经，喉返神经，气管，食管和胸导管等。

二、下纵隔

　　下纵隔位于胸骨角平面与膈之间，两侧为纵隔胸膜。

1. 前纵隔

　　前纵隔位于心包前壁与胸骨体之间，包括胸腺下部、纵隔前淋巴结及疏松结缔组织等。

2. 中纵隔

　　中纵隔位于心包前、后壁之间，容纳心及出入心的大血管、膈神经和淋巴结等。

3. 后纵隔

　　后纵隔位于心包后壁与脊柱胸段之间，内有主支气管、食管、胸主动脉、胸导管、奇静脉和半奇静脉、迷走神经和交感干等。

思考与练习

一、单项选择题

1. 喉腔最狭窄的部位是（　　）。
   A. 喉前庭　　　　　　　　　　　B. 喉室
   C. 声门裂　　　　　　　　　　　D. 前庭裂
   E. 声门下腔

2. 支气管镜检查的定位标志是（　　）。
   A. 气管杈　　　　　　　　　　　B. 声门裂
   C. 左主支气管　　　　　　　　　D. 右主支气管
   E. 气管隆嵴

3. 关于肺的描述，正确的是（　　）。
   A. 右肺狭长　　　　　　　　　　B. 左肺宽短
   C. 肺尖高度与胸廓上口一致　　　D. 纵隔面中部有凹陷的肺门
   E. 肋面呈半月形凹陷

4. 成年人喉的位置平对（　　）。
   A. 第2～4颈椎体　　　　　　　　B. 第3～6颈椎体
   C. 第4～6颈椎体　　　　　　　　D. 第5～6颈椎体
   E. 第5～7颈椎体

5. 关于胸膜的描述，正确的是（　　）。
   A. 脏、壁胸膜之间构成的封闭腔隙　　B. 腔内绝无液体
   C. 左、右胸膜腔相连通　　　　　　　D. 胸膜腔即是胸腔
   E. 腔内容纳肺

二、名词解释

1. 鼻窦　　　2. 弹性圆锥　　　3. 气管隆嵴
4. 纵隔　　　5. 胸膜腔

三、问答题

1. 壁胸膜可分哪几部分？肋膈隐窝有何特点和临床意义？
2. 试述肺的形态和分叶。

第五章
泌尿系统

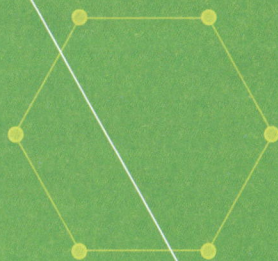

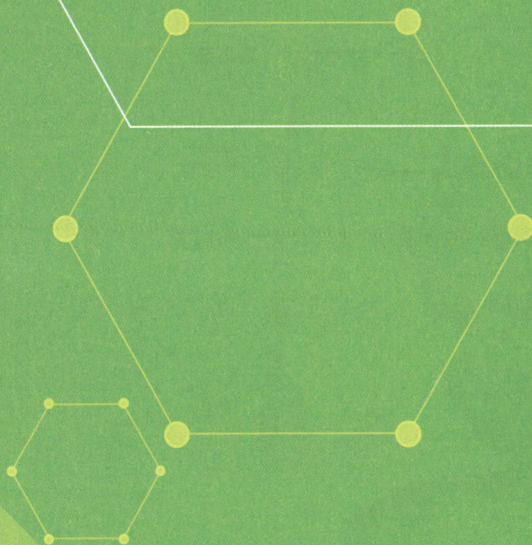

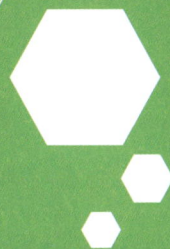

泌尿系统（urinary system）由肾、输尿管、膀胱及尿道组成（如图5-1所示）。其主要功能是产生和排出尿液，借以清除机体在新陈代谢过程中所产生的废物、多余的水分和无机盐等，调节电解质平衡和维持机体内、外环境的相对稳定。尿液由肾产生，经输尿管送入膀胱内储存，最后经尿道排出体外。正常成人每天的尿量为1 000～2 000 mL。

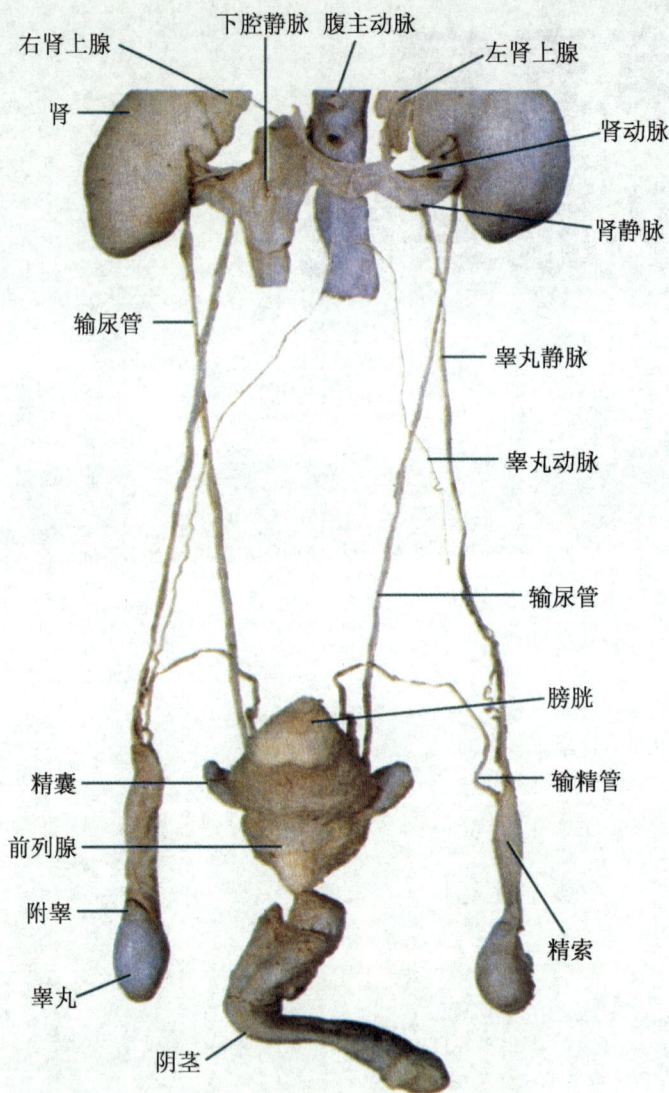

图5-1 男性泌尿生殖系统概观

第一节 肾

一、肾的形态

肾（kidney）为成对的实质性器官，活体呈红褐色，形似蚕豆，质地柔软，表面光滑（如图 5-2 所示）。肾可分为上、下两端，前后两面和内、外侧两缘。肾的上端宽薄，下端窄厚。前面较凸，朝向腹外侧；后面较平，紧贴腹后壁。外侧缘隆凸；内侧缘中部凹陷，称**肾门**（renal hilum），是血管、淋巴管、神经和肾盂出入的部位。出入肾门的结构被结缔组织包裹，合称**肾蒂**（renal pedicle）。由于下腔静脉靠近右肾，故右侧肾蒂较左侧短。肾门向肾内凹陷形成一个较大的空腔，称**肾窦**（renal sinus），内含肾血管、淋巴管、神经、肾小盏、肾大盏及脂肪等。

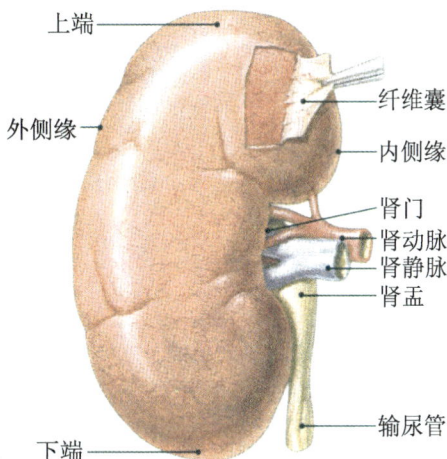

图 5-2 右肾

（标注：上端、外侧缘、纤维囊、内侧缘、肾门、肾动脉、肾静脉、肾盂、输尿管、下端）

二、肾的位置与毗邻

1. 肾的位置

肾位于脊柱两侧，腹膜后隙内，略呈"八"字形排列，属于腹膜外位器官（如图 5-3 所示）。两肾的位置并不对称，右肾受肝的影响，比左肾约低半个椎体。左肾上端平第 11 胸椎体下缘，下端平第 2 腰椎体下缘。右肾上端平第 12 胸椎体上缘，下端平第 3 腰椎体上缘。两肾上端较近，距正中线平均 3.8 cm；下端较远，距正中线平均 7.2 cm。左肾后面的中部及右肾后面的上部有第 12 肋斜过。肾门在腰背部的体表投影点，称**肾区**（renal region），位于竖脊肌外侧缘与第 12 肋的夹角处，某些肾疾病患者此处可有触痛和叩击痛。

2. 肾的毗邻

两肾的上端附着有肾上腺。两肾后方上 1/3 部分与膈相邻，下部与腰大肌、腰方肌及腹横肌相毗邻（如图 5-4 所示）。左肾前上部邻接胃底后壁，左部与结肠左曲相邻，中部有胰尾横过肾门前方。右肾前上部邻接肝右叶，下部与结肠右曲相邻，内侧与十二指肠降部相邻。

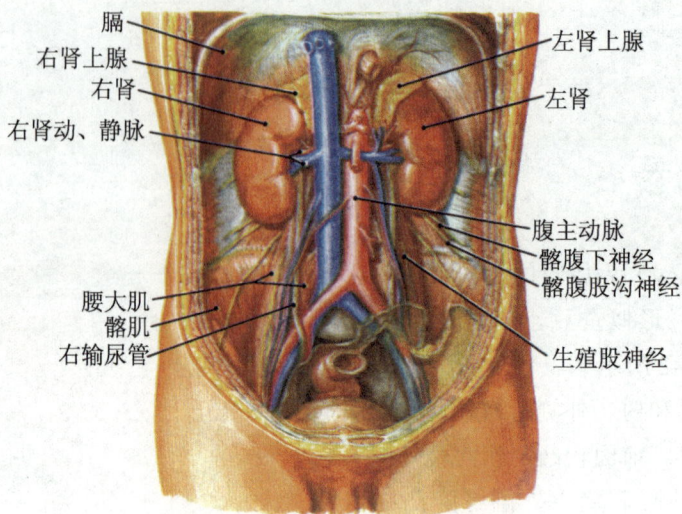

图5-3 肾与输尿管的位置

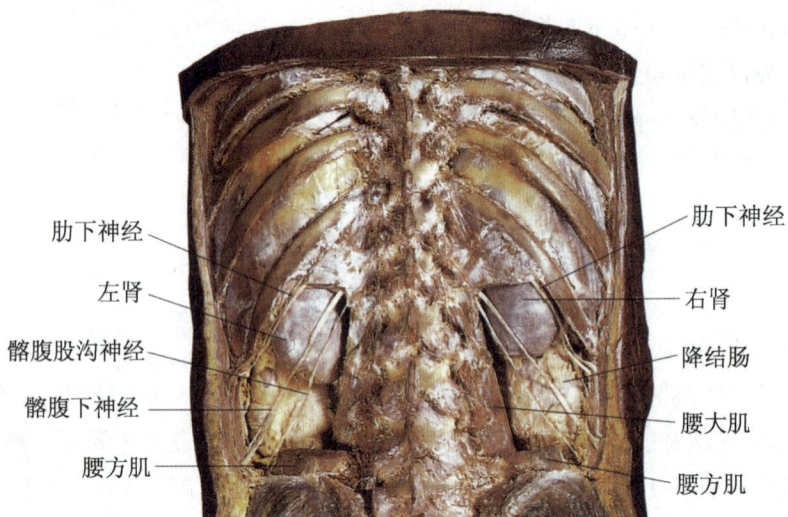

图5-4 肾的毗邻（后面观）

三、肾的被膜

肾表面包有3层被膜，由内向外依次为纤维囊、脂肪囊和肾筋膜（如图5-5所示）。

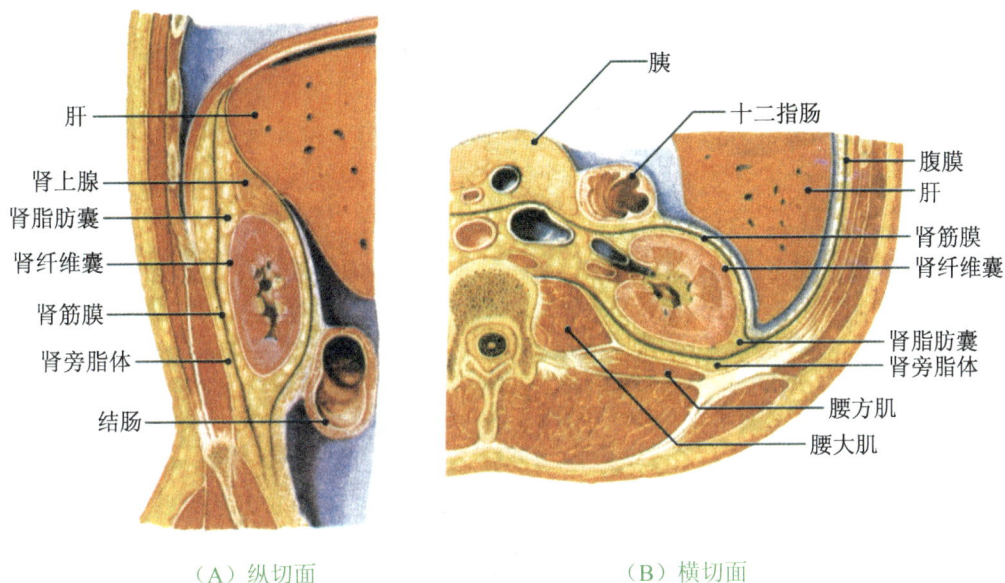

肝

肾上腺

肾脂肪囊

肾纤维囊

肾筋膜

肾旁脂体

结肠

胰

十二指肠

腹膜

肝

肾筋膜

肾纤维囊

肾脂肪囊

肾旁脂体

腰方肌

腰大肌

（A）纵切面　　　　　　　　（B）横切面

图 5-5　肾的被膜

1. 纤维囊（fibrous capsule）

纤维囊为紧贴于肾表面的薄层致密结缔组织膜，含丰富的胶原纤维和弹性纤维。正常情况下，纤维囊容易与肾实质剥离，但在某些病理情况下，则不易剥离。在肾破裂修复或肾部分切除时，需缝合此膜。

2. 脂肪囊（adipose capsule）

脂肪囊为包在纤维囊外周的囊状脂肪组织层，并经肾门延伸至肾窦内。脂肪囊对肾起弹性垫样保护作用。临床上做肾囊封闭，即是将药物注入此囊内。

3. 肾筋膜（renal fascia）

肾筋膜被覆在脂肪囊的外周，分前、后两层，两层在肾的外侧和上方互相融合，在肾的下方互相分离，其间有输尿管通过。肾筋膜对肾的位置起固定作用。

四、肾的结构

在肾的冠状切面上，肾实质分为肾皮质和肾髓质两部分（如图5-6所示）。

1. 肾皮质（renal cortex）

肾皮质位于肾实质的浅层，厚1～1.5 cm，含有丰富的毛细血管，故新鲜时呈红褐色，肉眼可见密布的红色点状细小颗粒，为肾小体和肾小管。肾皮质深入肾髓质的部分，称**肾柱**。

2．肾髓质（renal medulla）

肾髓质位于肾实质的深层，含毛细血管较少，新鲜时呈淡红色，主要由肾小管、集合管和血管组成。髓质内有15～20个有纹理、圆锥状的**肾锥体**。肾锥体底部朝向肾皮质，其尖端钝圆，呈乳头状，称肾乳头。每个肾乳头顶端有10～30个小孔，称乳头孔，是集合管的开口。每个肾锥体与其周围的皮质合称**肾叶**。肾产生的尿液经集合管开口于**肾小盏**。肾窦内有7～8个肾小盏，相邻2～3个肾小盏汇合形成1个**肾大盏**。肾大盏再汇合成前后扁平、呈漏斗状的**肾盂**。肾盂出肾门后移行为输尿管（如图5-6所示）。

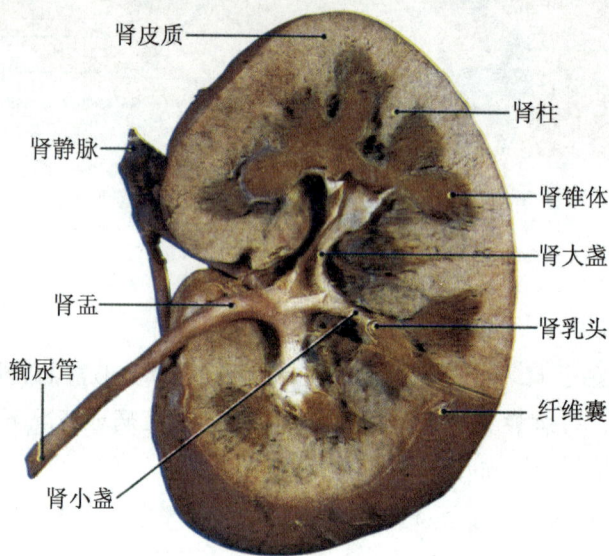

图5-6 肾（冠状切面）

五、肾段动脉与肾段

肾动脉在肾门处分为前、后两支。前支较粗，再分出4条分支和后支一起进入肾实质内，称**肾段动脉**（segmental artery）。每支肾段动脉分布到一定区域的肾实质，构成**肾段**（renal segments）。肾段包括上段、上前段、下前段、下段和后段（如图5-7所示）。肾段间组织的血管分布和吻合支较少，称**乏血管带**，是选择手术切口的最佳部位。但肾内静脉没有节段性，吻合支丰富。

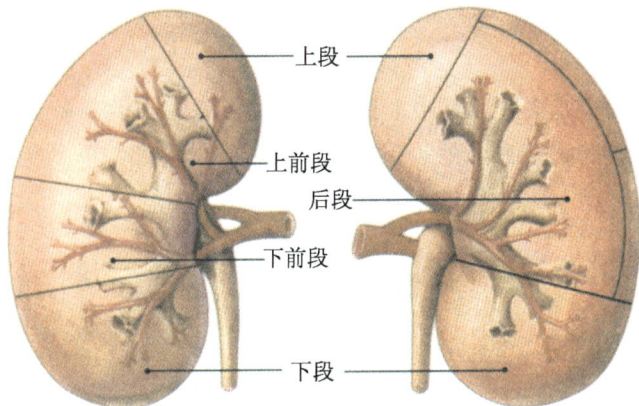

图5-7 肾段动脉和肾段（右肾）

第二节 输尿管

输尿管（ureter）是一对细长的肌性管道，长20～30 cm，管径为0.5～1.0 cm，最窄处只有0.2～0.3 cm。输尿管起自肾盂，终于膀胱。通过输尿管的蠕动性收缩可将尿液从肾排入膀胱。

一、输尿管的分部

输尿管按位置分为腹部、盆部和壁内部3部分。

1. 输尿管腹部（abdominal portion of ureter）

输尿管腹部起自肾盂，沿腰大肌前面下行，至小骨盆入口处，左输尿管越过左髂总动脉末端前方，右输尿管则经过右髂外动脉起始部的前方进入盆腔。

2. 输尿管盆部（pelvic part of ureter）

输尿管盆部自小骨盆入口处，沿盆腔侧壁和髂内血管、腰骶干和骶髂关节前方下行达坐骨棘水平。输尿管在盆腔内的行程男女有差异。男性输尿管行经膀胱底处，走在输精管的后方并与之交叉；女性输尿管行经子宫颈外侧约2 cm处，绕过子宫动脉后下方并与之交叉。

3. 输尿管壁内部（intramural part of ureter）

输尿管壁内部是输尿管斜行穿膀胱壁的部分，长约1.5 cm。当膀胱充盈时，膀胱内压力升高引起壁内部管腔闭合，可阻止尿液由膀胱向输尿管返流。

二、输尿管的狭窄

输尿管全程有3处狭窄，其中上狭窄位于肾盂、输尿管移行处；中狭窄位于小骨盆上口、输尿管跨过髂血管处；下狭窄为输尿管壁内部。以上狭窄处是输尿管结石易于嵌顿的部位。

第三节 膀 胱

膀胱（urinary bladder）是储存尿液的囊状肌性器官，其形态、大小、位置及壁的厚度均随尿液的充盈程度、年龄、性别而异。正常成人膀胱容量一般为300～500 mL，最大可达800 mL。新生儿膀胱容量约为成人的1/10，女性膀胱容量比男性小。

一、膀胱的形态

膀胱空虚时呈三棱锥体形，可分为尖、底、体和颈4部分，各部间无明显界限（如图5-8所示）。膀胱尖细小，朝向前上方；膀胱底近似三角形，朝向后下方；膀胱尖与膀胱底间的部分为膀胱体；膀胱的最下部称**膀胱颈**，内有尿道内口与尿道相接。膀胱充盈时呈卵圆形。

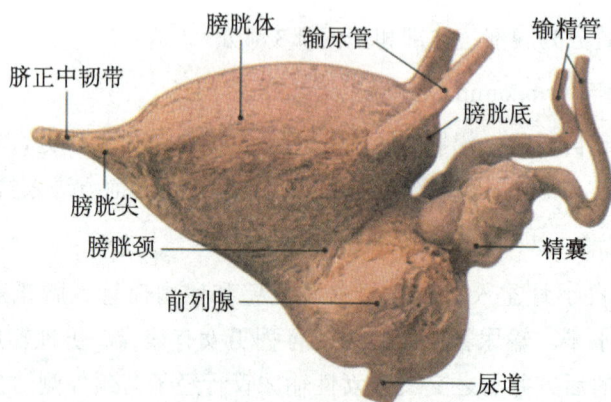

图5-8 男性膀胱侧面观

二、膀胱的位置与毗邻

成人膀胱位于盆腔前部，其前方为耻骨联合；后方在男性为精囊、输精管壶腹和直肠，在女性为子宫和阴道；下方在男性邻接前列腺，在女性邻接尿生殖膈。

新生儿膀胱的位置比成人高，大部分位于腹腔内，随着年龄的增长和盆腔的发育而逐渐降入盆腔，至青春期时达成人位置。

膀胱空虚时，膀胱尖不超过耻骨联合上缘。充盈时，膀胱尖可高出耻骨联合以上，此时由于腹前壁折向膀胱的腹膜也随之上移，使膀胱前下壁直接与腹前壁相接触，故当膀胱充盈时，在耻骨联合上方进行膀胱穿刺或手术，可避免损伤腹膜和污染腹膜腔。

三、膀胱的内部结构

膀胱内覆黏膜，当膀胱空虚时，由于壁内平滑肌收缩，黏膜形成许多皱襞，称**膀胱襞**；当膀胱充盈时，壁内平滑肌舒张，皱襞消失。在膀胱底内面，两输尿管与尿道内口之间的三角形区域，称**膀胱三角**（trigone of bladder），如图5-9所示。此部位由于缺少黏膜下层，故黏膜与肌层紧密相连，无论膀胱是空虚还是充盈，黏膜均保持平滑状态。膀胱三角是肿瘤、结核和炎症的好发部位。左、右输尿管之间的横行黏膜皱襞，称**输尿管间襞**。此皱襞呈苍白色，是膀胱镜检查时寻找输尿管口的标志。

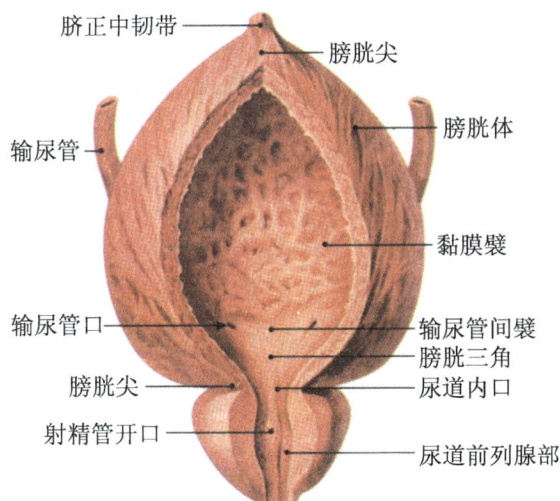

图 5-9 男性膀胱内腔（前面观）

第四节 尿 道

尿道（urethra）是膀胱通向体外的一段管道。男性尿道的结构和功能与女性不尽相同，具有排尿和排精双重作用，详见男性生殖系统。

女性尿道（female urethra）仅有排尿功能，长3～5 cm，直径约0.6 cm，起于膀胱的尿道内口，经阴道前方行向前下，穿过尿生殖膈，以尿道外口开口于阴道前庭。在穿尿生殖膈处，有尿道阴道括约肌包绕，可控制排尿。女性尿道具有短、宽、直的特点，易发生逆行尿路感染。

思考与练习

一、单项选择题

1. 肾门位于肾的（　　）。
   A. 前面　　　　　　　　　　　B. 后面
   C. 内侧缘　　　　　　　　　　D. 外侧缘
   E. 下端

2. 肾的位置（　　）。
   A. 右肾比左肾高　　　　　　　B. 两肾均与第12肋有交叉关系
   C. 肾门约平第2腰椎体　　　　D. 体表投影相当于肾区内
   E. 儿童肾位置高于成人

3. 输尿管（　　）。
   A. 为1对细长的肌性管道　　　B. 自肾大盏起始
   C. 第1个狭窄在小骨盆入口处　D. 开口于膀胱颈部
   E. 以上说法都不对

4. 膀胱（　　）。
   A. 是储存、浓缩尿液的器官
   B. 分底、体、颈3部分
   C. 无论何时均不会超过耻骨联合上缘
   D. 空虚时呈三棱锥体形
   E. 属腹膜外位器官

5. 女性尿道易发生逆行性感染，主要是因为（　　）。
   A. 较长　　　　　　　　　　　B. 较短、宽、直
   C. 抵抗力弱　　　　　　　　　D. 紧贴阴道

E. 以上均不是

二、名词解释

1. 肾门
2. 肾窦
3. 肾区
4. 膀胱三角

三、问答题

1. 输尿管3个狭窄的位置在何处？
2. 试述膀胱三角的位置、特点和临床意义。

第六章
生殖系统

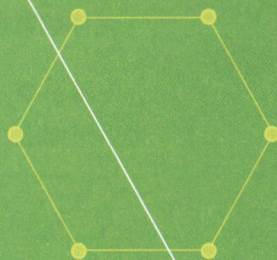

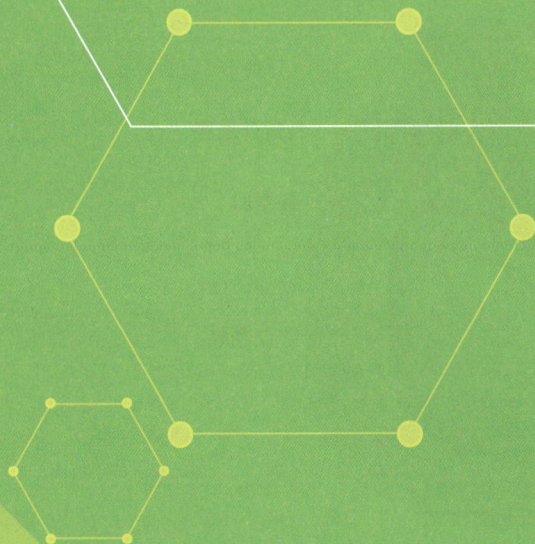

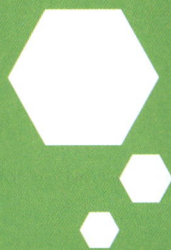

生殖系统（genital system）包括男性生殖系统和女性生殖系统，其主要功能是产生生殖细胞，繁殖后代，延续种族；分泌性激素，维持第二性特征。

男、女生殖系统的器官，按部位分为内生殖器和外生殖器两部分。内生殖器位于体内，外生殖器裸露于体表。

第一节　男性生殖系统

男性内生殖器包括睾丸、附睾、输精管、射精管、男性尿道、精囊、前列腺和尿道球腺。精囊、前列腺和尿道球腺合称附属腺。外生殖器包括阴囊和阴茎。

一、睾丸

睾丸（testis）是男性生殖腺，位于阴囊内，左、右各一。睾丸呈微扁的椭圆形，表面光滑，分内、外两面，前、后两缘，上、下两端（如图6-1所示）。睾丸前缘游离，后缘和上端有附睾附着，后缘有血管、神经和淋巴管出入，称系膜缘。睾丸表面被覆浆膜，即睾丸鞘膜脏层。

睾丸的大小随年龄变化。新生儿的睾丸相对较大，在性成熟以前发育较慢，随着性成熟而迅速发育。老年人的睾丸则随着性功能的衰退而逐渐萎缩。

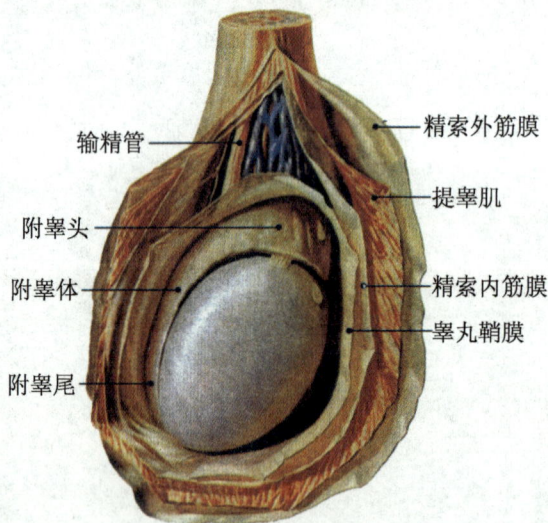

图6-1 睾丸及附睾

二、附睾

附睾（epididymis）呈新月形，附着于睾丸的上端和后缘，其上端膨大，下端变细。附睾从上到下分为头、体、尾3部分。头部由输出小管盘曲而成，输出小管汇集成一条附睾管，盘曲于体、尾部。附睾尾向后上返折移行为输精管。附睾的主要功能是暂时储存精子，并分泌附睾液以供给精子营养，促进精子进一步成熟。附睾是结核的好发部位。

三、输精管与射精管

（一）输精管

输精管（ductus deferens）是附睾管的直接延续，长约50 cm，直径约3 mm，管壁较厚，肌层较发达而管腔细小，活体触摸时呈较硬的圆索状。输精管依据行程分为4部分。

1. 睾丸部

睾丸部自附睾尾沿睾丸后缘和附睾内侧上行至睾丸上端。

2. 精索部

精索部位于睾丸上端与腹股沟管皮下环之间。此段位置表浅，是临床实施输精管结扎术常选用的部位。

3. 腹股沟管部

腹股沟管部走行于腹股沟管的精索内。

4. 盆部

盆部始于腹股沟管腹环，沿盆侧壁向后下行，经输尿管末端前上方达膀胱底的后面，在此两侧输精管逐渐靠近，并膨大形成输精管壶腹。输精管壶腹下端变细，并与同侧精囊的排泄管汇合成射精管（如图6-2所示）。

（二）射精管

射精管（ejaculatory duct）由输精管末端与精囊的排泄管汇合而成，长约2 cm，向下穿前列腺实质，开口于尿道前列腺部。

（三）精索

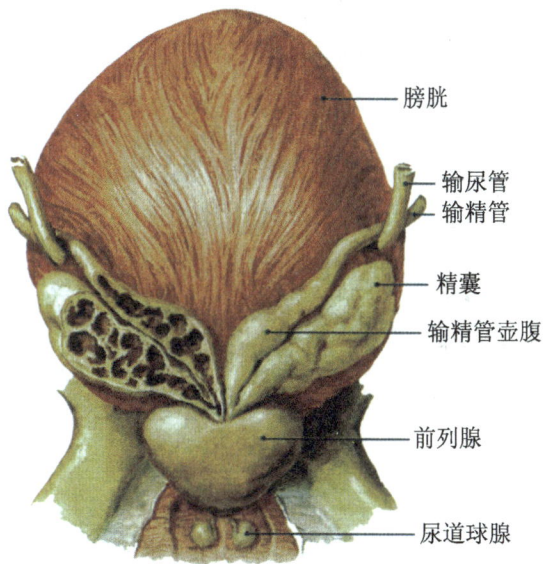

图6-2 前列腺、精囊和输精管壶腹

精索（spermatic cord）是位于睾丸上端与腹股沟管腹环之间的一对圆索状器

官，质地柔软，主要由输精管、睾丸动脉、蔓状静脉丛、淋巴管、神经和鞘韧带等组成。精索表面包有3层被膜，由内向外依次为精索内筋膜、提睾肌和精索外筋膜。

四、附属腺

（一）精囊

精囊（seminal vesicle）又称精囊腺，位于膀胱底后面、输精管壶腹的下外侧，是一对梭形囊状器官，其排泄管与输精管末端合成射精管（如图6-2所示）。精囊的分泌物参与精液的组成。

（二）前列腺

前列腺（prostate）呈前后略扁的栗子形，位于膀胱与尿生殖膈之间，有尿道从其中央穿过。前列腺后面与直肠相邻，后面正中线处有一纵形浅沟，称前列腺沟。直肠指诊可触及前列腺的后面及该沟。当前列腺肥大时，此沟变浅或消失。前列腺分泌物是精液的主要组成部分。

前列腺可分为5叶，即前叶、中叶、后叶及两个侧叶（如图6-3所示）。当前列腺肥大，特别是中叶、侧叶肥大时，可压迫尿道引起排尿困难或尿潴留。

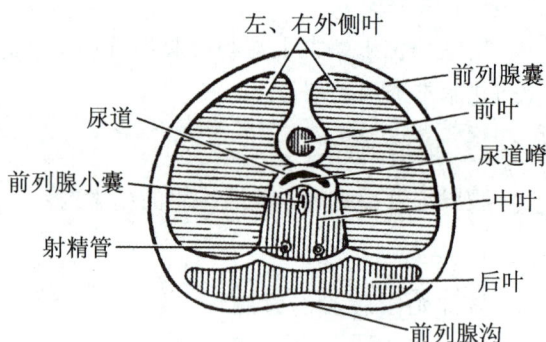

图6-3 前列腺分叶

（三）尿道球腺

尿道球腺（bulbourethral gland）为一对豌豆大的球形器官，位于会阴深横肌内，其分泌物经排泄管排入尿道球部，参与精液的组成。

精液（spermatic fluid）由精子与输精管道及其附属腺的分泌物共同组成，呈乳白色，弱碱性，适于精子的生存和活动。正常生育期男性1次射精2～5 mL，含精子1亿～2.5亿个。

五、阴囊

阴囊位于阴茎的后下方，为一皮肤囊袋。阴囊壁由皮肤和肉膜组成。阴囊壁皮肤薄而柔软，性成熟后色素沉着明显，成人有少量阴毛。皮肤的深面为肉膜，即阴囊的浅筋膜。肉膜平滑肌可随局部温度的变化而舒缩，使阴囊松弛或紧张，从而调节阴囊内温度，以适应精子的生存和发育。肉膜在正中线处向阴囊深部发出阴囊中隔，将阴囊分为左、右两部，分别容纳两侧的睾丸和附睾。

六、阴茎

1. 阴茎的位置和分部

阴茎（penis）是男性的性交器官，由后向前可分为根、体和头 3 部分（如图6-4所示）。阴茎根固定于耻骨下支、坐骨支和尿生殖膈；阴茎体呈圆柱形，悬垂于耻骨联合前下方；阴茎前端膨大，称**阴茎头**，头的尖端有矢状位的尿道外口。阴茎头、体交界处有一环状沟，称**阴茎颈**。

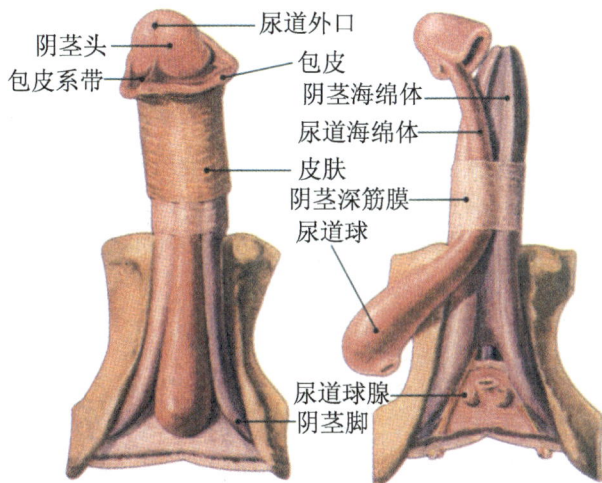

图6-4 阴茎

2. 阴茎的构成

阴茎由 2 条**阴茎海绵体**和 1 条**尿道海绵体**构成，外面包以筋膜和皮肤（如图6-5所示）。阴茎海绵体位于阴茎的背侧，构成阴茎的主体。尿道海绵体位于阴茎海绵体腹侧，内有尿道通过，其前端膨大为阴茎头，后端膨大为尿道球。海绵体由许多海绵体小梁及其间的血窦构成，血窦与血管相通。当其充血时，阴茎变粗、变硬而勃起，反之则变细、变软。

每条海绵体外面均包有一层海绵体白膜；3 条海绵体外面又包有皮肤、阴茎浅筋膜和阴茎深筋膜（如图6-5所示）。阴茎皮肤薄而柔软，富于伸展性。至阴茎颈处，皮肤向前延伸为环形双层游离皱襞，称阴茎包皮。阴茎包皮与阴茎头腹侧中线连有一皮肤皱襞，称包皮系带。

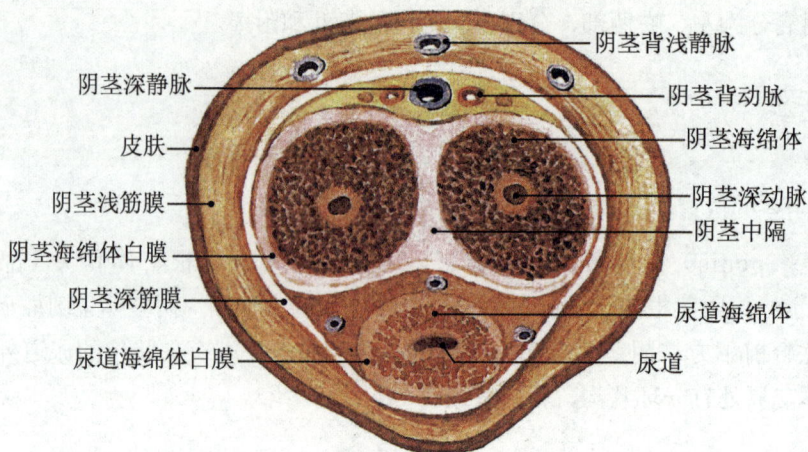

图6-5 阴茎横切面

幼儿时期阴茎包皮较长，包裹整个阴茎头。随着年龄增长，包皮逐渐向后退缩，阴茎头逐渐显露。若成年以后包皮仍包住阴茎头，称包皮过长；如包皮口过小，不能暴露阴茎头，则称包茎。包皮过长或包茎均可因包皮腔内存留污垢导致炎症，并可诱发阴茎癌，故应实施包皮环切术。包皮环切时要注意勿伤包皮系带，以免影响阴茎的正常勃起。

七、男性尿道

男性尿道（male urethra）是排出尿液和精液的管道，起自膀胱的尿道内口，终于阴茎头的尿道外口。成人尿道全长16～22 cm，管径5～7 mm。根据行程，男性尿道可分为前列腺部、膜部和海绵体部（如图6-6所示）。

1. 前列腺部

前列腺部为尿道穿前列腺的部分，长约2.5 cm，是尿道中最宽和最易扩张的部分，射精管开口于此。

2. 膜部

膜部为尿道穿尿生殖膈的部分，长约1.2 cm，周围有尿道膜部括约肌（骨骼肌）环绕，可随意控制排尿。

3. 海绵体部

海绵体部为尿道贯穿尿道海绵体的部分，长12～17 cm。该段起始部位于尿道球内，称**尿道球部**，此处管腔最宽，尿道球腺开口于此。阴茎头内尿道扩大，称**尿道舟状窝**。

男性尿道全程有3个狭窄、3个扩大和2个弯曲。3个狭窄分别位于**尿道内口**、尿道膜部和**尿道外口**，其中尿道外口最狭窄。3个扩大分别位于前列腺部、尿道球部和尿道舟状窝。2个弯曲，一个是凹向耻骨联合后下方的**耻骨下弯**，另一个是凸向耻骨联合前上方的**耻骨前弯**。其中耻骨前弯可以调整，如将阴茎向上提起，此弯曲可变直。了解男性尿道的特点对导尿和膀胱镜检查等临床操作有重要意义。

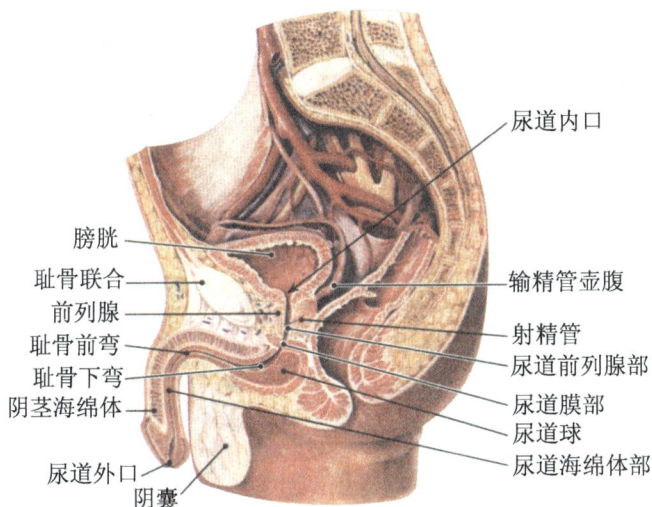

图6-6　男性尿道（男性盆腔正中矢状切面）

第二节　女性生殖系统

女性内生殖器包括卵巢、输卵管、子宫、阴道和前庭大腺；外生殖器即女阴。

一、卵巢

卵巢（ovary）是女性生殖腺，其功能是产生卵子和分泌雌性激素。

卵巢为扁卵圆形的实质性器官，左、右各一，位于小骨盆侧壁，髂内、外动脉夹角处的卵巢窝内。卵巢分内、外两面，前、后两缘和上、下两端。外侧面贴盆壁，内侧面朝向盆腔。卵巢上端接近输卵管伞，在上端与骨盆上口间有一腹膜皱襞，称**卵巢悬韧带**，内有卵巢血管、淋巴管和神经走行。卵巢下端与子宫输卵管结合处后下方间，连有一结缔组织和平滑肌束形成的索状结构，称**卵巢固有韧带**（如图6-7所示）。卵巢前缘借卵巢系膜连于子宫阔韧带后层，其中部有血管和神经出入，称**卵巢门**。

卵巢的大小和形态随年龄变化。儿童期卵巢较小，表面光滑；性成熟期卵巢最大，由于排卵形成瘢痕，表面凹凸不平；35～40岁时开始缩小；50岁左右逐渐萎缩，月经随之停止。

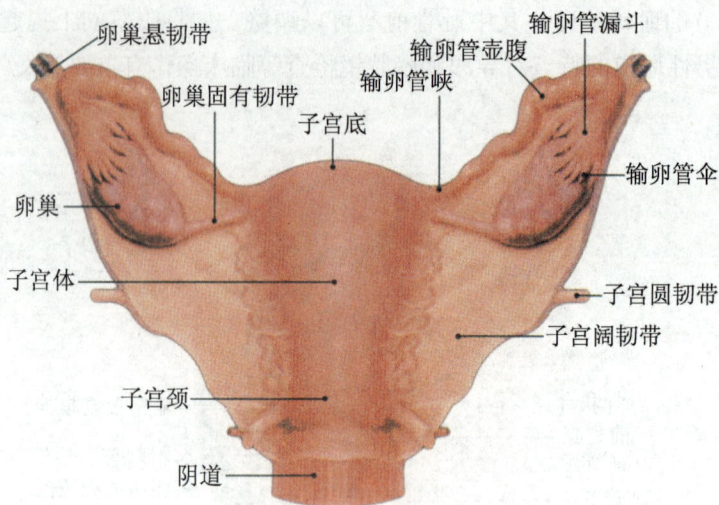

图6-7 女性内生殖器

二、输卵管

输卵管（oviduct）是一对细长而弯曲的肌性管道（如图6-7所示），左、右各一，位于盆腔子宫阔韧带上缘内，其内侧端与子宫腔相通，外侧端开口于腹膜腔。输卵管由内向外可分为4部分（如图6-8所示）。

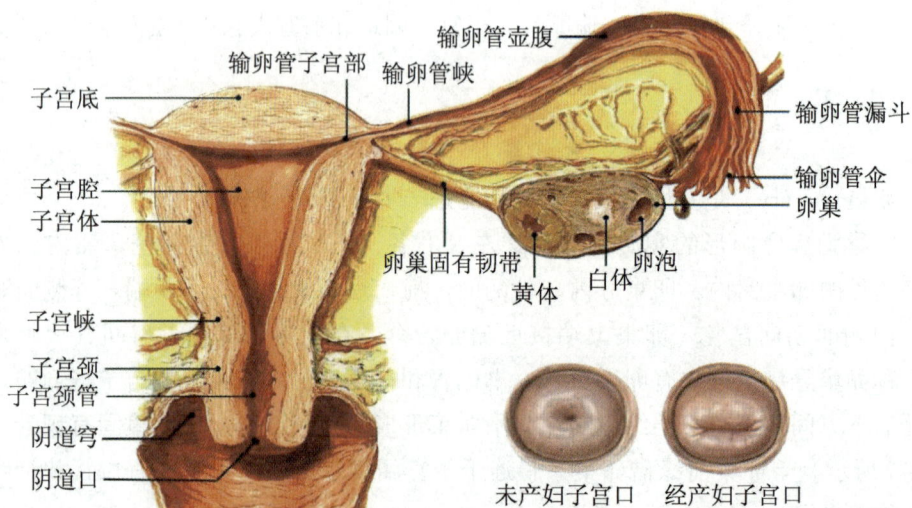

图6-8 子宫和输卵管

1. 输卵管子宫部

输卵管子宫部为贯穿子宫壁内的一段，以输卵管子宫口通子宫腔。

2. 输卵管峡

输卵管峡为紧邻子宫壁、细而短的一段，是输卵管结扎的理想部位。

3. 输卵管壶腹

输卵管壶腹约占输卵管全长的2/3，管径粗而弯曲，卵子通常在此受精。

4. 输卵管漏斗

输卵管漏斗是输卵管外侧端膨大的部分，形似漏斗，其游离缘有许多指状突起，称输卵管伞，覆盖于卵巢表面。

三、子宫

子宫（uterus）为一壁厚肌小的肌性器官，是孕育胎儿、产生月经的场所。

（一）子宫的形态

成人未孕的子宫呈前后略扁、倒置的梨形，长7~9 cm，宽4~5 cm，厚2~3 cm。子宫分为底、体、颈3部分（如图6-8所示）。**子宫底**是输卵管子宫口水平以上圆凸的部分。**子宫体**上接子宫底，下续子宫颈。子宫颈是下端狭窄的圆柱状部分。颈和体连接处较狭细的部分，称**子宫峡**。子宫峡在非妊娠时仅长1 cm，妊娠末期可延长至7~11 cm，产科常在此行剖宫手术。子宫颈下段伸入阴道的部分，称**子宫颈阴道部**，为宫颈癌和宫颈糜烂的好发部位；阴道以上的部分，称**子宫颈阴道上部**。

子宫内腔较狭窄，分为上、下两部。上部位于子宫体内，称**子宫腔**，此腔呈前后略扁的倒三角形；下部位于子宫颈内，称**子宫颈管**，此管呈梭形，其上口通子宫腔，下口通阴道，称**子宫口**。未产妇的子宫口为圆形，边缘整齐光滑；经产妇的子宫口变为横裂状（如图6-8所示）。

（二）子宫的位置

子宫位于盆腔内，介于膀胱和直肠之间，下接阴道，两侧连有输卵管和子宫阔韧带。成人子宫的正常位置为轻度的前倾前屈位。前倾是指整个子宫向前倾斜，即子宫长轴与阴道长轴形成向前开放的钝角；前屈是指子宫体与子宫颈间向前的弯曲。子宫位置受人体的体位、膀胱和直肠充盈程度的影响。因子宫与直肠紧密相邻，故临床上可经直肠检查子宫及其周围的结构。

（三）子宫的固定装置

子宫正常位置的维持除了依靠盆底肌的承托外，还依靠子宫周围韧带的牵位和固定。固定子宫的韧带主要有以下4对（如图6-9所示）。

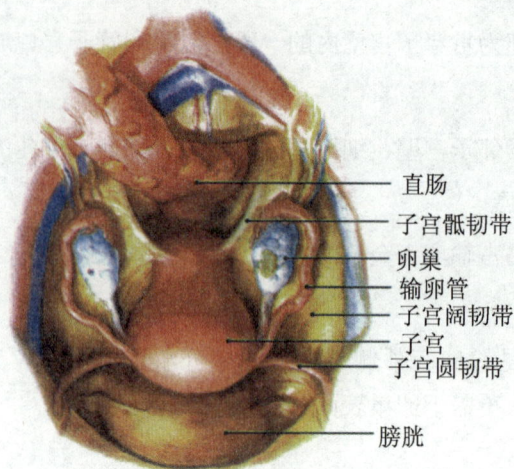

直肠
子宫骶韧带
卵巢
输卵管
子宫阔韧带
子宫
子宫圆韧带
膀胱

图6-9 子宫的固定装置

1. 子宫阔韧带

子宫阔韧带为连于子宫两侧与骨盆侧壁间的双层腹膜皱襞，呈冠状位。其上缘游离，内侧2/3包裹输卵管，外侧1/3为卵巢悬韧带。子宫阔韧带可限制子宫向两侧移动。

2. 子宫圆韧带

子宫圆韧带是一对扁索状韧带，起自子宫前面上外侧角的下方，在子宫阔韧带前层覆盖下向前外侧弯行，穿过腹股沟管，止于大阴唇皮下。子宫圆韧带是维持子宫前倾位的主要结构。

3. 子宫主韧带

子宫主韧带位于子宫阔韧带基部，自子宫颈两侧缘连至骨盆侧壁，可固定子宫颈和防止子宫脱垂。

4. 子宫骶韧带

子宫骶韧带起自子宫颈后面，向后绕过直肠两侧，止于骶骨前面。该韧带向后上牵引子宫颈，协同子宫圆韧带维持子宫前倾前屈位。

以上韧带除子宫阔韧带为双层腹膜结构外，其余均由结缔组织和少量平滑肌构成。

（四）子宫随年龄的变化

子宫的位置、大小和形态随年龄不同而发生变化。新生儿子宫位置多高于骨盆上口平面，子宫壁薄而扁，子宫底不明显，子宫颈较子宫体长而粗，子宫颈阴道部短；10岁以前子宫发育缓慢；近性成熟期，子宫发育迅速，渐呈梨形，壁增厚，宫腔增大；至性成熟期，子宫底隆凸，子宫体和子宫颈长度相近，子宫颈阴道部增大，子宫口呈圆形；经产妇的子宫较大，肌层明显增厚，子宫腔扩大呈椭圆形，子宫口呈不规则横裂状；绝经后，子宫逐渐萎缩，质地变硬，其中子宫颈尤为显著，子宫颈阴道变小，进而消失。

四、阴道

阴道是连接子宫和外生殖器的肌性管道，富有伸展性，是女性的性交器官，也是排出月经和娩出胎儿的通路。阴道位于盆腔，前面邻膀胱和尿道，后面贴直肠与肛管。阴道经常处于前、后略扁的塌陷状态。阴道下部较窄，下端以阴道口开口于阴道前庭。处女的阴道口周围有环形的黏膜皱襞，称处女膜（如图6-10所示）。处女膜破裂后，阴道口周围有处女膜痕。阴道上端较宽阔，包绕子宫颈阴道部，并在子宫颈周围形成环行凹陷，称**阴道穹**（fornix of vagina）。阴道穹分为前、后及两侧部，以后部最深，并与直肠子宫陷凹相邻。当直肠子宫陷凹有积液或积血时，可经阴道穹后部进行穿刺或引流，以协助诊断和治疗。

五、前庭大腺

前庭大腺（greater vestibular gland）是位于阴道口两侧的豌豆样腺体，又称Bartholin腺，其导管开口于阴道前庭，分泌物有润滑阴道口的作用。

六、女阴

女阴包括阴阜、大阴唇、小阴唇、阴道前庭和阴蒂（如图6-10所示）。

（一）阴阜

阴阜为位于耻骨联合前面的皮肤隆起，性成熟后，表面生有阴毛。

（二）大阴唇

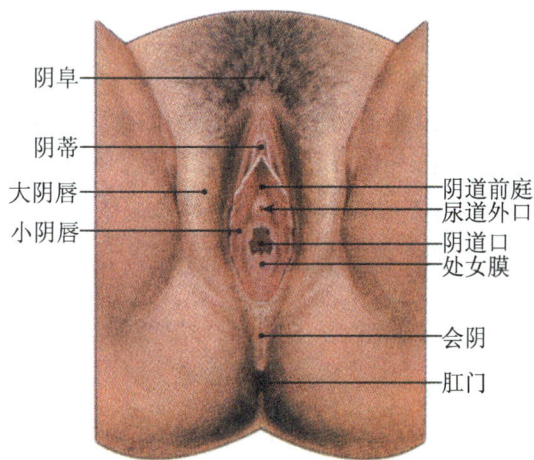

图6-10 女性外生殖器

大阴唇是一对纵行隆起的皮肤皱襞，其外表面生有阴毛，内面似黏膜细薄平滑。大阴唇的前、后端相互连合，形成唇前连合和唇后连合。

（三）小阴唇

小阴唇是位于大阴唇内侧的一对纵行隆起的皮肤皱襞，较细薄而小，表面光滑无毛。

（四）阴道前庭

阴道前庭是两侧小阴唇之间的裂隙，其前部有尿道外口，后部有阴道口。

（五）阴蒂

阴蒂由两条阴蒂海绵体构成，相当于男性的阴茎海绵体。阴蒂表面覆以阴蒂包皮。阴蒂头露于表面，富有感觉神经末梢，感觉敏锐。

思考与练习

一、单项选择题

1. 输精管结扎术常选择的部位是（　　）。

    A. 睾丸部　　　　　　　　　　　　B. 精索部

    C. 盆部　　　　　　　　　　　　　D. 腹股沟管部

    E. 壶腹部

2. 包皮环切术时，应避免损伤（　　）。

    A. 阴茎包皮　　　　　　　　　　　B. 包皮系带

    C. 海绵体　　　　　　　　　　　　D. 阴茎筋膜

    E. 阴囊

3. 关于卵巢正确的说法是（　　）。

    A. 位于髂内动脉与输尿管之间的卵巢窝内

    B. 其后缘为系膜缘

    C. 借卵巢系膜连于盆腔后壁

    D. 是女性的生殖腺

    E. 以上均不正确

4. 维持子宫前倾位的主要结构是（　　）。

    A. 子宫阔韧带　　　　　　　　　　B. 子宫圆韧带

    C. 子宫主韧带　　　　　　　　　　D. 子宫骶韧带

    E. 盆底肌

5. 卵子与精子相遇而结合成受精卵的部位是（　　）。

    A. 输卵管漏斗　　　　　　　　　　B. 输卵管子宫部

    C. 输卵管峡　　　　　　　　　　　D. 输卵管壶腹

    E. 子宫腔

二、名词解释

1．精索   2．阴茎包皮   3．子宫峡

4．阴道穹   5．前庭大腺

三、问答题

1．试述男性尿道的分部、狭窄和弯曲。

2．简述子宫的形态、位置和固定装置。

3．试述输卵管的分部和常用结扎部位。

第七章
腹　膜

一、概述

腹膜（peritoneum）是覆盖于腹、盆腔壁内和腹、盆腔器官表面的一层薄而光滑的浆膜，由间皮和少量结缔组织构成，呈半透明状。其中衬于腹、盆壁内表面的腹膜，称**壁腹膜或腹膜壁层**；贴覆于腹、盆腔器官表面的腹膜，称**脏腹膜或腹膜脏层**。壁腹膜和脏腹膜相互延续、移行，共同围成不规则的潜在性腔隙，称**腹膜腔**。男性腹膜腔是封闭的；女性腹膜腔通过输卵管腹腔口，经输卵管、子宫、阴道与外界相通（如图7-1所示）。

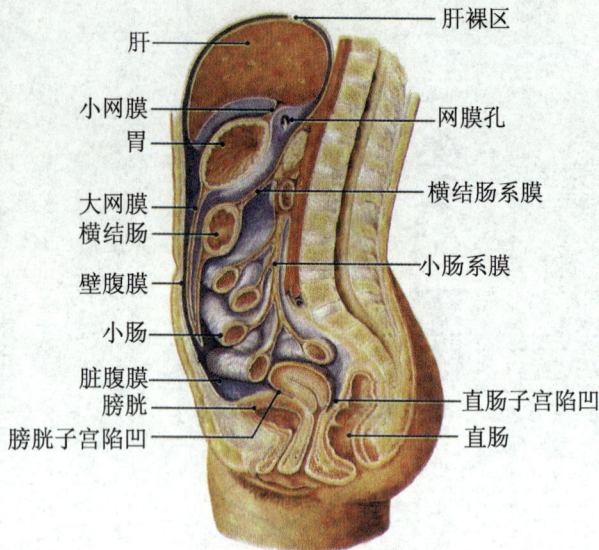

图7-1 腹腔矢状面（女性）

腹腔和腹膜腔是两个不同而又相关的概念。腹腔是指盆膈以上由腹壁和膈围成的腔；而腹膜腔是指脏、壁腹膜间的潜在性腔隙，其中仅含少量液体。腹腔内的器官实际上均位于腹膜腔之外。

腹膜具有分泌、吸收、保护、支持、修复和防御等多种功能：① 腹膜能分泌少量浆液，起润滑作用，可减少脏器间的摩擦。② 腹膜可支持和固定脏器。③ 腹膜可吸收腹腔内的液体和空气。由于上腹部的腹膜吸收能力强于下腹部，因此腹膜炎或腹部手术后的患者宜采取半卧位，使炎症渗出液积入下腹部，以延缓或减少腹膜对毒素的吸收。④ 腹膜和腹膜腔内浆液中含有大量巨噬细胞，可吞噬细菌和异物，有防御功能。⑤ 腹膜有较强的修复和再生能力，所分泌浆液中的纤维素有粘连作用，可促进炎症的局限化和伤口的愈合。

二、腹膜与腹盆腔器官的关系

根据脏器被腹膜覆盖的程度不同，可将腹、盆腔分为3类，即腹膜内位器官、腹膜间位器官和腹膜外位器官（如图7-2所示）。

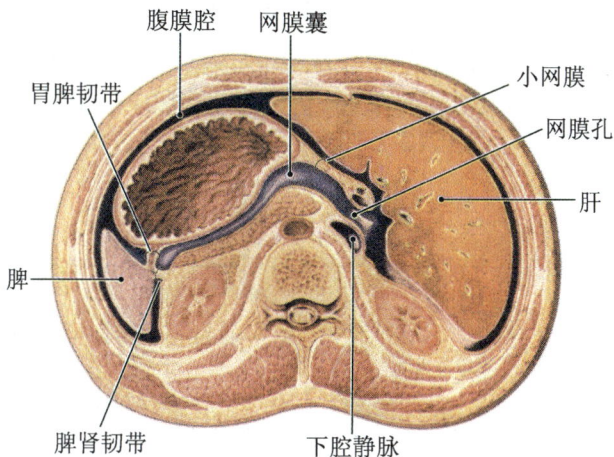

图 7-2　腹膜腔通过网膜孔的横断面

（图中标注：腹膜腔　网膜囊　胃脾韧带　小网膜　网膜孔　肝　脾　脾肾韧带　下腔静脉）

1. 腹膜内位器官

表面均被腹膜所覆盖的器官为腹膜内位器官，如胃、空肠、回肠、盲肠、阑尾、横结肠、乙状结肠、脾、卵巢和输卵管等。

2. 腹膜间位器官

表面大部分被腹膜覆盖的器官为腹膜间位器官，如肝、胆囊、升结肠、降结肠、直肠上部、子宫和充盈的膀胱等。

3. 腹膜外位器官

仅一面被腹膜覆盖的器官为腹膜外位器官，如肾、肾上腺、输尿管、十二指肠降部和水平部、直肠中下部及排空的膀胱等。

了解腹膜与脏器的关系具有重要的临床意义。如腹膜内位器官的手术必须通过腹膜腔，而肾、输尿管等腹膜外位器官的手术则不必打开腹膜腔，这样可避免腹膜腔的感染和术后粘连等。

三、腹膜形成的结构

脏、壁腹膜相互移行或脏腹膜在器官之间移行的过程中，形成网膜、系膜和韧带等结构。

（一）网膜

网膜（omentum）由双层腹膜构成，其间有血管、神经、淋巴管和结缔组织等，包括小网膜、大网膜和网膜囊。

1. 小网膜（lesser omentum）

小网膜是肝门至胃小弯和十二指肠上部的双层腹膜结构（如图7-3所示），分为两部分：从肝门连于胃小弯的部分称肝胃韧带，其内含有胃的血管、淋巴结及神经等；从肝门连于十二指肠上部的部分称肝十二指肠韧带，其内有胆总管、肝固有动脉和肝门静脉等。

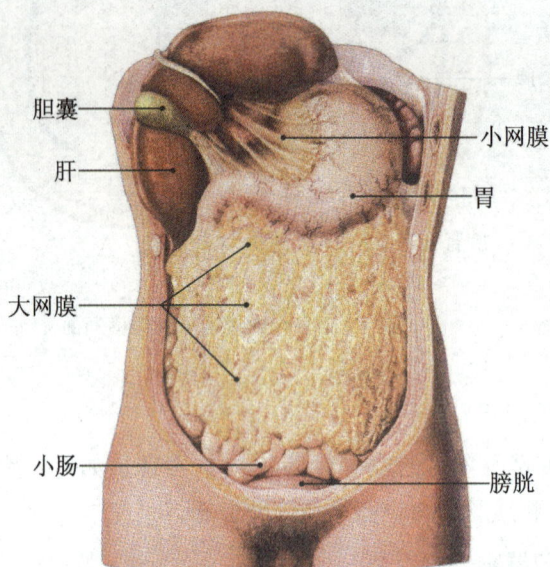

图 7-3 网膜

2. 大网膜（greater omentum）

大网膜呈围裙状覆盖于横结肠、空肠和回肠的前方，由四层腹膜构成（如图7-3所示）。其中前两层是由胃前、后壁的脏腹膜自胃大弯和十二指肠上部下垂而成，降至腹下部后返折向上形成其后两层，附着于横结肠。大网膜内含丰富的脂肪组织、血管和巨噬细胞，有重要的防御功能。当腹膜腔内有炎症时，大网膜可包围病灶以防炎症扩散到别处，故有"腹腔卫士"之称。小儿大网膜较短，当发生阑尾炎穿孔或其他下腹部炎症时，病灶难以被大网膜包裹，常导致弥漫性腹膜炎。

3. 网膜囊（omental bursa）

网膜囊是位于小网膜和胃后方的扁窄间隙，为腹膜腔的一部分。网膜囊位置较深，当胃后壁穿孔时，胃内容物常积聚在囊内，给早期诊断带来一定困难。

网膜囊右侧借网膜孔与腹膜腔相通。网膜孔在肝十二指肠韧带的后面，成人可容纳1～2指通过（如图7-4所示）。手术时遇有外伤性肝破裂或肝门附近动脉出血，可将示指伸入孔内，拇指在小网膜游离缘前方加压，进行暂时止血。

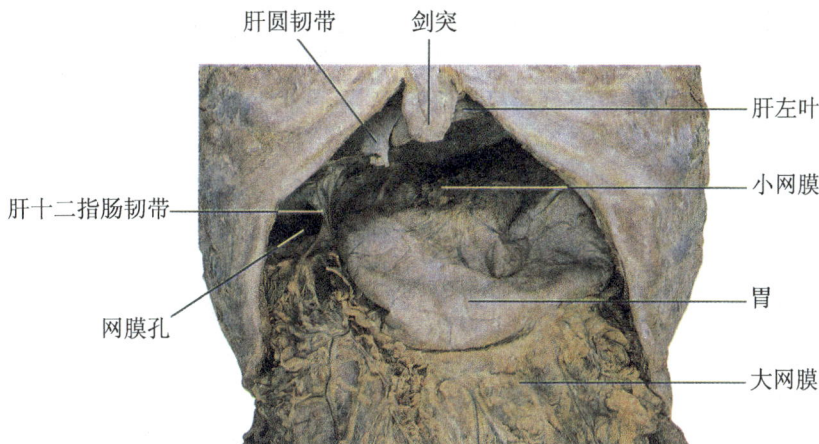

图 7-4 网膜孔

（二）系膜

系膜是将肠管连于腹后壁的双层腹膜结构，其内含有进出器官的血管、神经、淋巴管和淋巴结等。主要的系膜有肠系膜、阑尾系膜、横结肠系膜和乙状结肠系膜等。

1. 肠系膜（mesentery）

肠系膜是将空、回肠连于腹后壁的双层腹膜结构，其附着于腹后壁的部分，称肠系膜根，长约 15 cm，起自第 2 腰椎左侧，斜向右下跨过脊柱及其前方结构，止于右骶髂关节前方。由于肠系膜长而宽阔，使空肠和回肠活动度较大，可促进小肠的消化、吸收，但也易引发肠扭转。肠系膜内含有肠系膜动、静脉及其分支、淋巴管、淋巴结、神经丛和脂肪等。

2. 阑尾系膜（mesoappendix）

阑尾系膜将阑尾连于肠系膜下方，呈三角形。阑尾动、静脉走行于系膜游离缘内，故切除阑尾时，应在系膜游离缘进行血管结扎。

3. 横结肠系膜（transverse mesocolon）

横结肠系膜是将横结肠连接于腹后壁的横位双层腹膜结构，其内含横结肠的血管、淋巴管、淋巴结和神经丛等。

4. 乙状结肠系膜（sigmoid mesocolon）

乙状结肠系膜是将乙状结肠固定于左下腹的双层腹膜结构，其根部附着于左髂窝和骨盆左后壁。该系膜较长，故乙状结肠有较大活动度，易发生肠扭转。

（三）韧带

韧带是连接腹、盆壁与器官之间或相邻器官间的腹膜结构，对器官有固定作用。

1. 肝的韧带

肝的下方有肝胃韧带和肝十二指肠韧带；上方有镰状韧带、冠状韧带和左、右三角韧带。

（1）镰状韧带

镰状韧带呈矢状位，是膈下面连于肝上面的双层腹膜结构，位于前正中线右侧，其下缘游离、增厚，内含肝圆韧带。

（2）冠状韧带

冠状韧带是连于肝上面与膈下面的双层腹膜结构，呈冠状位，分前、后两层，两层之间无腹膜覆盖的肝表面称为肝裸区。冠状韧带左、右两端的两层腹膜会合增厚，形成左、右三角韧带。

2. 脾的韧带

脾的韧带主要包括胃脾韧带、脾肾韧带和膈脾韧带。

（1）胃脾韧带

胃脾韧带为连于胃底和脾门间的双层腹膜结构，内含胃短血管、胃网膜左血管、胰和脾的淋巴管和淋巴结等。

（2）脾肾韧带

脾肾韧带是脾门连至左肾前面的双层腹膜结构，内有脾血管、胰尾、淋巴管和神经丛等。

（3）膈脾韧带

膈脾韧带即脾肾韧带的上部，自脾上极连至膈下。

（四）腹膜襞、隐窝与陷凹

腹膜襞是腹、盆壁与器官间或器官与器官间腹膜形成的皱襞，其深部常有血管走行。在皱襞之间或皱襞与腹、盆壁间形成的腹膜凹陷称隐窝，较大的隐窝称陷凹。

1. 腹后壁的腹膜襞和隐窝

腹后壁在胃后方和十二指肠、乙状结肠周围有较多的皱襞和隐窝，其中位于肝右叶与右肾之间的隐窝称肝肾隐窝。肝肾隐窝的左界为网膜孔和十二指肠降部，右界为右结肠旁沟。仰卧时，肝肾隐窝是腹膜腔的最低部位，腹膜腔内的液体易积存于此。

2. 腹前壁的腹膜襞和隐窝

腹前壁有 5 条腹膜皱襞，均位于脐下（如图 7-5 所示）。脐正中襞位于脐与膀胱尖之间，内含脐正中韧带。一对脐外侧襞分别位于脐内侧襞的外侧，内含腹壁下动、静脉。在腹股沟韧带上方，5条皱襞间形成3对隐窝，由中线向外侧依次为**膀胱上窝**、**腹股沟内侧窝**和**腹股沟外侧窝**。腹股沟内侧窝和外侧窝分别与腹股沟皮下环和腹环的位置相对应。在腹股沟韧带下方，有与腹股沟内侧窝相对应的浅凹，称股凹，此处容易发生股疝。

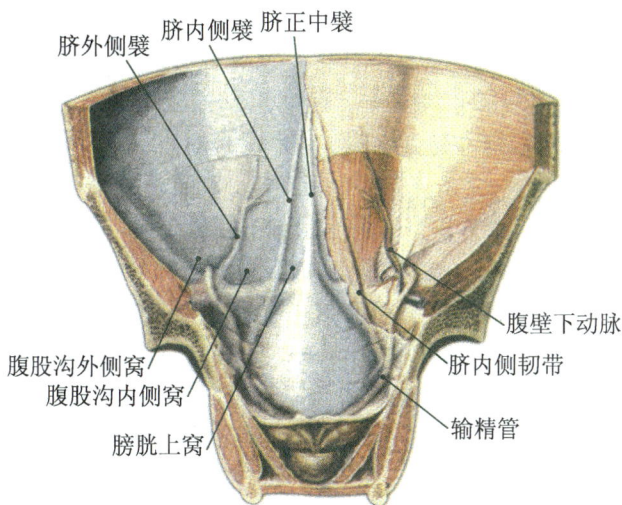

图7-5 腹前壁内面的腹膜襞和隐窝

3. 腹膜陷凹

　　腹膜陷凹主要位于盆腔内，由腹膜在盆腔器官间返折而成。男性在膀胱和直肠之间有**直肠膀胱陷凹**。女性在膀胱与子宫间有**膀胱子宫陷凹**，在直肠与子宫间有**直肠子宫陷凹**，后者又称Douglas腔，与阴道后穹仅隔一薄层阴道壁。站立或半卧位时，男性的直肠膀胱陷凹和女性的直肠子宫陷凹是腹膜腔的最低部位，故腹膜腔积液多聚积于此，临床上可进行直肠穿刺或阴道穹后部穿刺以进行诊断和治疗。

思考与练习

一、单项选择题

1. 属于腹膜内位器官的是（　　）。

　　A. 肝　　　　　　　　　B. 输尿管

　　C. 胰头　　　　　　　　D. 升结肠

　　E. 阑尾

2．对大网膜的描述错误的是（　　）。

    A．覆盖于空、回肠及横结肠的前方

    B．由前、后两层腹膜构成

    C．内含丰富的脂肪组织、血管和巨噬细胞

    D．可包围病灶以防止炎症扩散

    E．小儿大网膜较短

3．下列结构内含有胰尾的是（　　）。

    A．脾肾韧带　　　　　　　　　　B．肝胃韧带

    C．胃脾韧带　　　　　　　　　　D．膈脾韧带

    E．胃结肠韧带

4．站立位时，女性腹膜腔的最低部位是（　　）。

    A．髂窝　　　　　　　　　　　　B．膀胱子宫陷凹

    C．坐骨肛门窝　　　　　　　　　D．直肠子宫陷凹

    E．直肠膀胱陷凹

5．仰卧位时，腹膜腔的最低处在（　　）。

    A．十二指肠下隐窝　　　　　　　B．乙状结肠间隐窝

    C．肝肾隐窝　　　　　　　　　　D．直肠膀胱陷凹

    E．盲肠后隐窝

二、名词解释

1．腹膜腔　　　　　　2．腹膜外位器官　　　　　　3．镰状韧带

4．直肠子宫陷凹　　　5．直肠膀胱陷凹

三、问答题

1．请结合腹膜的生理功能和特性，分析在临床护理工作中，为何一般对腹膜炎患者采取半卧位。

2．试述腹前壁的腹膜襞和隐窝的位置。

第八章
心血管系统

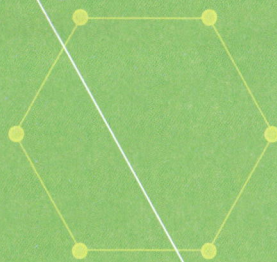

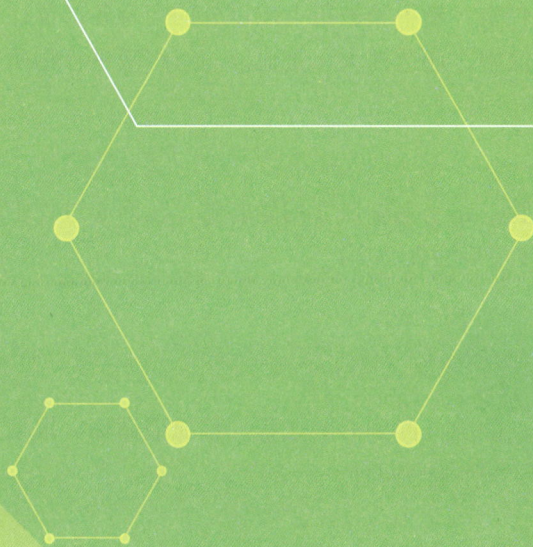

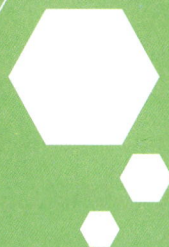

第一节 概 述

一、心血管系统的组成

心血管系统由心、动脉、毛细血管和静脉组成，是一封闭的管道系统。

1. 心（heart）

心主要由心肌构成，是连接动、静脉的枢纽和心血管系统的"动力泵"。心的内部被房间隔和室间隔分成互不相通的左、右两半，每半又分为上方的心房和下方的心室，形成左、右心房和左、右心室4个腔。同侧心房和心室借房室口相通，房室口处有瓣膜附着，防止血液逆流。静脉连于心房，动脉连于心室。

2. 动脉（artery）

动脉是将血液由心室运送至全身各处的管道，自心室发出，走行中不断分支，最后移行为毛细血管网。

3. 毛细血管（capillary）

毛细血管是连接动、静脉末梢间的管道，彼此吻合成网，分布在人体除软骨、角膜、晶状体、玻璃体、毛发、牙釉质、指甲和被覆上皮以外的全身各部位。毛细血管管壁薄、数量多、分布广、血流慢、通透性大，是血液与组织液进行物质交换的场所。

4. 静脉（vein）

静脉是引导血液返回到心的血管，起于毛细血管的静脉端，在回心过程中不断接受属支，汇合成小、中、大静脉，最后注入心房。

二、血液循环

血液由心流经动脉、毛细血管、静脉又回到心的过程，称**血液循环**。根据血液循环的途径和功能不同，分为体循环和肺循环两种。

1. 体循环（systemic circulation）

血液由左心室搏出，经主动脉及其各级分支到达全身毛细血管，再经各级静脉汇成上、下腔静脉（心本身的静脉汇入冠状窦）返回右心房，此过程称**体循环**或**大循环**。体循环途径长，经过全身各处，完成了物质交换，将动脉血变成了静脉血（如图8-1所示）。

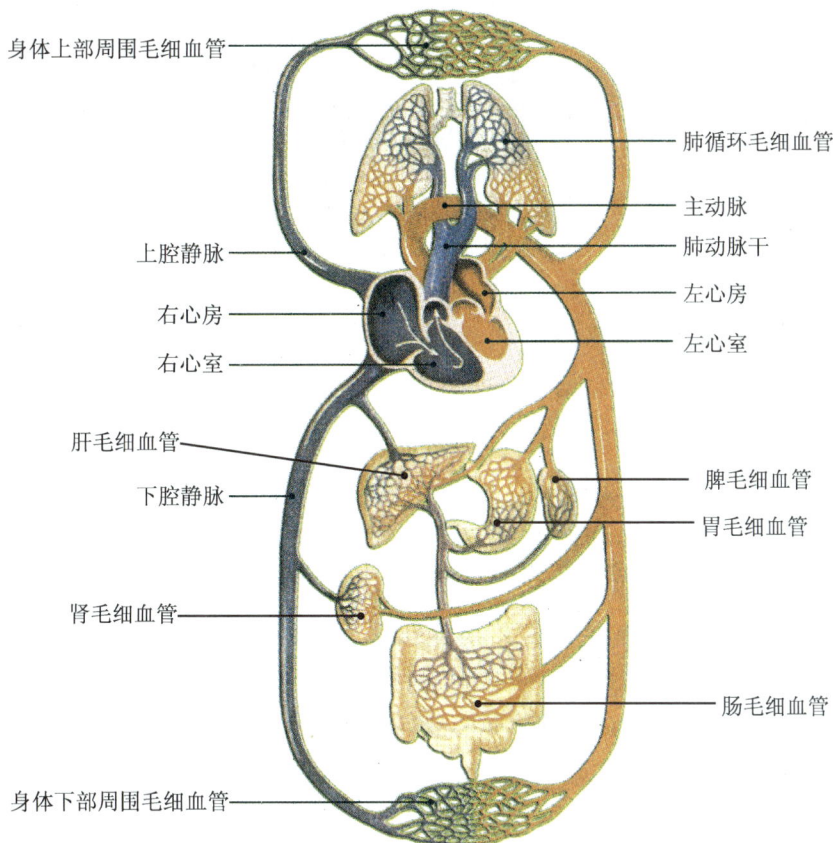

图 8-1 血液循环示意图

图中标注：
身体上部周围毛细血管
肺循环毛细血管
主动脉
上腔静脉
肺动脉干
右心房
左心房
右心室
左心室
肝毛细血管
脾毛细血管
下腔静脉
胃毛细血管
肾毛细血管
肠毛细血管
身体下部周围毛细血管

2. 肺循环（pulmonary circulation）

血液由右心室搏出，经肺动脉干及其各级分支到达肺泡壁的毛细血管，再经左、右肺静脉回流至左心房，此过程称**肺循环**或**小循环**。肺循环途径短，只经过肺完成气体交换，使静脉血变成了动脉血（如图8-1所示）。

三、血管的吻合及其意义

血管之间的吻合非常广泛，吻合形式多种多样。在动脉与动脉之间、静脉与静脉之间、动脉与静脉之间，可借吻合支或交通支彼此连接，形成血管吻合（如图8-2所示）。

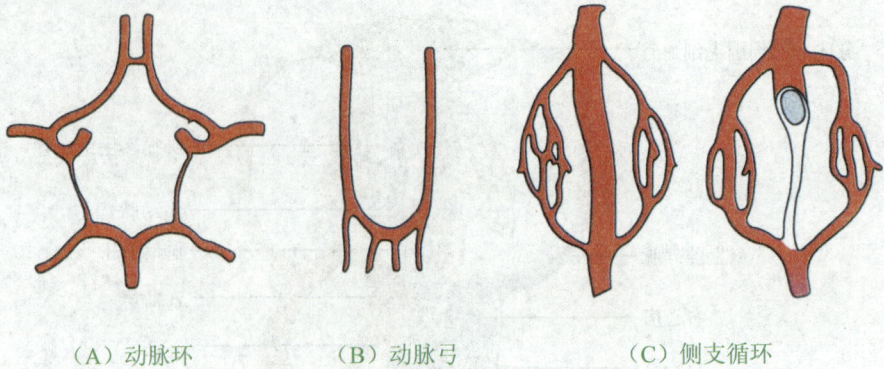

（A）动脉环　　　　　（B）动脉弓　　　　　（C）侧支循环

图8-2 血管吻合示意图

1．动脉间吻合

在人体经常活动或易受压的部位，多条动脉分支间常互相吻合成动脉网。这些吻合的意义在于缩短血液循环时间和调节血液流量。

2．静脉间吻合

静脉间吻合远比动脉丰富，除具有与动脉相似的吻合形式之外，在浅静脉之间常吻合成静脉弓（网），在深静脉之间吻合成静脉丛，以保证在器官壁局部受压时血流通畅。

3．动静脉吻合

小动脉和小静脉可借吻合支直接相连。这种吻合具有缩短循环途径、调节局部血流量和温度的作用。

4．侧支吻合

发自主干不同高度的侧副管彼此吻合，称**侧支吻合**。通过侧支建立的循环途径称**侧支循环**。侧支循环的建立，对于保证器官在病理状态下的血液供应具有十分重要的意义。

第二节　心

一、心的位置与毗邻

心（heart）位于胸腔的中纵隔内，约2/3位于正中线的左侧，1/3位于正中线的右侧（如图8-3所示）。心的前方紧贴胸骨体和第2～6肋软骨；心的后方平对第5～8胸椎；心的两侧与纵隔胸膜和肺相邻。心的上方与出入心的大血管相连，心的下方与膈相邻。

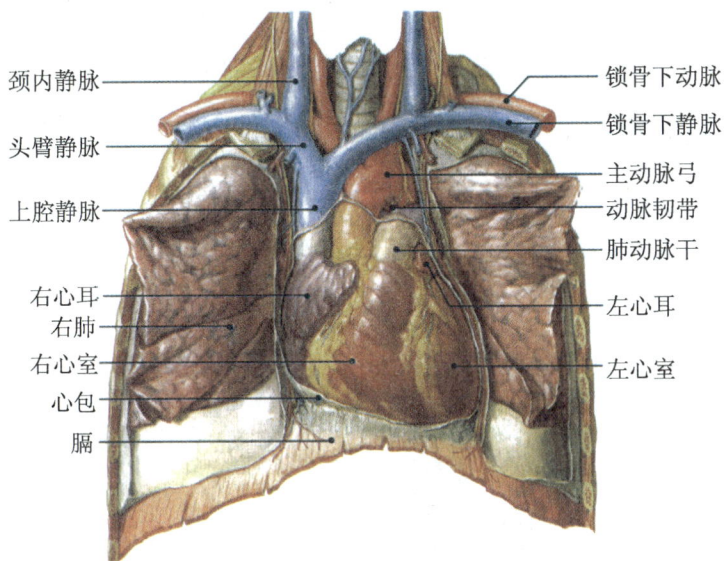

图8-3 心脏的位置

二、心的外形

心呈前后略扁的圆锥形，大小与本人拳头相近，具有1尖、1底、2面、3缘和4条沟（如图8-4、图8-5所示）。

1．心尖（cardiac apex）

心尖由左心室构成，朝向左前下方，贴近左胸前壁。在左侧第5肋间隙锁骨中线内侧1～2 cm处，可扪及心尖搏动。

2．心底（cardiac base）

心底大部分由左心房、小部分由右心房构成，朝向右后上方。上、下腔静脉分别从上、下方注入右心房，左、右肺静脉分别从两侧注入左心房。

3．两面

心的胸肋面（前面）朝向前上方，大部分由右心房和右心室构成，小部分由左心耳和左心室构成。膈面（下面）大部分由左心室构成，小部分由右心室构成。

4．三缘

心的下缘由右心室和心尖构成；左缘大部分由左心室构成，小部分由左心耳构成；右缘由右心房构成，向上延续为上腔静脉右缘。

5. 四沟

　　心表面有4条沟，是4个心腔的表面分界标志。**冠状沟**又称**房室沟**，是心房与心室在心表面的分界标志，位于心底部，几乎绕心一周，前方被肺动脉干所隔断。**前室间沟**和**后室间沟**是左、右心室在心表面的分界标志，分别在心室的胸肋面和膈面，均从冠状沟走向心尖。两沟在心尖右侧汇合并稍凹陷，此处称**心尖切迹**。在心底部，右心房与右上、下肺静脉交界处的浅沟，称**房间沟**，是左、右心房在心后面的分界标志。房间沟、后室间沟与冠状沟的交汇处，称**房室交点**，是左、右心房和左、右心室在心后面的邻接处。

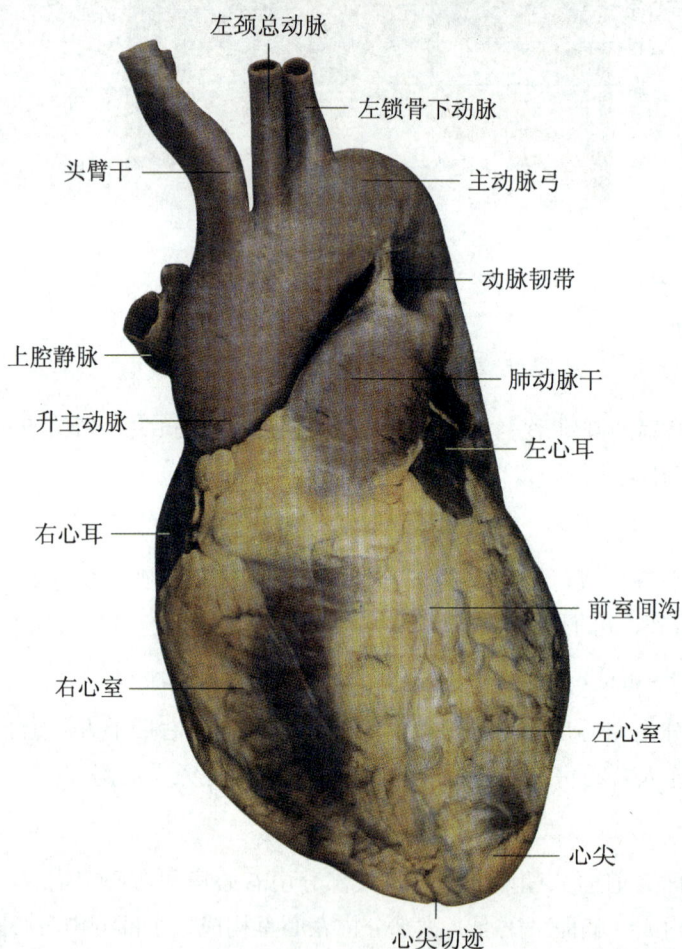

图8-4　心脏的外形（前面观）

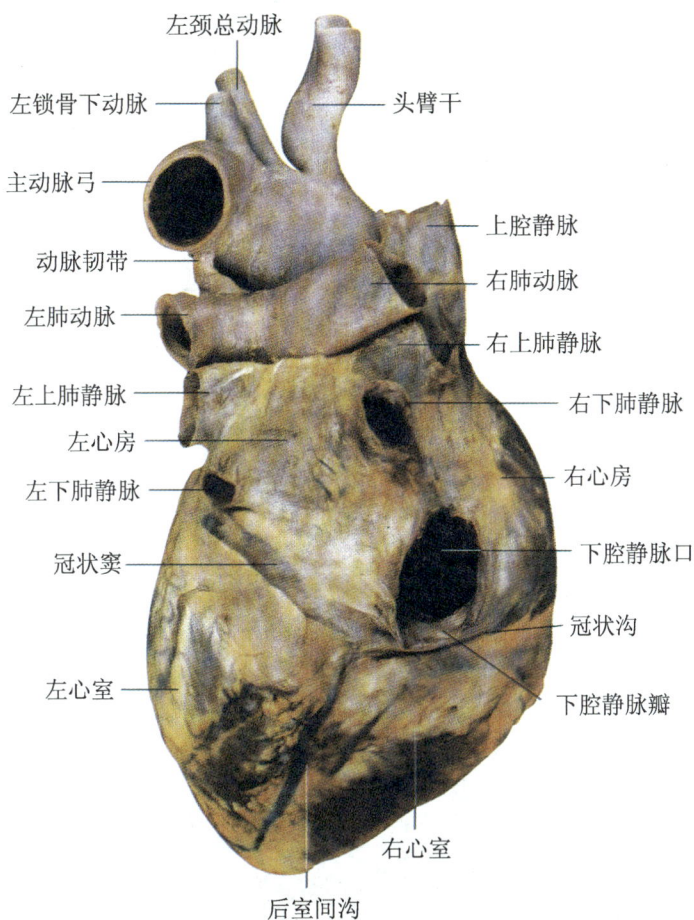

左颈总动脉

左锁骨下动脉 —— —— 头臂干

主动脉弓 ——

动脉韧带 —— —— 上腔静脉

—— 右肺动脉

左肺动脉 —— —— 右上肺静脉

左上肺静脉 ——

左心房 —— —— 右下肺静脉

左下肺静脉 —— —— 右心房

冠状窦 —— —— 下腔静脉口

—— 冠状沟

左心室 —— —— 下腔静脉瓣

右心室

后室间沟

图8-5 心脏的外形（后面观）

三、心腔

心被房间隔和室间隔分为互不相通的左右两半，每半心有一个心房和一个心室，房、室之间以房室口相通。心有右心房、右心室、左心房和左心室4个腔。

1. 右心房（right atrium）

右心房位于心的右上部，可分为前方的**固有心房**和后方的**腔静脉窦**两部分，这两部分以表面的界沟和内面的界嵴相分界，壁薄腔大（如图8-6所示）。

（1）固有心房

固有心房构成右心房的前部，其向左前方突出的部分称**右心耳**。固有心房内面有许多平行排列的肌束，称**梳状肌**。

（2）腔静脉窦

腔静脉窦位于右心房的后部，内壁光滑，其上、下方分别有**上腔静脉口**和**下腔静脉口**。下腔静脉口的前方有**冠状窦口**。右心房的前下部为右房室口，右心房的血液由此流入右心室。

房间隔右侧面中下部有一卵圆形的凹陷，称**卵圆窝**，是胎儿时期卵圆孔闭锁后的遗迹，此处壁较薄弱，是房间隔缺损的好发部位（如图8-6所示）。

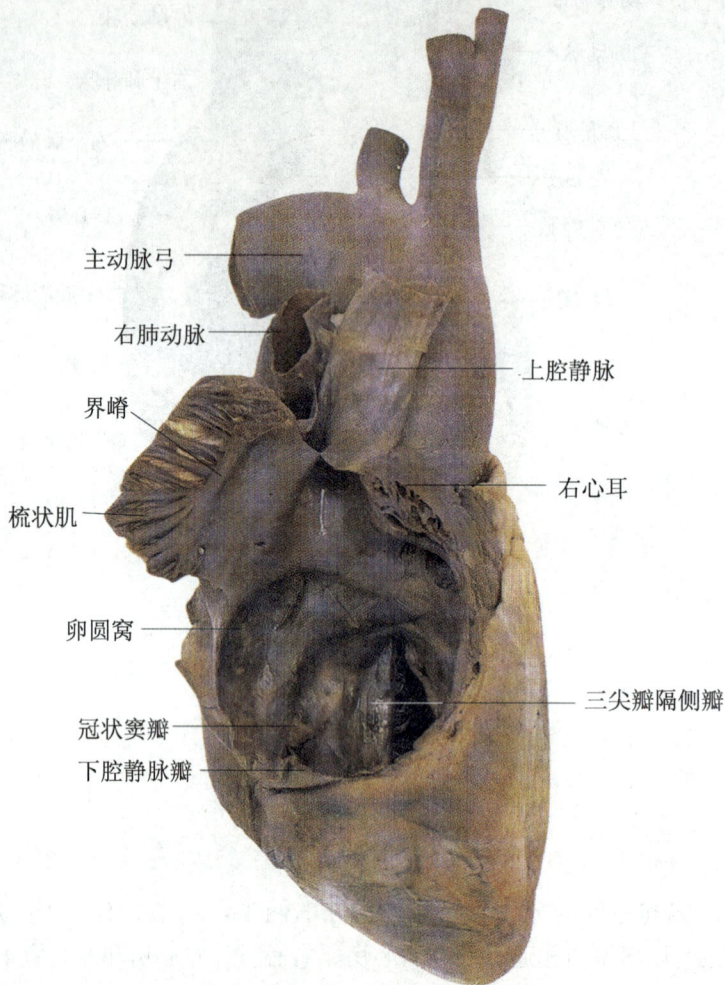

主动脉弓
右肺动脉
界嵴
梳状肌
卵圆窝
冠状窦瓣
下腔静脉瓣
上腔静脉
右心耳
三尖瓣隔侧瓣

图8-6 右心房（内面观）

2. 右心室（right ventricle）

右心室位于右心房的左前下方，以**室上嵴**为界分为流入道和流出道两部分（如图8-7所示）。

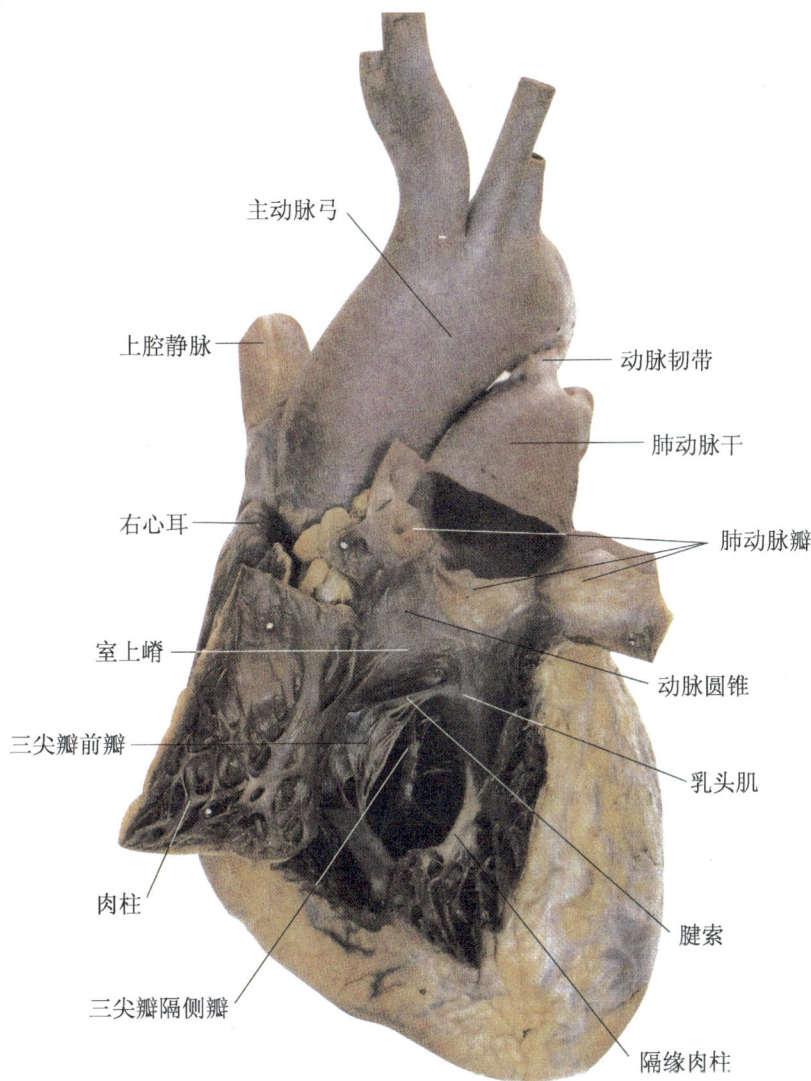

图8-7 右心室（内面观）

主动脉弓

上腔静脉

动脉韧带

肺动脉干

右心耳

肺动脉瓣

室上嵴

动脉圆锥

三尖瓣前瓣

乳头肌

肉柱

腱索

三尖瓣隔侧瓣

隔缘肉柱

（1）流入道

　　流入道室壁有多条纵横交错的肌性隆起，称**肉柱**。**乳头肌**是突入室腔的锥状肌隆起，分前、后、隔侧三群。右心室内有一起自室间隔连至右室前壁的肌束，内有心传导系统的右束支通过，称**隔缘肉柱**，又称**节制索**，可防止心室过度扩张。

　　流入道的入口是右房室口，呈卵圆形，口的周缘有3个呈三角形的帆状瓣膜，称**三尖瓣**。右房室口纤维环、三尖瓣、腱索和乳头肌合称**三尖瓣复合体**，其作用是防止血液逆流。

（2）流出道

流出道又称**动脉圆锥**，是右心室腔向左上方至肺动脉口延伸的部分，形似倒置的漏斗，其上端有**肺动脉口**，口周缘有3个彼此相连的**肺动脉瓣**。当心室收缩时，血液冲开肺动脉瓣，流入肺动脉干；心室舒张时，肺动脉窦被返流的血液充盈，3个瓣膜彼此相互靠拢，使肺动脉口封闭，阻止血液逆流回右心室。

3. 左心房（left atrium）

左心房构成心底的大部，位于右心房的左后方，是4个心腔中最靠后方的一个（如图8-8所示）。左心房前方有升主动脉和肺动脉，后方直接与食管相贴。临床上通过食管X线钡餐造影可间接判断左心房是否有病理性扩大。左心房分为前部的左心耳和后部的左心房窦。左心耳腔面结构与右心耳相似，左心房窦又称固有心房，后壁两侧各有1对肺静脉开口，前下部借**左房室口**通左心室。

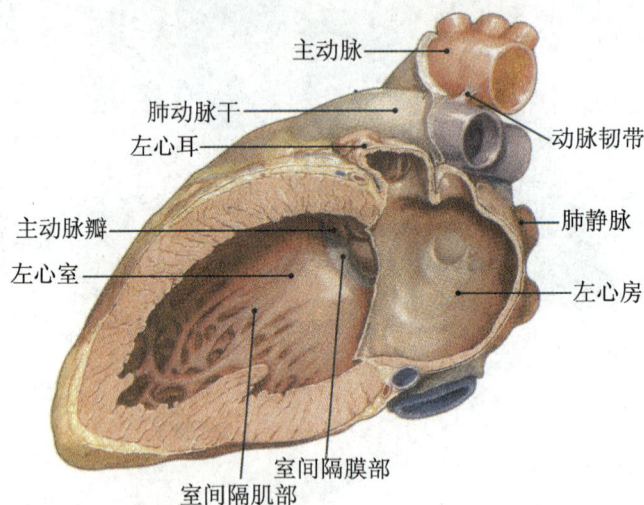

图8-8 左心房

4. 左心室（left ventricle）

左心室位于右心室的左后下方，呈圆锥形，室壁厚9～12 mm，约为右室壁厚的3倍。左心室以二尖瓣前尖为界，分为左后方的流入道和右前方的流出道两部分（如图8-9所示）。

（1）流入道

流入道位于二尖瓣前尖的左后方，入口为左房室口，口周围纤维环上附有2个呈三角形的帆状瓣膜，称**二尖瓣**。左房室口纤维环、二尖瓣、腱索和乳头肌合称**二尖瓣复合体**，其作用是防止血液逆流。

（2）流出道

流出道位于左心室的前内侧部，室壁光滑，其出口为主动脉口，口周围的纤维环上有3个半环形的**主动脉瓣**，分别排列在主动脉口的左、右及后方。与每个瓣膜相对应的主动脉壁向外膨出，形成**主动脉窦**，分为左、右及后3个。在主动脉左、右窦的动脉壁上有左、右冠状动脉的开口。主动脉瓣的功能与肺动脉瓣相同，可防止血液返流。

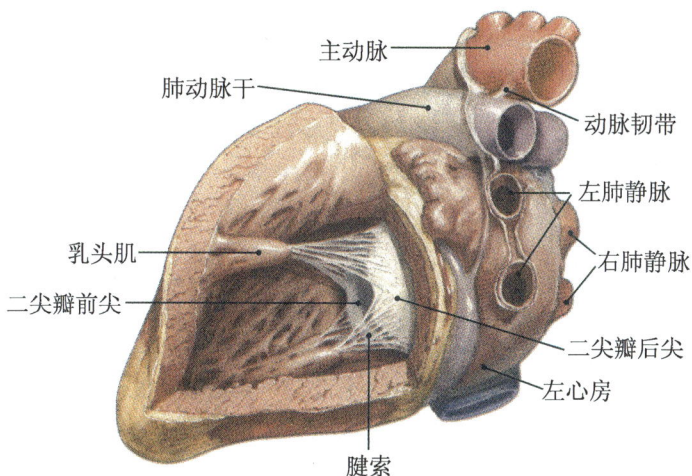

图8-9 左心室

四、心的构造

（一）心纤维性支架

在心房肌与心室肌之间，房室口、肺动脉口和主动脉口的周围，由致密结缔组织构成坚实的纤维性支架，称**心纤维性支架**。心纤维性支架包括左、右纤维三角，4个瓣环（肺动脉瓣环、主动脉瓣环、二尖瓣环和三尖瓣环）及圆锥韧带、室间隔膜部和瓣膜间隔等。心纤维性支架质地坚韧而富有弹性，为心房肌、心室肌和心瓣膜附着部位，在心肌运动中起支持和稳定作用（如图8-10所示）。

（二）心壁

心壁由心内膜、心肌膜和心外膜构成。心肌膜为心壁的主体，主要由心肌构成，包括心房肌和心室肌两部分。心房肌较薄，心室内肌肥厚，左心室肌最发达。心房肌与心室肌彼此不直接相连，二者被心纤维性支架分隔，故心房和心室可分别收缩。

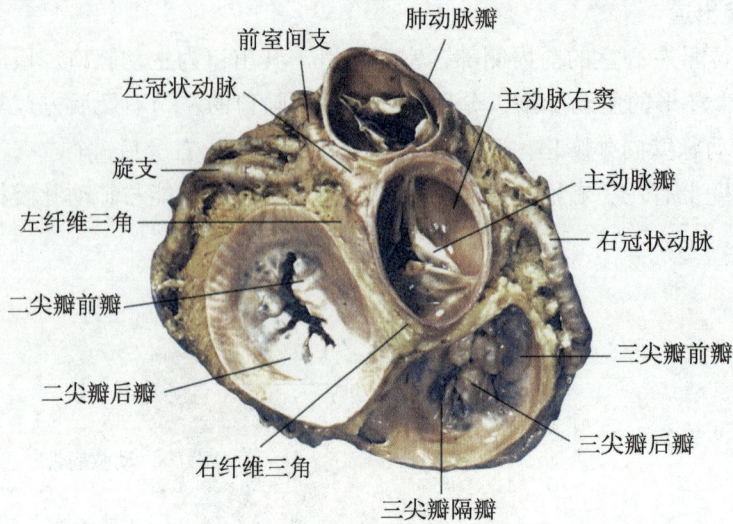

图8-10 心瓣膜

（三）心间隔

心间隔把心分隔为容纳动脉血的左半心和容纳静脉血的右半心（如图8-11所示）。

1. 房间隔（interatrial septum）

房间隔位于左、右心房之间，向前方倾斜，由两层心内膜和其间的结缔组织及少量的心房肌纤维共同构成。

2. 室间隔（interventricular septum）

室间隔位于左、右心室之间，分为膜部和肌部两部分。膜部为胚胎时期室间孔闭合后的遗迹，该处薄弱，是室间隔缺损的好发部位。

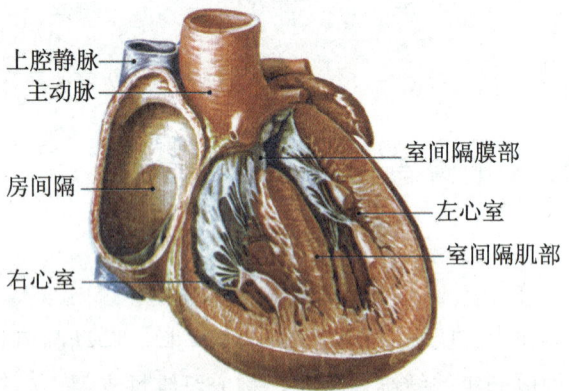

图8-11 心间隔

五、心传导系统

心传导系统由特殊分化的心肌细胞构成，有自律性和传导性，能产生和传导冲动，控制心的节律性活动。心的传导系统包括**窦房结、结间束、房室结、房室束、左右束支和Purkinje纤维网**（如图8-12所示）。窦房结是心的正常起搏点，由它发出的冲动经结间束、房室结、房室束、左右束支和Purkinje纤维网到达心室肌，完成一个心动周期。

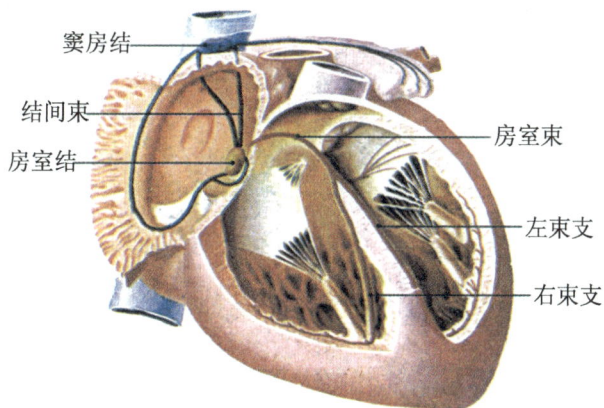

图8-12　心传导系统

六、心的血管

心的血供来自左、右冠状动脉。静脉血主要经心的静脉回流，最终汇入冠状窦，小部分直接流入右心房，极少部分流入左心房和左、右心室。

（一）动脉

1. 左冠状动脉

左冠状动脉起于主动脉左窦，主干短粗，在肺动脉干和左心耳之间入冠状沟，随即分为前室间支和旋支（如图8-13所示）。

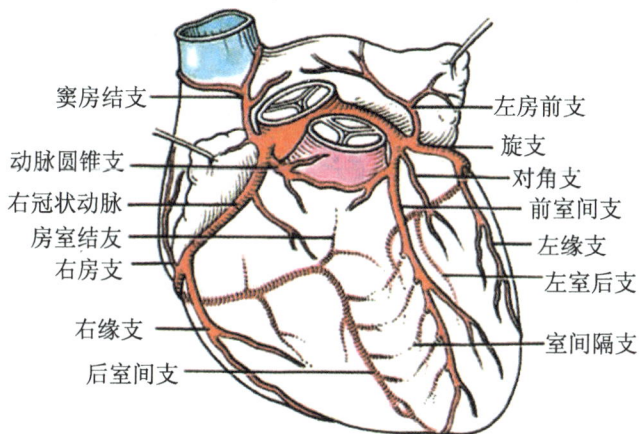

图8-13　心冠状动脉模式图

（1）前室间支

前室间支又称前降支，为左冠状动脉主干的延续，沿前室间沟走行，绕过心尖切迹，与后室间支吻合。前室间支分布于左心室前壁、部分右心室前壁和室间隔前2/3区域。前室间支阻塞，则引起左室前壁心肌及室间隔前部心肌梗死，并可发生束支传导阻滞，故临床上称此支为"猝死动脉"。

（2）旋支

旋支沿冠状沟左后行，绕过心左缘至左心室膈面，分支分布于左心房、左心室左侧面及膈面。旋支闭塞时常引起左室侧壁或膈壁心肌梗死。

2. 右冠状动脉

右冠状动脉起于主动脉右窦，于右心耳与肺动脉干之间沿冠状沟右行，绕心右缘进入膈面的冠状沟内（如图8-13所示），至房室交点附近分为后室间支和左室后支。

（1）后室间支

后室间支较粗大，为主干的延续，向左、右侧和深面发出分支，分布于后室间沟两侧的心室壁和室间隔的后下1/3。

（2）左室后支

左室后支较细小，分布于左心室后壁。

（二）静脉

心的静脉血可经以下3条途径回流。

1. 心最小静脉

心最小静脉是位于心壁内的小静脉，自心壁肌层的毛细血管网开始，直接开口于心房或心室腔。

2. 心前静脉

心前静脉有1～4支，起于右心室前壁，向上越过冠状沟直接注入右心房。

3. 冠状窦

冠状窦位于心膈面，左心房与左心室之间的冠状沟内（如图8-13所示），其主要属支有**心大静脉**、**心中静脉**和**心小静脉**。

七、心包

心包（pericardium）是包裹在心和大血管根部的纤维囊，分为外层的纤维心包和内层的浆膜心包两层（如图8-14所示）。

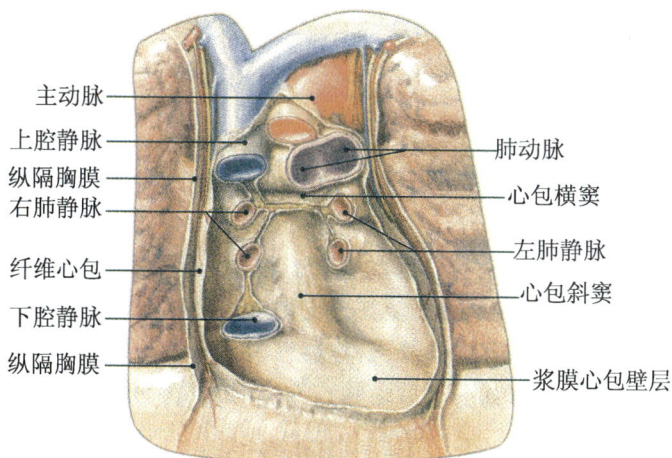

主动脉
上腔静脉
纵隔胸膜
右肺静脉
纤维心包
下腔静脉
纵隔胸膜

肺动脉
心包横窦
左肺静脉
心包斜窦
浆膜心包壁层

图8-14　心包

1. 纤维心包

纤维心包为坚韧的结缔组织囊，上方与大血管的外膜相连续，下方与膈的中心腱融合。

2. 浆膜心包

浆膜心包为贴附于心表面、大血管根部表面及纤维心包内面的浆膜。浆膜心包紧贴于心和大血管根部的，称脏层；贴附于纤维心包内表面的，称壁层。脏、壁两层于大血管根部相互转移折行，两层之间形成的腔隙，称**心包腔**。心包腔内含少量心包液，起润滑作用，可减少心搏动时的摩擦。

浆膜心包脏、壁两层返折处的间隙，称**心包窦**。心包窦包括心包横窦、心包斜窦和心包前下窦。**心包横窦**位于升主动脉和肺动脉干的后方、上腔静脉和左心房的前方；**心包斜窦**位于左心房后壁与心包后壁之间；**心包前下窦**位于心包腔前下部。当人体直立时，心包前下窦位置最低。

八、心的体表投影

心在胸前壁的体表投影，可以用以下4点的连线来表示（如图8-15所示）。

1. 左上点

左上点位于左侧第2肋间隙，距胸骨左缘约1.2 cm处。

2. 右上点

右上点位于右侧第3肋软骨上缘，距胸骨右缘约1 cm处。

3. 左下点

左下点位于左侧第5肋间隙，距前正中线7～9 cm处。该点相当于心尖部。

4. 右下点

右下点位于右侧第7胸肋关节处。

了解心的体表投影，对诊断心脏疾病有着重要的临床意义。

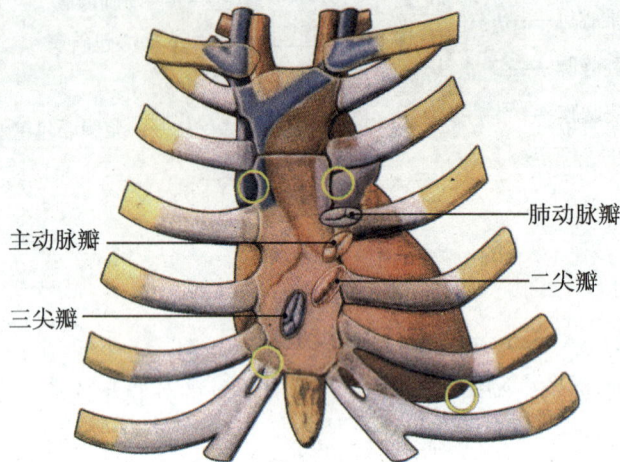

图8-15 心的体表投影

第三节 动 脉

动脉是将血液从心室运送到全身各处的血管。由左心室发出的主动脉及其各级分支输送动脉血，而自右心室发出的肺动脉干及其分支则输送静脉血。动脉分支离开主干进入器官前，称器官外动脉；进入器官内的分支，称器官内动脉。动脉的命名多与它们营养的器官（如肝动脉）、所在的位置（如肋间后动脉）、方位（如冠状动脉）及所伴行骨的名称（如股动脉）一致。

一、肺循环的动脉

1. 肺动脉干

肺动脉干短而粗，位于心包内，起自右心室，向左后上方斜行，至主动脉弓下方，分为左、右肺动脉。

2. 左肺动脉

左肺动脉较短，经左主支气管前方左行，至左肺门处分为2支，进入左肺上、下叶。

3. 右肺动脉

右肺动脉较长，经升主动脉和上腔静脉的后方向右横行，至右肺门处分为3支，进入右肺上、中、下叶。

在肺动脉干分叉处的稍左侧有一纤维性结缔组织索连于主动脉弓下缘，称**动脉韧带**，是动脉导管闭锁后遗迹。人在出生6个月后如动脉导管仍未闭锁，称动脉导管未闭，这是一种常见的先天性心脏病。

二、体循环的动脉

主动脉（aorta）是体循环的动脉主干，依据其走行部位和形态分为升主动脉、主动脉弓及降主动脉3部分。

升主动脉起自左心室，在上腔静脉左侧向右前上方斜行，至右侧第2胸肋关节高度移行为主动脉弓。升主动脉根部发出左、右冠状动脉。

主动脉弓位于胸骨柄后方，呈弓形弯向左后方，至第4胸椎体下缘向下移行为降主动脉。主动脉弓壁内有压力感受器，可感受血压变化，反射性地调节血压。主动脉弓凸侧自右向左依次发出头臂干、左颈总动脉和左锁骨下动脉3大分支。在主动脉弓下方有2~3个粟粒状小体，称**主动脉小球**，属化学感受器，可感受动脉血氧、二氧化碳含量和血液pH的变化。

降主动脉沿脊柱左前方下行，在第12胸椎水平穿膈的**主动脉裂孔**进入腹腔，至第4腰椎体下缘处分为左、右髂总动脉。降主动脉以膈的主动脉裂孔为界，分为胸主动脉和腹主动脉。

（一）头颈部的动脉

头颈部的动脉主干是颈总动脉和锁骨下动脉。

1. 颈总动脉（common carotid artery）

颈总动脉是头颈部的动脉主干，左侧起自主动脉弓，右侧起自头臂干，两侧颈总动脉均经过胸锁关节后方，沿食管、气管和喉的外侧上行，至甲状软骨上缘平面分为颈内动脉和颈外动脉。

颈总动脉分叉处有颈动脉窦和颈动脉小球2个重要结构。**颈动脉窦**是颈总动脉末端和颈内动脉起始处的膨大部分，壁内有压力感受器，当血压升高时，可反射性引起心跳减慢、血压下降。**颈动脉小球**为一扁椭圆形、粟粒状小体，借结缔组织连于颈内、外动脉分叉处的后方，属化学感受器，可感受血液中二氧化碳浓度的变化，调节呼吸运动。

（1）颈外动脉

颈外动脉自颈总动脉分出后，上行穿腮腺，至下颌颈处分为颞浅动脉和上颌动脉2个终支（如图8-16所示）。颈外动脉的主要分支有甲状腺上动脉、舌动脉和面动脉等。

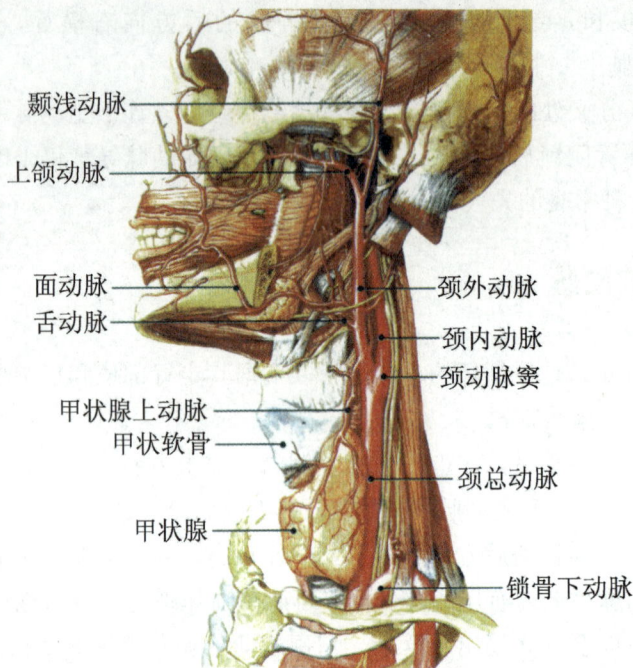

颞浅动脉
上颌动脉
面动脉
舌动脉
甲状腺上动脉
甲状软骨
甲状腺
颈外动脉
颈内动脉
颈动脉窦
颈总动脉
锁骨下动脉

图8-16 颈外动脉及其分支

① 甲状腺上动脉：起自颈外动脉的起始处，行向前下方，到达甲状腺侧叶上端，分支分布于甲状腺上部和喉。

② 舌动脉：平对舌骨大角起自颈外动脉，经舌骨舌肌深面进入舌内，分支分布于舌、腭扁桃体和舌下腺等处。

③ 面动脉：在下颌骨下缘、咬肌止点前缘处，位置表浅，为临床上压迫止血的部位。面动脉在面部经口角和鼻翼外侧上行达内眦，改名为**内眦动脉**。面动脉分支分布于面部、下颌下腺和腭扁桃体等处。

④ 颞浅动脉：经耳屏前方上行至颞区，分支分布于腮腺及额、顶、颞部软组织。在耳屏的前方，可摸到颞浅动脉的搏动，当头前外侧出血时，可在此压迫止血。

⑤ 上颌动脉：分支分布于硬脑膜、牙、鼻腔、腭、咀嚼肌、外耳道和鼓室等处，其主要分支为**脑膜中动脉**。该动脉向上穿棘孔入颅，紧贴颅骨内面行走，并分为前、后2支，分布于颅骨和硬脑膜。脑膜中动脉前支经过翼点内面，当颞部颅骨骨折时，易导致血管破裂而引起硬膜外血肿。

（2）颈内动脉

颈内动脉由颈总动脉发出后，垂直上行到颅底，经颈动脉管入颅腔，分支分布于脑和视器。

2. 锁骨下动脉（subclavian artery）

锁骨下动脉右侧起自头臂干，左侧直接起自主动脉弓，两侧均从胸锁关节的后方斜向外上，穿斜角肌间隙，经锁骨下方进入腋窝，移行为腋动脉（如图8-17所示）。锁骨下动脉的主要分支有椎动脉、胸廓内动脉和甲状颈干，分别分布于脑和脊髓、胸前壁、心包、膈、腹直肌、甲状腺和肩部等。

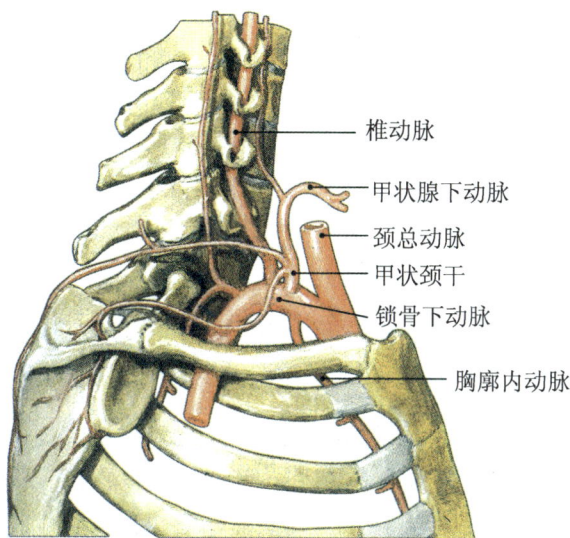

图8-17 锁骨下动脉及其分支

（二）上肢的动脉

1. 腋动脉（axillary artery）

腋动脉是上肢动脉的主干，在第1肋的外侧缘续锁骨下动脉，经腋窝至大圆肌下缘处移行为肱动脉。腋动脉的主要分支有胸肩峰动脉、胸外侧动脉、肩胛下动脉和旋肱后动脉（如图8-18所示）。

2. 肱动脉（brachial artery）

肱动脉于大圆肌下缘续于腋动脉，沿喙肱肌和肱二头肌内侧沟下行至肘窝，平桡骨颈高度分为桡动脉和尺动脉。在肘窝的肱二头肌腱的内侧，可触及肱动脉的搏动，为测量血压时的听诊部位。肱动脉的主要分支为肱深动脉，该分支伴桡神经下行于桡神经沟，分支分布于肱三头肌和肱骨（如图8-18、图8-19所示）。

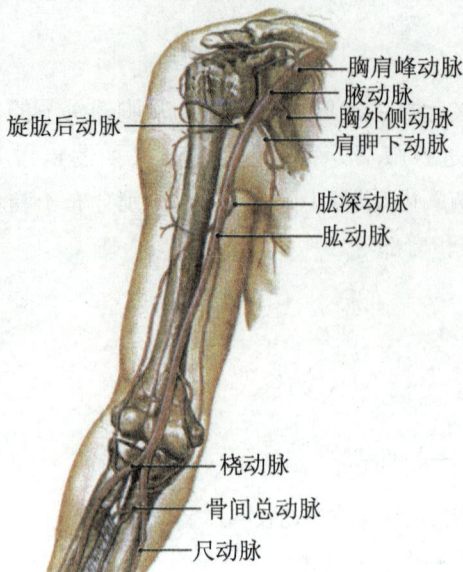

图 8-18 上肢动脉及其分支（1）

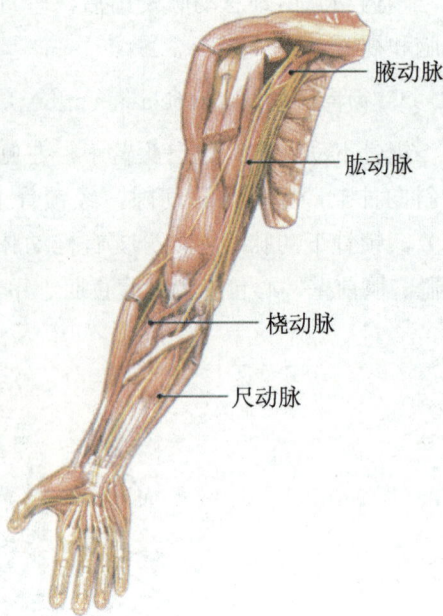

图 8-19 上肢动脉及其分支（2）

3. 桡动脉（radial artery）

桡动脉自肱动脉发出后，沿前臂前面桡侧下行，绕桡骨茎突远侧转向手背，穿第 1 掌骨间隙入手掌。桡动脉分支分布于前臂桡侧肌群、鱼际肌、拇指、示指，并参与肘、腕关节动脉网的组成。桡动脉在前臂远侧、桡侧腕屈肌腱外侧的一段位置表浅，是临床上触摸脉搏的部位。桡动脉主要分支有拇主要动脉和掌浅支。

4. 尺动脉（ulnar artery）

尺动脉自肱动脉分出后，斜向下内侧，在指浅屈肌和尺侧腕屈肌之间下降，经屈肌支持带的浅面入手掌，分出掌深支后，其末端与桡动脉的掌浅支吻合成掌浅弓。尺动脉的主要分支有骨间总动脉和掌深支。

5. 掌浅弓和掌深弓

（1）掌浅弓

掌浅弓位于手掌屈肌腱浅面，由尺动脉末端和桡动脉掌浅支吻合而成，从掌浅弓凸侧发出 3 条指掌侧总动脉和 1 条小指尺掌侧动脉，前者至掌指关节附近又各自分为 2 条指掌侧固有动脉，分别沿第 2～5 指的相对缘走行（如图 8-20 所示）。

（2）掌深弓

掌深弓位于手掌屈肌腱深面，由桡动脉末端与尺动脉掌深支吻合而成，从掌深弓凸侧发出 3 条掌心动脉，分别注入相应的指掌侧总动脉（如图 8-20 所示）。

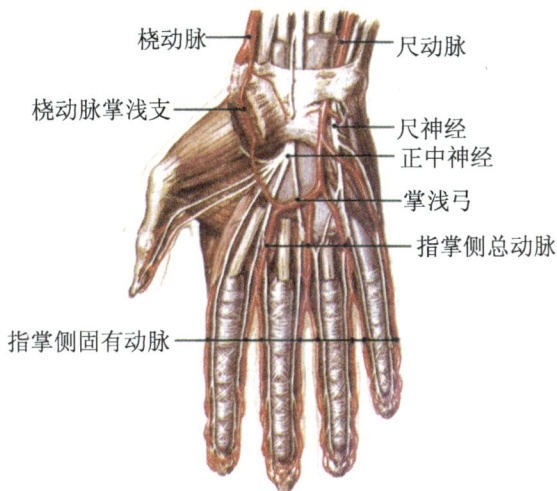

图 8-20 手的动脉

（三）胸部的动脉

胸部的动脉主干是**胸主动脉**（thoracic aorta），其分支有壁支和脏支2条。

1. 壁支

壁支主要有9对**肋间后动脉**和1对**肋下动脉**。9对肋间后动脉位于第3～11肋间隙；肋下动脉在第12肋下缘走行，分支分布于胸壁、腹壁上部、背部和脊髓等处（如图8-21所示）。

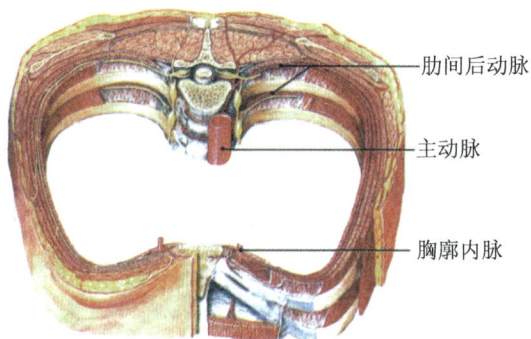

图 8-21 肋间后动脉

2. 脏支

脏支较细小，主要有支气管支、心包支和食管支，分布于气管、支气管、心包和食管等处。

（四）腹部的动脉

腹部的动脉主干是**腹主动脉**（abdominal aorta），如图8-22所示，可分为壁支和脏支2类。

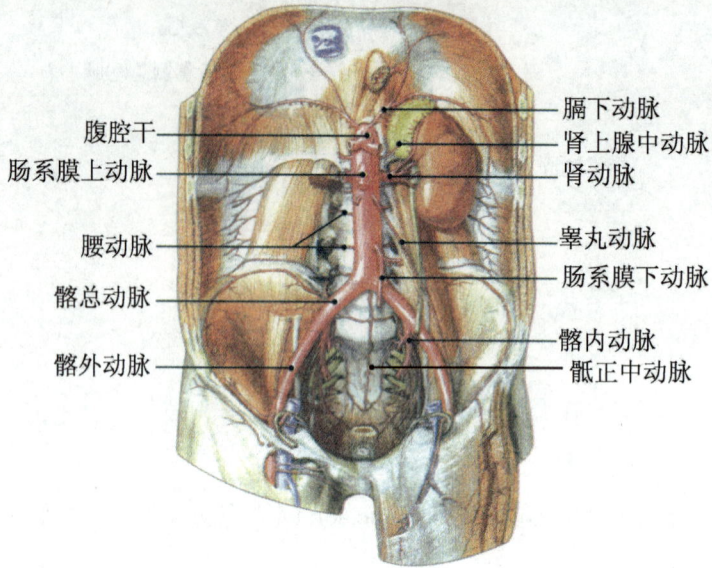

图8-22 腹主动脉

1. 壁支

壁支主要有腰动脉、膈下动脉和骶正中动脉，分布于腹后壁、膈下面、脊髓、肾上腺和盆腔后壁等处。

2. 脏支

脏支分为成对的和不成对的2种。

（1）成对的脏支

① **肾上腺中动脉**：约平第1腰椎处起自腹主动脉侧壁，分布至肾上腺。

② **肾动脉**：平第2腰椎高度起自腹主动脉侧壁，横行向外达肾门，分2～3支入肾。

③ **生殖腺动脉**：在男性为**睾丸动脉**，细而长，参与精索的构成；在女性为**卵巢动脉**，分支分布于卵巢和输卵管。

（2）不成对的脏支

① **腹腔干**：粗而短，在主动脉裂孔稍下方发自腹主动脉，随即分为**胃左动脉**、**脾动脉**和**肝总动脉**3支（如图8-23所示）。

肝左、右支
胆囊动脉
胆固有动脉
肝门静脉
胃右动脉
肝总动脉
胃网膜右动脉

胃左动脉
脾动脉
腹腔干
胃网膜左动脉

（A）胃前面

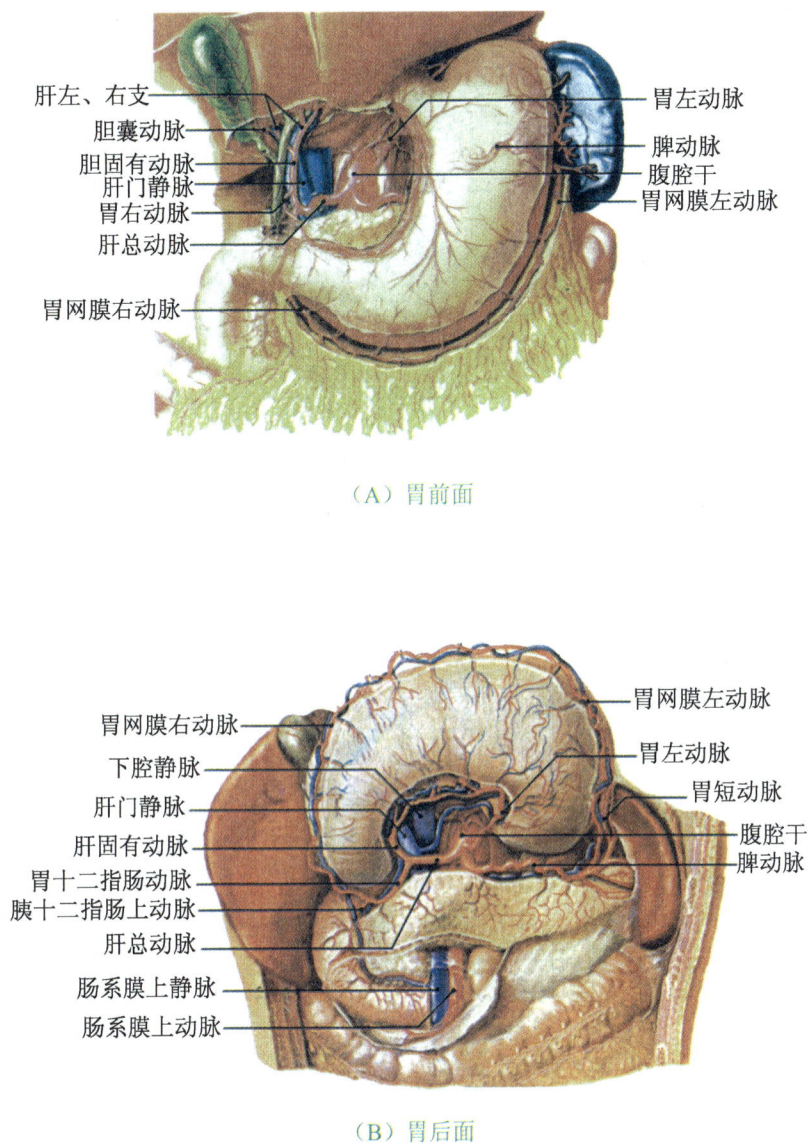

胃网膜右动脉
下腔静脉
肝门静脉
肝固有动脉
胃十二指肠动脉
胰十二指肠上动脉
肝总动脉
肠系膜上静脉
肠系膜上动脉

胃网膜左动脉
胃左动脉
胃短动脉
腹腔干
脾动脉

（B）胃后面

图8-23　腹腔干及其分支

② **肠系膜上动脉**：平第1腰椎高度起自腹主动脉前壁，沿途分支分布于胰头、十二指肠、空肠、回肠、盲肠、阑尾、升结肠和横结肠等（如图8-24所示）。

③ **肠系膜下动脉**：平第1腰椎高度起自腹主动脉，行向左下方，分支分布于结肠左曲、降结肠、乙状结肠和直肠上部（如图8-25所示）。

肠系膜上、下动脉的各结肠支间互相吻合，从回盲部至乙状结肠末端，形成一完整的动脉弓，称**边缘动脉**。从边缘动脉发出终末支，垂直进入结肠壁。

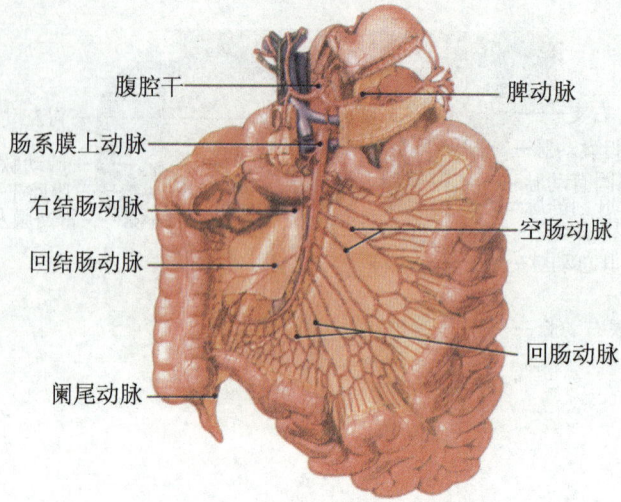

图8-24 肠系膜上动脉及其分支

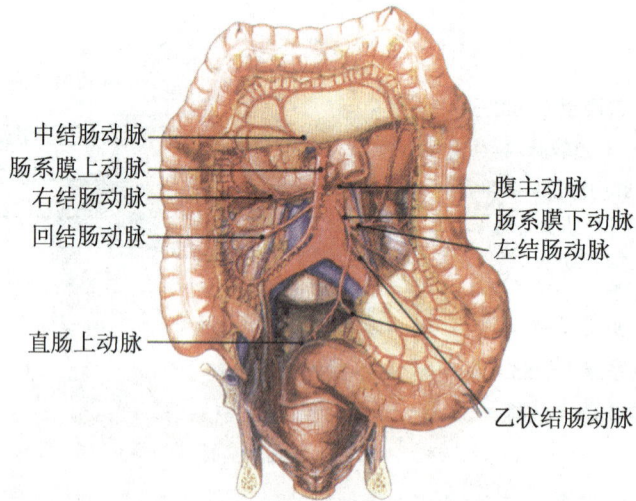

图8-25 肠系膜上、下动脉及其分支

（五）盆部的动脉

腹主动脉在第4腰椎平面分为左、右**髂总动脉**，髂总动脉沿腰大肌内侧向外下行，至骶髂关节处，分为髂内动脉和髂外动脉。

1. 髂内动脉（internal iliac artery）

髂内动脉为一短干，分壁支和脏支，分布于盆腔脏器、盆壁和部分大腿肌（如图8-26所示）。

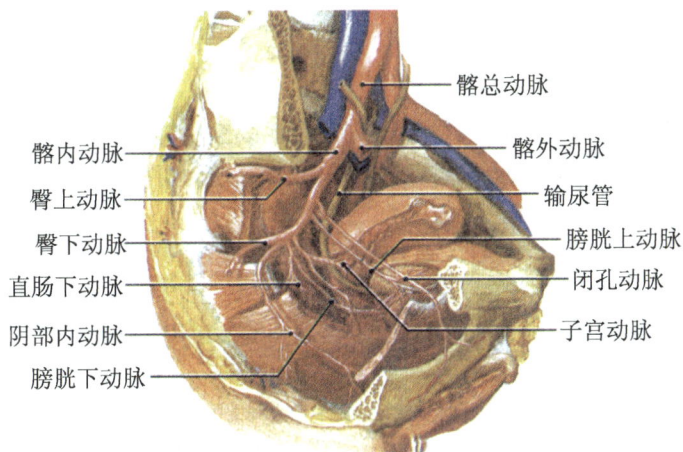

图8-26 髂内动脉

（1）壁支

壁支主要分支有髂腰动脉，骶外侧动脉，臀上、下动脉和闭孔动脉，分布于髋关节、臀肌和大腿肌内侧群等处。

（2）脏支

脏支主要分支有膀胱下动脉、直肠下动脉和子宫动脉，分布于膀胱、直肠、子宫、阴道及会阴部等处。

2. 髂外动脉（external iliac artery）

髂外动脉沿腰大肌内侧缘下行，经腹股沟韧带的深面入股三角，移行为股动脉。髂外动脉的分支主要有腹壁下动脉和旋髂深动脉。

（六）下肢的动脉

1. 股动脉（femoral artery）

股动脉是髂外动脉的直接延续，经股三角入收肌管，出收肌腱裂孔至腘窝，移行为腘动脉（如图8-27所示）。股动脉的主要分支为股深动脉，股深动脉再分出旋股内侧动脉、旋股外侧动脉和2～4条穿动脉，分支分布于大腿肌和髋关节。在腹股沟韧带中点下方可摸到股动脉搏动，当下肢外伤出血时，可在此处压迫股动脉进行止血。

2. 腘动脉（popliteal artery）

腘动脉自收肌腱裂孔处由股动脉移行而来，位于

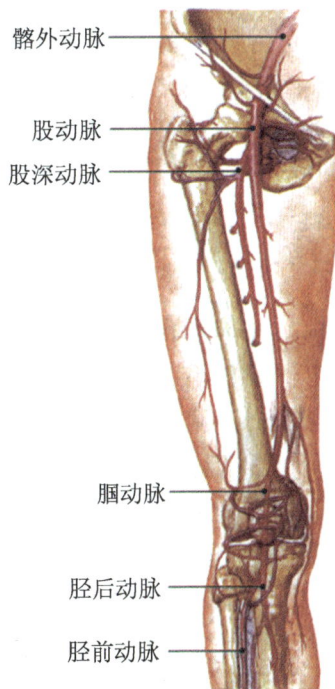

图8-27 股动脉

193

腘窝深部，下行至腘肌下缘，分为胫前动脉和胫后动脉。腘动脉的分支分布于膝关节及其附近的肌肉。

3. 胫前动脉（anterior tibial artery）

胫前动脉自腘动脉分出后，立即穿小腿骨间膜至小腿前面，沿骨间膜前面下降至踝关节前方，于伸肌下支持带下缘移行为足背动脉（如图8-28所示）。

4. 胫后动脉（posterior tibial artery）

胫后动脉是腘动脉的直接延续，在小腿后面浅、深层肌之间下行，经内踝后方至足底，分为足底内侧动脉和足底外侧动脉2条终支（如图8-29所示）。

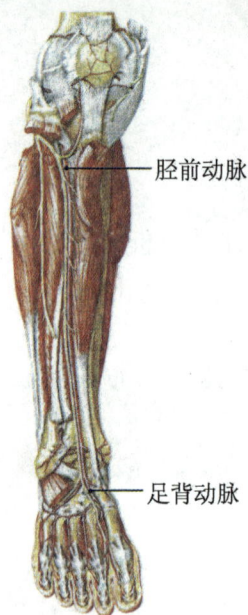

图8-28 胫前动脉

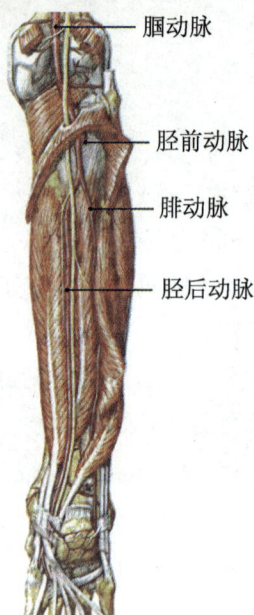

图8-29 胫后动脉

（1）腓动脉

腓动脉沿腓骨内侧下行，沿途分布于腓骨及其附近诸肌、外踝和跟骨外侧面，并参与外踝网的构成。

（2）足底内侧动脉

足底内侧动脉沿足底内侧前行，分布于足底内侧（如图8-30所示）。

（3）足底外侧动脉

足底外侧动脉在足底斜行至第5跖骨底处，转向内侧至第1跖骨间隙，与足背动脉的足底深支吻合成足底深弓（如图8-30所示）。

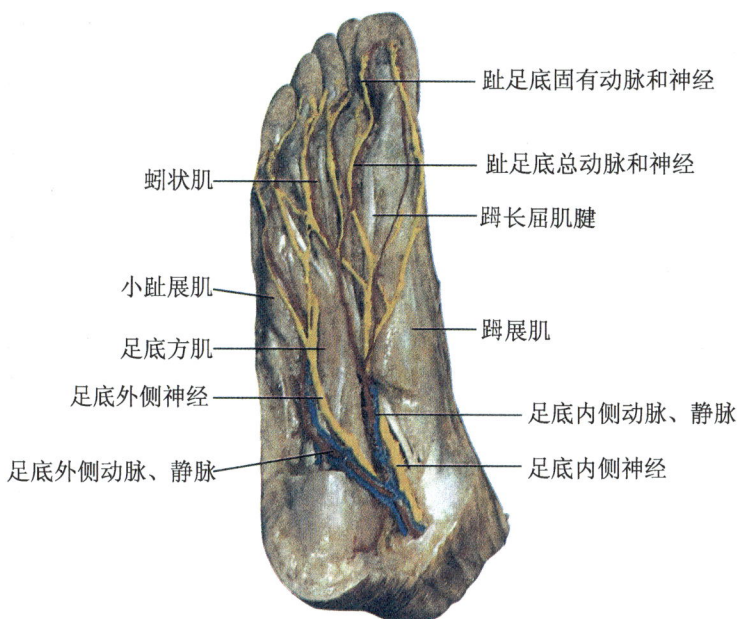

图 8-30　足底的动脉

5．足背动脉（dorsal artery of foot）

足背动脉在踝关节的前方续于胫前动脉，于第1跖骨间隙近侧分为第1跖背动脉和足底深支2条终支。足背动脉位置浅表，在踇长伸肌腱的外侧可触及其搏动。当足背部出血时，可压迫此处进行止血。

第四节　静　脉

静脉（vein）是输送血液回心的管道，始于毛细血管，止于心房。全身的静脉可分为肺循环的静脉和体循环的静脉。

一、肺循环的静脉

肺静脉（pulmonary vein）左、右各一对，分别为左上、左下肺静脉和右上、右下肺静脉。肺静脉起自肺门，注入左心房。肺静脉将含氧量高的动脉血输送到心脏。

二、体循环的静脉

体循环的静脉与动脉相比较，具有以下特点：

① 静脉管壁薄、管腔大，内膜折叠形成**静脉瓣**（venous valve）。静脉瓣一般成

对排列，呈半月状小袋，袋口朝向心，可防止血液逆流（如图8-31所示）。人体受重力影响较大部位，如下肢，静脉瓣较多。

② 体循环的静脉一般分为浅、深2组。浅静脉又称**皮下静脉**，位置表浅，一般无动脉伴行，最终注入深静脉。临床常通过浅静脉进行输液、采血和插管。深静脉位于深筋膜的深面或体腔内，多与同名动脉伴行。

③ 静脉吻合丰富。浅静脉之间、深静脉之间和浅、深静脉之间均有广泛的吻合。浅静脉常吻合成静脉网，深静脉常形成静脉丛。

④ 某些部位静脉结构特殊，如**板障静脉**（diploic vein）位于颅骨板障内，与颅内、外静脉相交通，数目较多，壁薄无瓣膜，仅由一层由弹性组织组成的内皮构成（如图8-32所示）；**硬脑膜窦**（sinuses of dura mater）行于两层硬脑膜之间，窦壁无平滑肌，无瓣膜，窦腔常处于开放状态，利于颅内血液回流，但外伤时出血难止。

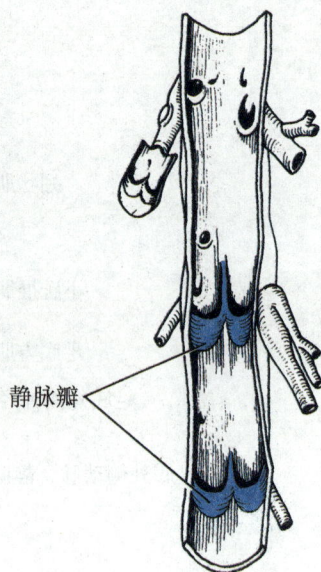

静脉瓣

图8-31 静脉瓣

板障静脉

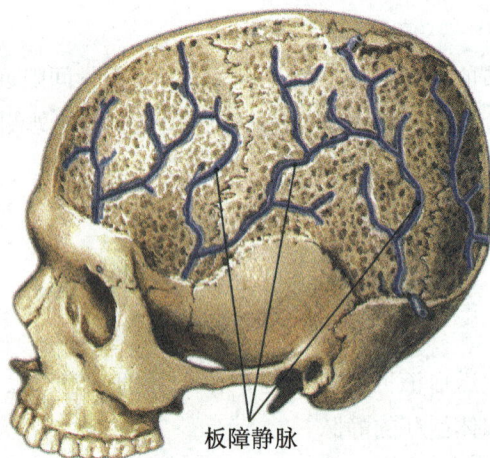

图8-32 板障静脉

体循环的静脉可分为上腔静脉系、下腔静脉系和心静脉系。

（一）上腔静脉系

上腔静脉系由上腔静脉及其属支构成，可收集头颈、上肢、胸壁及部分胸腔脏器的静脉血。**上腔静脉**（superior vena cava）由左、右头臂静脉在右侧第1胸肋结合处后方汇合而成，垂直下降至右侧第3胸肋关节下缘注入右心房，入心前接收奇静脉（如图8-33所示）。

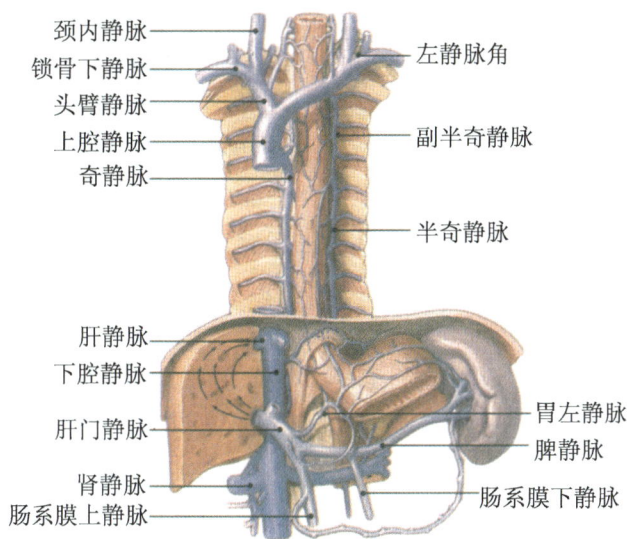

图 8-33 上腔静脉及其属支

1. 头臂静脉（brachiocephalic vein）

头臂静脉由颈内静脉和锁骨下静脉在胸锁关节后方汇合而成，汇合处形成的夹角，称**静脉角**（venous angle），是淋巴导管注入静脉的部位。头臂静脉还接收椎静脉、胸廓内静脉、甲状腺下静脉等。

2. 头颈部的静脉

（1）颈内静脉（internal jugular vein）

颈内静脉是头颈部静脉回流的主干，上端在颈静脉孔处续于乙状窦，沿颈内动脉和颈总动脉外侧下降，至胸锁关节后方与锁骨下静脉汇合成头臂静脉，收集颅骨、脑、面浅部和颈部大部分区域的静脉回流（如图 8-34 所示）。颈内静脉属支较多，可分为颅内属支和颅外属支。

① 颅内属支：包括来自脑、脑膜、颅骨、视器和前

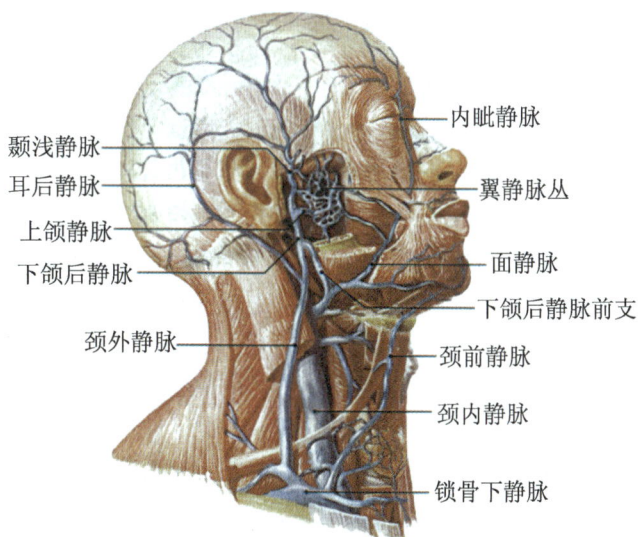

图 8-34 头颈部的静脉

庭蜗器等处的静脉，这些静脉最后经乙状窦注入颈内静脉。

② 颅外属支：**面静脉**（facial vein）起自内眦静脉，在面动脉后方与其伴行，汇入颈内静脉。**下颌后静脉**（retroman dibular vein）由颞浅静脉和上颌静脉在腮腺内汇合而成，至腮腺下端处分为前、后2支，分别注入面静脉和颈外静脉。

（2）颈外静脉（external jugular vein）

颈外静脉是颈部最大的浅静脉，由下颌后静脉后支、耳后静脉和枕静脉汇合而成，在胸锁乳突肌表面下行，经前斜角肌前面或外侧，穿颈深筋膜注入锁骨下静脉，主要收集头皮、面部和部分深层组织的静脉血。颈外静脉位置表浅，临床儿科常在此做静脉穿刺。

（3）锁骨下静脉（subclavian vein）

锁骨下静脉于第1肋外侧缘续于腋静脉，横过前斜角肌前面，与颈内静脉合成头臂静脉。锁骨下静脉的主要属支有腋静脉、颈外静脉等。

3. 上肢的静脉

上肢的静脉分浅、深2组。浅静脉位于皮下浅筋膜内，深静脉位于肌之间并与动脉伴行。

（1）上肢的浅静脉

上肢的浅静脉包括头静脉、贵要静脉、肘正中静脉和其他小的浅静脉及其属支（如图8-35所示）。

① **头静脉**（cephalic vein）：起于手背静脉网的桡侧，转至前臂前面桡侧上行，在肱二头肌外侧，经三角肌胸大肌间沟，穿深筋膜注入腋静脉或锁骨下静脉。头静脉收集来自手、前臂桡侧的浅静脉血。

② **贵要静脉**（basilic vein）：起于手背静脉网的尺侧，转至前臂尺侧上行，在肘窝接收肘正中静脉后，在肱二头肌内则上升至臂部中点稍下方，穿深筋膜注入肱静脉或腋静脉。贵要静脉收集来自手和前臂尺侧的浅静脉血。

③ **肘正中静脉**（median cubital vein）：肘正中静脉斜行于肘前部皮下，连接头静脉和贵要静脉，并借交通支与深静脉相连。肘正中静脉是临床采血、输血和药物注射的常用部位。

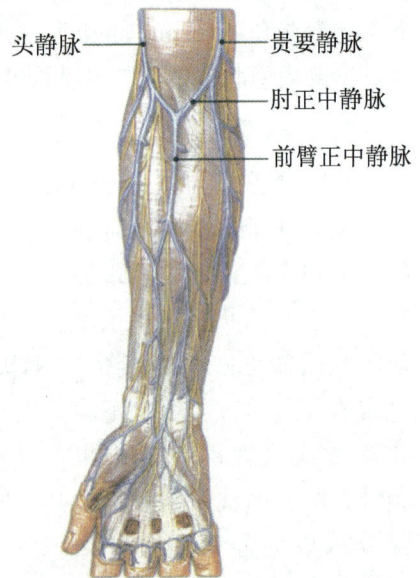

图8-35 上肢的浅静脉

（2）上肢的深静脉

与同名动脉伴行，多为2条，最终注入腋静脉。腋静脉自大圆肌下缘续于肱静脉，向内上行至第1肋外侧缘与锁骨下静脉相续，收集上肢所有浅、深静脉血。

4. 胸部的静脉

胸部的静脉主要有胸腹壁静脉和奇静脉。

（1）胸腹壁静脉

胸腹壁静脉行于胸腹壁的前外侧浅筋膜内，将腹壁浅静脉与胸外侧静脉相连，从而使股静脉和腋静脉相交通，借以连通上、下腔静脉。

（2）奇静脉（azygos vein）

奇静脉起自右腰升静脉，穿膈沿脊柱右侧上行，至第4胸椎高度，弓形向前绕右肺根上方，注入上腔静脉。奇静脉收集右侧肋间后静脉、食管静脉、支气管静脉，以及半奇静脉和副半奇静脉的静脉血，是沟通上、下腔静脉的重要通道之一。

（二）下腔静脉系

下腔静脉系的主干为下腔静脉。**下腔静脉**（inferior vena cava）是人体最粗大的静脉，由左、右髂总静脉在第5腰椎平面汇合而成，沿腹主动脉右侧上行，经肝的腔静脉沟，穿过膈的腔静脉孔上行并开口于右心房（如图8-36所示）。

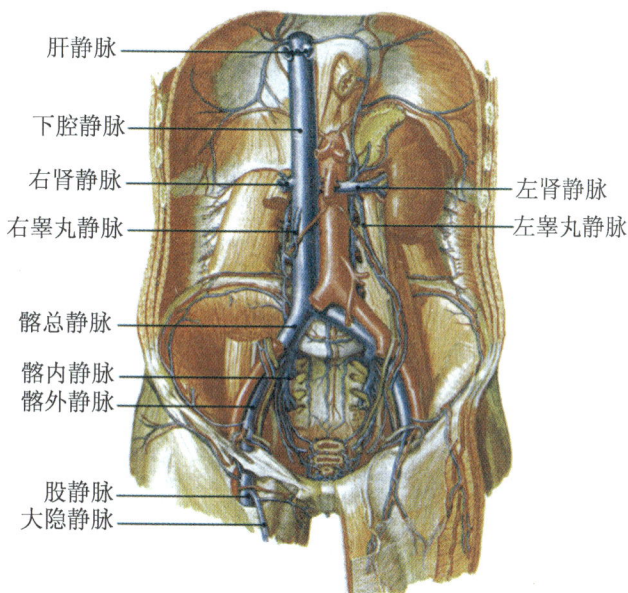

图8-36 下腔静脉

1. 下肢的静脉

下肢的静脉与上肢的静脉相似，也可分为浅、深2组。

（1）下肢的浅静脉

下肢的浅静脉主要有大隐静脉和小隐静脉。

① 大隐静脉（great saphenous vein）：是人体最长的静脉，起自足背静脉弓的内侧，经内踝前方，沿小腿及大腿内侧上行，在耻骨结节外下方3～4 cm处穿隐静脉裂孔注入股静脉。在注入股静脉之前，大隐静脉有5条重要属支，即股内侧浅静脉、股外侧浅静脉、腹壁浅静脉、旋髂浅静脉和阴部外静脉（如图8-37所示）。在内踝前方，大隐静脉位置表浅且恒定，是临床上静脉切开和输液的常用部位。

② 小隐静脉（small saphenous vein）：起于足背静脉弓的外侧，经外踝后方，沿小腿后面正中线上行，穿深筋膜注入腘静脉（如图8-38所示）。

旋髂浅静脉 —— 腹壁浅静脉
—— 阴部外静脉
股外侧浅静脉 —— 股内侧浅静脉
大隐静脉 ——

小隐静脉 ——

足背静脉弓 ——

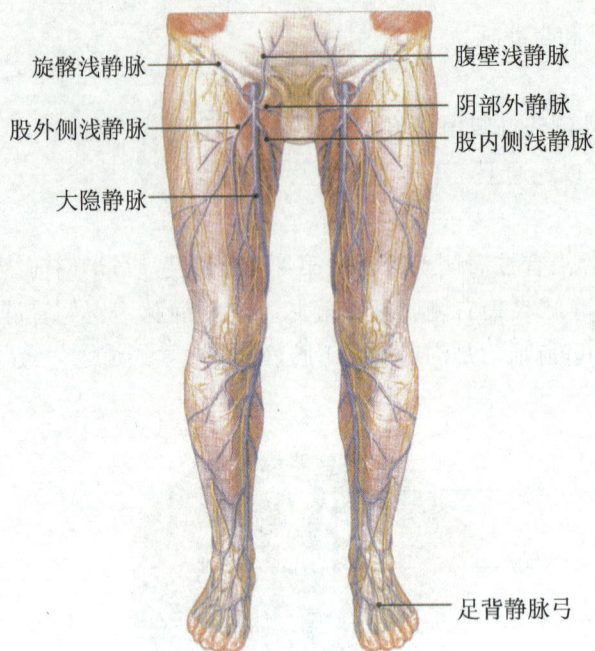

图 8-37 大隐静脉   图 8-38 小隐静脉

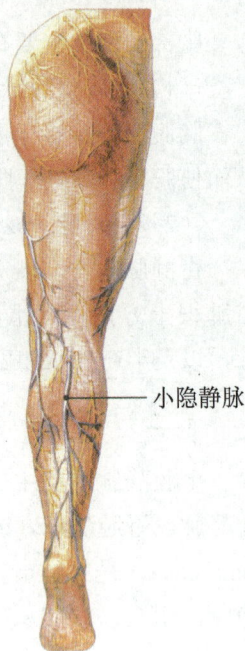

（2）下肢的深静脉

下肢的深静脉与同名动脉伴行。在膝关节以下，1条动脉有2条静脉伴行，收集同名的动脉分布区的静脉血。

2. 盆部的静脉

（1）髂内静脉（internal iliac vein）

髂内静脉与髂内动脉伴行，粗而短，其属支分为脏支和壁支，收集同名动脉分布区的静脉血。脏支的特点是在器官周围或壁内形成静脉丛，如膀胱、子宫和直肠静脉丛等，这些静脉丛在盆腔器官受压迫或扩张时有助于血液回流。

（2）髂外静脉（external iliac vein）

髂外静脉是股静脉的直接延续，起自腹股沟韧带后方，沿骨盆上口上行至骶髂关节前下方，与髂内静脉汇合，形成髂总静脉。

（3）髂总静脉（common iliac vein）

髂总静脉由髂内、外静脉于骶髂关节前方汇合而成，两侧的髂总静脉斜行向上至第5腰椎右前方，与对侧髂总静脉汇合成下腔静脉。

3. 腹部的静脉

腹部的静脉分壁支和脏支2种（如图8-36所示）。

（1）壁支

壁支主要有膈下静脉和4对腰静脉。腰静脉直接注入下腔静脉，各腰静脉间纵行相连成腰升静脉，左、右腰升静脉向上分别注入半奇静脉和奇静脉，向下注入髂总静脉。

（2）脏支

① **睾丸静脉**（testicular vein）：起自睾丸和附睾，形成蔓状静脉丛，缠绕睾丸动脉，右侧者以锐角注入下腔静脉，左侧者以直角注入左肾静脉，故临床精索静脉曲张多发生于左侧。在女性该静脉称**卵巢静脉**（ovarian vein），其回流途径与男性相同。

② **肾静脉**（renal vein）：位于肾动脉前方，近似成直角开口于下腔静脉。由于下腔静脉偏向脊柱右侧，故左肾静脉长度几乎是右肾静脉的3倍。左肾静脉收集左睾丸（卵巢）静脉和左肾上腺静脉。

③ **肾上腺静脉**（suprarenal vein）：左侧者注入左肾静脉，右侧者注入下腔静脉。

④ **肝静脉**（hepatic vein）：源自肝血窦的静脉血在肝小叶形成中央静脉，至肝的腔静脉沟处汇合成肝左、中及右静脉直接注入下腔静脉，引流肝的血液。

4．肝门静脉系（hepatic portal system）

肝门静脉系是下腔静脉系的一部分，由肝门静脉及其属支组成，收集除肝以外的不成对腹腔脏器的静脉血（如图8-39所示）。

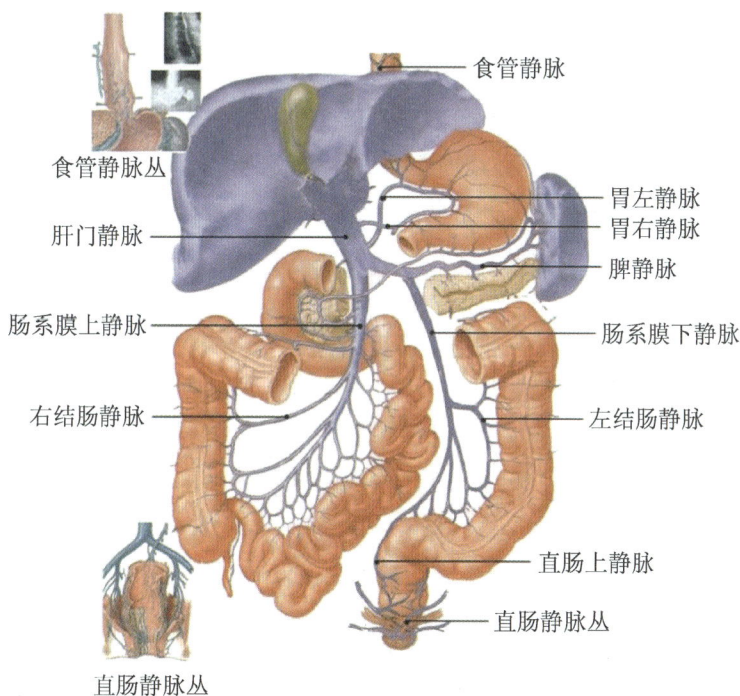

食管静脉
食管静脉丛
胃左静脉
胃右静脉
肝门静脉
脾静脉
肠系膜上静脉
肠系膜下静脉
右结肠静脉
左结肠静脉
直肠上静脉
直肠静脉丛
直肠静脉丛

图8-39 肝门静脉

肝门静脉（hepatic portal vein）起自肠壁等处的毛细血管，终于肝血窦，无静脉瓣。肝门静脉约长 8 cm，由肠系膜上静脉和脾静脉在下腔静脉前方，胰头、体交界处后方汇合而成。

（1）肝门静脉的主要属支

① **肠系膜上静脉**（superior mesenteric vein）：伴同名动脉行于肠系膜内，收集同名动脉及胃十二指肠动脉分布区回流的静脉血。

② **脾静脉**（splenic vein）：由来自脾的 5～6 条属支组成，经胰后方右行，与肠系膜上静脉汇合成肝门静脉。脾静脉接收同名动脉分布区回流的静脉血，还收集胃后静脉和肠系膜下静脉等。

③ **肠系膜下静脉**（inferior mesenteric vein）：起于来自直肠静脉丛的直肠上静脉，在同名动脉左侧上行，注入脾静脉，引流直肠、乙状结肠和降结肠的静脉血。直肠上静脉通过直肠静脉丛与直肠下静脉和肛静脉吻合。

④ **胃左静脉**（left gastric vein）：沿胃小弯与胃左动脉伴行，引流胃前、后壁的血液。

⑤ **胃右静脉**（right gastric vein）：与胃右动脉伴行，在胃小弯近幽门处向右注入肝门静脉，注入前收集幽门前静脉血。幽门前静脉是胃与十二指肠的分界标志。

⑥ **胆囊静脉**（cystic vein）：收集胆囊壁的静脉血，注入肝门静脉或其右支。

⑦ **附脐静脉**（paraumbilical vein）：起自脐周静脉网的数条小静脉，沿肝圆韧带走行，注入肝门静脉左支。

（2）肝门静脉与上、下腔静脉间的吻合

肝门静脉与上、下腔静脉间的吻合丰富，主要吻合途径有：

① 肝门静脉→胃左静脉→**食管静脉丛**→食管静脉→奇静脉→上腔静脉。当肝门静脉高压时，可致食管静脉丛破裂而呕血。

② 肝门静脉→直肠上静脉→**直肠静脉丛**→直肠下静脉（至髂内静脉）和肛静脉（至阴部内静脉）→下腔静脉。当肝门静脉高压时，曲张的直肠静脉丛破裂，可导致便血。

③ 肝门静脉→附脐静脉→**脐周静脉网**：向上→胸腹壁静脉→腋静脉或锁骨下静脉→上腔静脉，也可经深层的腹壁上静脉→胸廓内静脉→头臂静脉→上腔静脉；向下→腹壁浅静脉→股静脉→髂外静脉→下腔静脉，也可经深层的腹壁下静脉→髂外静脉→下腔静脉。当肝门静脉高压时，脐周静脉网的小静脉曲张，呈现自脐向周围放射状分布的特征，这一特征称"海蛇头"。

④ 肝门静脉经肠系膜上、下静脉的属支与下位肋间后静脉、膈下静脉、腰静脉、肾静脉和睾丸（或卵巢）静脉等小属支吻合，形成腹后壁静脉丛（如图8-40所示）。

正常情况下，肝门静脉系与上、下腔静脉系之间的吻合支细小，血流量很少，并按正常方向分别流入肝门静脉系和上、下腔静脉系。当肝门静脉循环发生障碍（如肝硬化致肝门静脉高压）时，其血液可通过吻合支，经上、下腔静脉回流入心。此时吻合部位的静脉增粗，充血而纡曲。曲张静脉一旦破裂，可引起大出血。

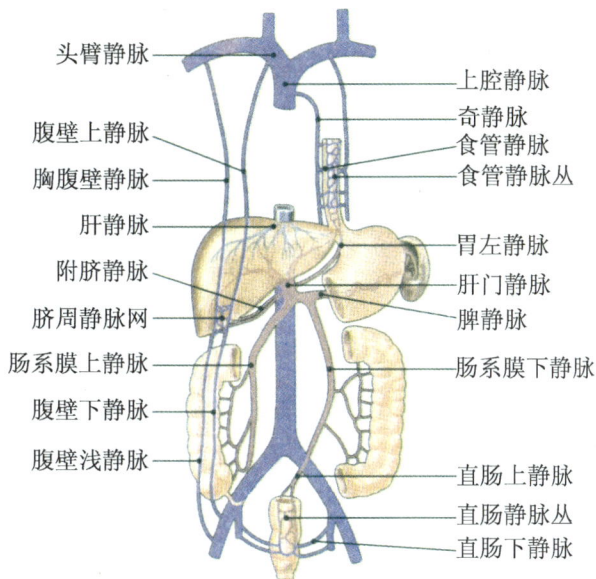

图 8-40 肝门静脉系与上、下腔静脉系间吻合模式图

思考与练习

一、单项选择题

1. 心房和心室在心脏表面的分界标志是（　　）。

    A．前室间沟　　　　　　　　　　B．后室间沟

    C．冠状沟　　　　　　　　　　　D．房间沟

    E．房室交点

2. 心的正常起搏点是（　　）。

    A．窦房结　　　　　　　　　　　B．房室结

    C．结间束　　　　　　　　　　　D．房室束

    E．冠状窦

3. 心室舒张时，防止血液逆流的装置是（　　）。

    A．二尖瓣和三尖瓣　　　　　　　B．主动脉瓣和三尖瓣

    C．肺动脉瓣和二尖瓣　　　　　　D．主动脉瓣和肺动脉瓣

    E．冠状窦

4. 颈外动脉的直接分支是（　　）。

    A．甲状腺下动脉　　　　　　　　B．甲状腺上动脉

    C．脑膜中动脉　　　　　　　　　D．椎动脉

    E．胸廓内动脉

5．肘正中静脉（　　）。

    A．连接贵要静脉和头静脉　　　　　　B．起于手背静脉网的尺侧

    C．注入头臂静脉　　　　　　　　　　D．注入腋静脉或锁骨下静脉

    E．为上肢的深静脉

二、名词解释

1．心包　　　　2．房室交点　　　　3．颈动脉窦

4．静脉角　　　5．体循环

三、问答题

1．自肱动脉插管经何途径到达左冠状动脉前室间支？

2．肘正中静脉推注葡萄糖经过哪些途径可以到达肝？

第九章
淋巴系统

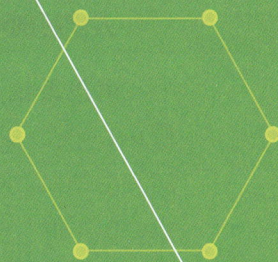

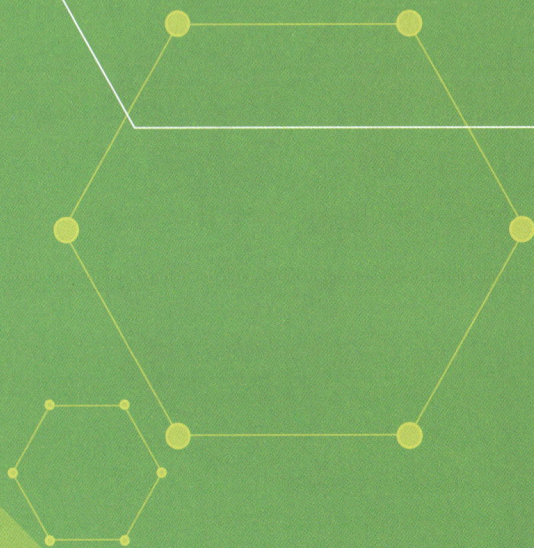

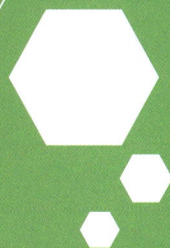

淋巴系统（lymphatic system）由淋巴管道、淋巴器官和淋巴组织组成（如图9-1所示）。淋巴管道内流动着无色透明的液体，称**淋巴**（lymph）。血液经动脉到毛细血管动脉端后，含有某些成分的液体从毛细血管进入组织间隙，形成组织液。组织液与细胞进行物质交换后，大部分在毛细血管静脉端被重吸收入小静脉，小部分进入毛细淋巴管成为淋巴。淋巴沿各级淋巴管向心流动，并经诸多淋巴结的过滤，最后汇入静脉。淋巴系统能协助静脉进行体液回流，淋巴器官和淋巴组织还具有产生淋巴细胞、抗体和滤过淋巴液等功能。

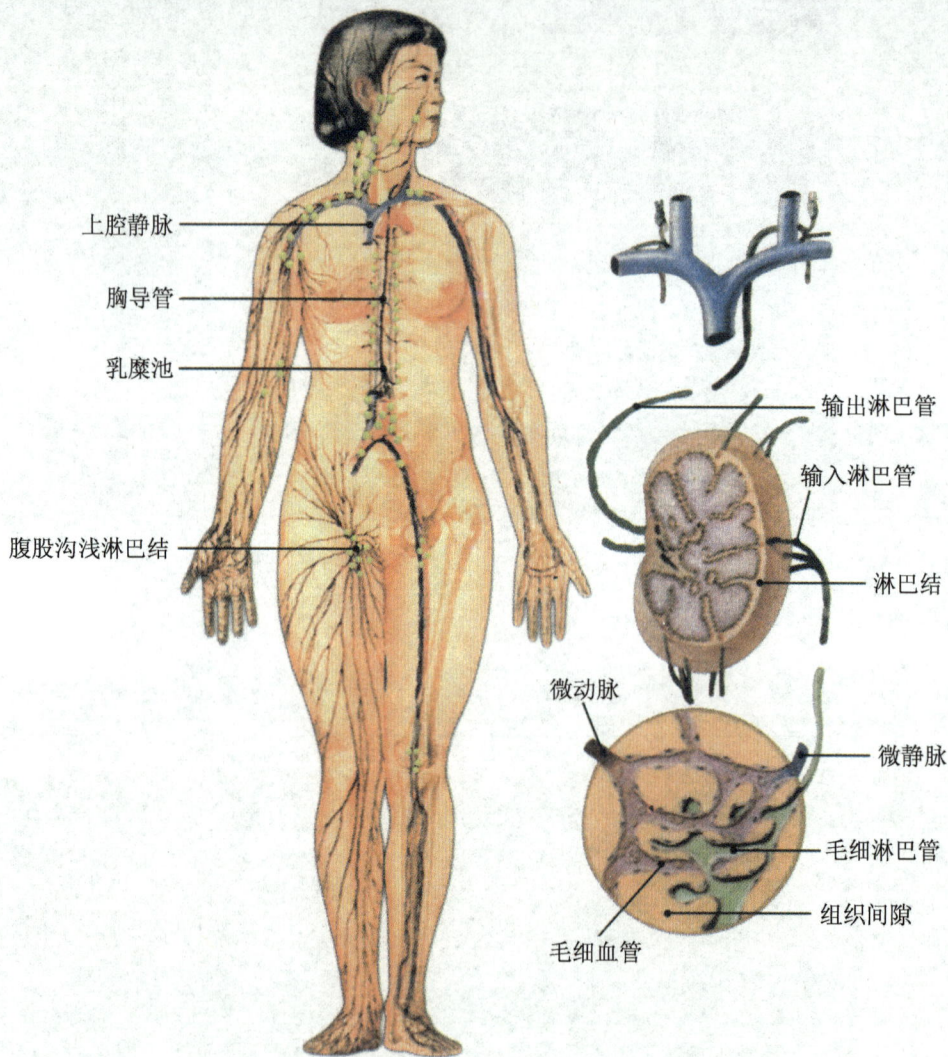

图9-1 淋巴系统模式图

第一节 总 论

一、淋巴系统的组成和结构特点

（一）淋巴组织

淋巴组织是以淋巴细胞为主的网状结缔组织，广泛分布于消化管和呼吸道等的黏膜内，是抵御外来细菌、异物的第二道防线之一。

（二）淋巴管道

淋巴管道分为毛细淋巴管、淋巴管、淋巴干和淋巴导管。

1. 毛细淋巴管（lymphatic capillary）

毛细淋巴管是淋巴管道的起始段。它以膨大的盲端起始于组织间隙，管壁由单层内皮细胞构成，彼此交织成网。毛细淋巴管常与毛细血管伴行，但多位于其深侧。毛细淋巴管的通透性大于毛细血管，故一些大分子物质，如蛋白质、细菌、癌细胞等易进入毛细淋巴管。毛细淋巴管分布广泛，除中枢神经系统、软骨、骨髓、牙釉质、角膜、晶状体、软骨等处无分布外，几乎遍及全身各处。

2. 淋巴管（lymphatic vessel）

淋巴管由毛细淋巴管汇合而成，其结构与静脉相似，但管壁薄，管径较细，有丰富的瓣膜，回流速度较慢。淋巴管分深、浅2种，二者间有广泛的交通。淋巴管在向心途中，要穿过一个或多个淋巴结。

3. 淋巴干（lymphatic trunk）

全身各部的淋巴管经过相应的淋巴结群后，汇合成较大的淋巴干。全身共有9条淋巴干：① 左、右颈干，收集头颈部淋巴；② 左、右锁骨下干，收集上肢和部分胸壁的淋巴；③ 左、右支气管纵隔干，收集胸腔器官和部分胸腹壁的淋巴；④ 左、右腰干，收集下肢、盆部和腹腔内成对器官及部分腹壁的淋巴；⑤ 肠干，收集腹腔内不成对器官的淋巴（如图9-2所示）。

4. 淋巴导管（lymphatic duct）

淋巴导管由9条淋巴干分别汇合而成，全身共有2条，即胸导管和右淋巴导管。

（1）胸导管

胸导管是全身最粗大的淋巴导管，长30～40 cm，起于乳糜池。**乳糜池**是胸导管起始部的膨大处，由左、右腰干和肠干于第1腰椎体的前方汇合而成，经膈主动脉裂孔入胸腔，沿脊柱右前方上行于食管后方，至第5腰椎高度附近转向左侧上行，出胸廓上口达左颈根部，呈弓状弯曲，注入左静脉角。在注入静脉角之前，胸导管还接纳左颈干、左锁骨下干和左支气管纵隔干。胸导管引流下肢、盆部、腹部、左上肢、左胸部和左头颈部的淋巴，即收纳全身3/4的淋巴回流。

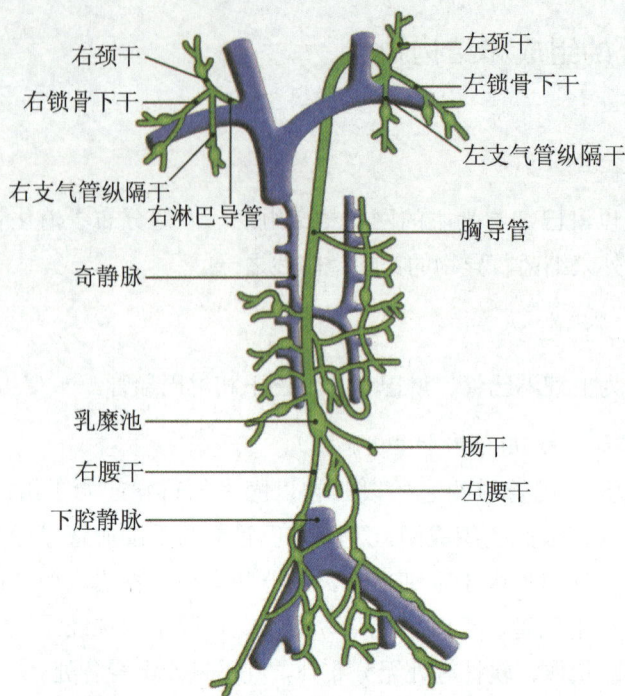

图9-2 淋巴干和淋巴导管

（2）右淋巴导管

右淋巴导管为一短干，长1.0～1.5 cm，由右颈干、右锁骨下干和右支气管纵隔干汇合而成，多注入右静脉角。右淋巴导管引流右头颈部、右上肢和右胸部的淋巴。

（三）淋巴器官

淋巴器官包括淋巴结、脾、胸腺和扁桃体（脾、胸腺和扁桃体的内容见"免疫系统"）。

淋巴结（lymph node）是淋巴管向心行程中的必经器官，通常为灰红色、质软的卵圆形小体，一侧隆凸，有输入淋巴管相连；另一侧凹陷，有输出淋巴管和血管、神经出入，称**淋巴结门**。淋巴结常聚集成群，有浅、深群之分，多沿血管周围分布，位于身体屈侧或隐蔽处、安全且活动度较大的部位。淋巴结具有滤过淋巴、生成淋巴细胞、参与机体免疫应答的功能。

人体某器官或部位的淋巴常回流至某个特定部位的淋巴结（群），该处的淋巴结群，称为这个器官或部位的局部淋巴结。当身体某器官或部位发生病变时，细菌、病毒或癌细胞等可沿淋巴管到达相应的**局部淋巴结**，这些淋巴结阻截和清除异物，对机体起重要的保护作用。此时淋巴结内的淋巴细胞增殖，功能增强，体积增大。当该局部淋巴结不能阻截或清除异物时，病变则沿淋巴管继续蔓延。

二、淋巴回流的因素

淋巴回流速度十分缓慢，人体在静息状态下，每小时约有 120 mL 淋巴返回血液，运动时可增加 3～14 倍。影响淋巴回流的主要因素有：① 新的淋巴不断产生，推动毛细淋巴管内的淋巴不断前进，毛细淋巴管的排空，又对新的淋巴生成起促进作用。② 较大淋巴管壁内的平滑肌收缩促进淋巴回流。③ 淋巴管周围动脉的搏动促进淋巴回流。④ 淋巴最后注入静脉角而汇入上腔静脉时，胸腔负压也有利于淋巴回流。⑤ 淋巴管附近的肌收缩和器官的运动也可促进淋巴回流。⑥ 淋巴管内众多的瓣膜能保证淋巴定向流动。

三、淋巴侧支循环

淋巴管之间存在大量的侧支，形成丰富的淋巴侧支通路。当某种原因致使淋巴通路中断或受阻时，侧支扩大或淋巴管新生，从而建立淋巴侧支循环，保证淋巴回流。但淋巴侧支循环也可成为病变扩散或肿瘤转移的途径。

第二节　全身各部的淋巴管和淋巴结

一、头颈部的淋巴管和淋巴结

（一）头部的淋巴结

头部的淋巴结多位于头颈交界处，由后向前依次为枕淋巴结、乳突淋巴结、腮腺淋巴结、下颌下淋巴结和颏下淋巴结等。头部的淋巴结收集头面部浅层的淋巴，其输出管直接或间接注入颈外侧深淋巴结（如图9-3、图9-4所示）。

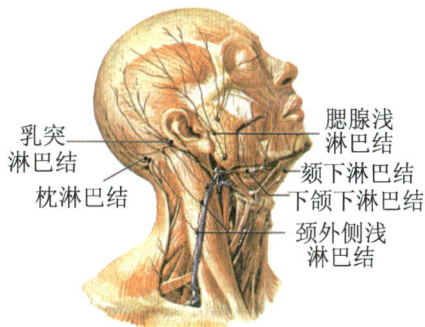

乳突淋巴结
枕淋巴结
腮腺浅淋巴结
颏下淋巴结
下颌下淋巴结
颈外侧浅淋巴结

图9-3 头颈部浅淋巴结

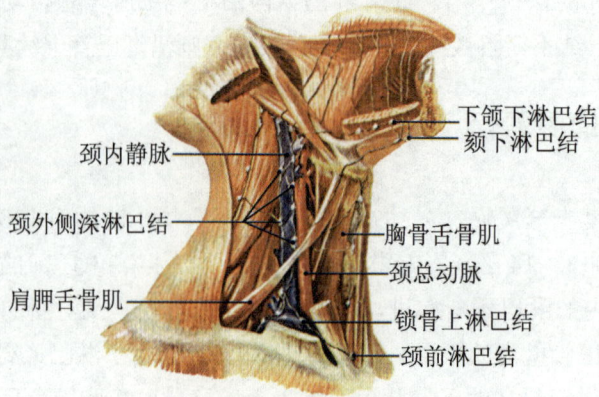

图9-4 头颈部深淋巴结

1. 枕淋巴结（occipital lymph nodes）

枕淋巴结位于枕部皮下、斜方肌起点的表面，收集枕、项部的淋巴。

2. 乳突淋巴结（mastoid lymph nodes）

乳突淋巴结位于耳后、胸锁乳突肌上端表面，收集颅顶及耳廓后面的淋巴。

3. 腮腺淋巴结（parotid lymph nodes）

腮腺淋巴结分浅、深2组，分别位于腮腺表面和腮腺实质内，收集额、颞区、耳廓和外耳道、颊部及腮腺等处的淋巴。

4. 下颌下淋巴结（submandibular lymph nodes）

下颌下淋巴结位于下颌下腺附近，收集面部、鼻部和口腔的淋巴。

5. 颏下淋巴结（submental lymph nodes）

颏下淋巴结位于颏下，收集颏部、下唇内侧和舌尖部的淋巴。

（二）颈部的淋巴结

颈部的淋巴结分为颈前淋巴结和颈外侧淋巴结。

1. 颈前淋巴结（anterior cervical lymph nodes）

颈前淋巴结分浅、深2群，位于颈前静脉周围、舌骨下方和喉、甲状腺、气管等器官的前方，收集颈前部浅层和上述器官的淋巴，其输出管注入颈外侧深淋巴结。

2. 颈外侧淋巴结（lateral cervical lymph nodes）

颈外侧淋巴结以胸锁乳突肌为界分浅、深2群。

（1）颈外侧浅淋巴结

颈外侧浅淋巴结沿颈外静脉排列，位于胸锁乳突肌表面及后缘，收集颈外侧浅部、耳后及枕部的淋巴，其输出管注入颈外侧深淋巴结（如图9-3所示）。

（2）颈外侧深淋巴结

颈外侧深淋巴结沿颈内静脉排列，数目较多，位于胸锁乳突肌深面（如图9-4所示）。颈外侧深淋巴结中，位于鼻咽部后方的称**咽后淋巴结**，鼻咽癌常先转移到该淋巴结；位于锁骨下动脉和臂丛附近的称**锁骨上淋巴结**，在胃癌或食管癌后期，癌细胞可沿胸导管或颈干逆流至左锁骨上淋巴结，引起该淋巴结肿大。

二、上肢的淋巴管和淋巴结

上肢的淋巴结主要有肘淋巴结和腋淋巴结。

（一）肘淋巴结

肘淋巴结（cubital lymph nodes）位于肘窝深部和肱骨内上踝附近，收集伴随贵要静脉和尺血管上行的手和前臂尺侧半的淋巴，其输出管伴肱静脉注入腋淋巴结。

（二）腋淋巴结

腋淋巴结（axillary lymph nodes）位于腋窝内腋血管及其分支周围，按位置分为5群（如图9-5所示）。

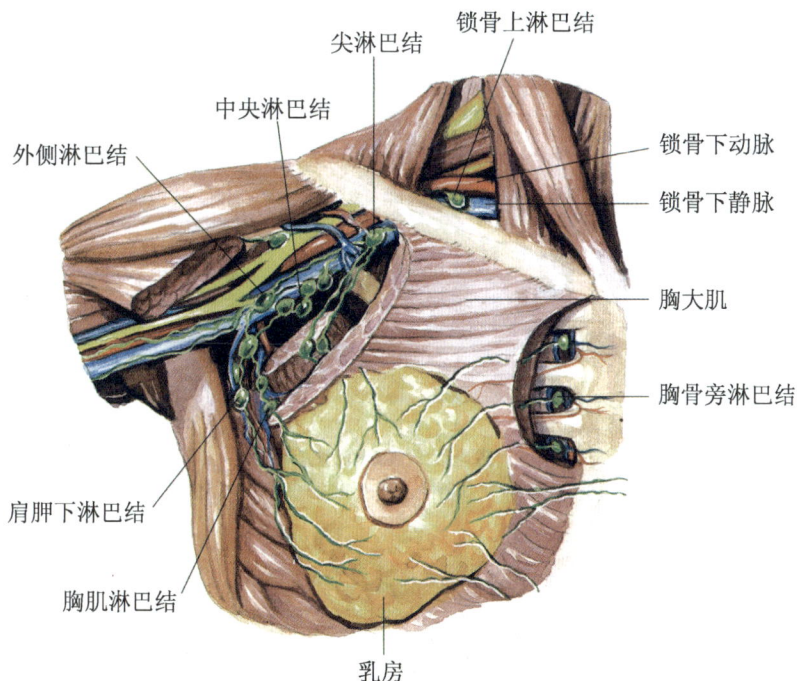

图9-5　腋淋巴结

1. 外侧淋巴结

外侧淋巴结位于腋血管远侧段周围，收集上肢大部分淋巴管及肘淋巴结的输出管。

2. 胸肌淋巴结

胸肌淋巴结位于胸小肌下缘、胸外侧血管周围，收集胸、腹外侧壁及乳房外侧、中央部的淋巴。

3. 肩胛下淋巴结

肩胛下淋巴结位于腋窝后壁、肩胛下血管周围，收集项背部及肩胛区的淋巴。

4. 中央淋巴结

中央淋巴结位于腋窝底部的脂肪组织中、肋间臂神经周围，收集上述3群淋巴结的输出淋巴管。

5. 尖淋巴结

尖淋巴结位于腋间，沿腋血管近段排列，收集中央淋巴结的输出管和乳房上部的淋巴，其输出管组成锁骨下干。

三、胸部的淋巴管和淋巴结

（一）胸壁的淋巴结

胸壁的浅淋巴结注入腋淋巴结，深淋巴结分别注入胸骨旁淋巴结和肋间淋巴结。

（二）胸腔脏器的淋巴结

胸腔脏器的淋巴结主要有纵隔前、后淋巴结和气管、支气管、肺淋巴结，收集胸腔内脏器的淋巴。气管旁淋巴结、纵隔前淋巴结和胸骨旁淋巴结输出管汇合成支气管纵隔干（如图9-6所示）。

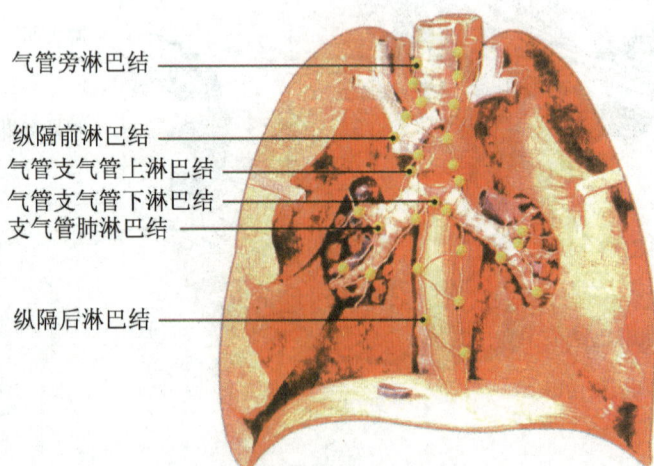

气管旁淋巴结
纵隔前淋巴结
气管支气管上淋巴结
气管支气管下淋巴结
支气管肺淋巴结
纵隔后淋巴结

图9-6 胸腔脏器的淋巴结

四、腹部的淋巴管和淋巴结

（一）腹壁的淋巴管和淋巴结

腹前壁浅淋巴管在脐以上者注入**腋淋巴结**，脐以下者注入腹股沟浅淋巴结。腹后壁的深淋巴管注入**腰淋巴结**。腰淋巴结位于腹主动脉和下腔静脉周围，收集腹后壁、腹腔成对脏器以及髂总淋巴结的淋巴回流，其输出管形成左、右腰干而注入乳糜池。

（二）腹腔不成对器官的淋巴管和淋巴结

腹腔不成对器官的淋巴结主要有**腹腔淋巴结、肠系膜上淋巴结、肠系膜下淋巴结**，沿同名动脉及其分支排列，数量较多，收集同名动脉分布区域的淋巴。腹腔淋巴结、肠系膜上淋巴结、肠系膜下淋巴结的输出管汇合成单一的肠干，注入乳糜池（如图9-7所示）。

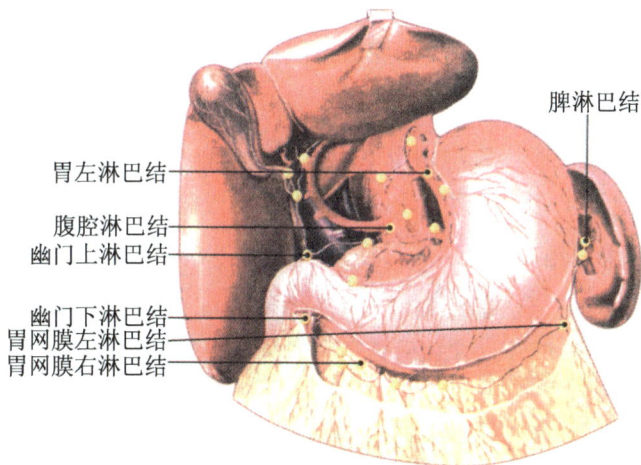

图9-7　腹腔淋巴结

五、盆部的淋巴管和淋巴结

（一）髂外淋巴结（external iliac lymph nodes）

髂外淋巴结位于髂外血管周围，收集腹股沟浅、深淋巴结的输出管，腹前壁下部的深淋巴管及膀胱、前列腺或子宫颈、阴道上端的部分淋巴回流。

（二）髂内淋巴结（internal iliac lymph nodes）

髂内淋巴结位于髂内血管周围，收集大部分盆壁、盆腔脏器、会阴、大腿后面和臀部深淋巴管。

（三）骶淋巴结（Sacral lymph node）

骶淋巴结位于骶正中线附近，收集骨盆后壁和直肠、前列腺等处的部分淋巴管。

上述3种淋巴结的输出管均注入位于髂总血管周围的**髂总淋巴结**，收集下肢、盆壁和盆腔脏器的淋巴，其淋巴输出管注入腰淋巴结。

六、下肢的淋巴管和淋巴结

下肢的淋巴结主要有腘淋巴结和腹股沟淋巴结（如图9-1所示）。

（一）腘淋巴结（popliteal lymph nodes）

腘淋巴结位于腘窝内，沿小隐静脉末端和腘血管排列，分别接收足外侧缘、小腿后外侧部的浅淋巴结及足和小腿的深淋巴管，其输出管注入腹股沟深淋巴结。

（二）腹股沟淋巴结（inguinal lymph nodes）

腹股沟淋巴结以阔筋膜为界分为**腹股沟浅淋巴结**和**腹股沟深淋巴结**。

1. 腹股沟浅淋巴结

腹股沟浅淋巴结位于腹股沟韧带下方，接收腹前壁下部、臀部、会阴、外生殖器和下肢大部分浅淋巴管，输出管注入腹股沟深淋巴结或直接注入髂外淋巴结。

2. 腹股沟深淋巴结

腹股沟深淋巴结位于大腿阔筋膜深面、股静脉上段周围，收集腹股沟浅淋巴结的输出管及下肢的深淋巴管，其输出管注入髂外淋巴结。

思考与练习

一、单项选择题

1. 胸导管注入（　　）。
    A. 上腔静脉　　　　　　　　　　B. 左静脉角
    C. 右头臂静脉　　　　　　　　　D. 右静脉角
    E. 奇静脉
2. 胃癌细胞常转移至（　　）。
    A. 左锁骨下淋巴结　　　　　　　B. 腹股沟淋巴结
    C. 右锁骨下淋巴结　　　　　　　D. 颈浅淋巴结
    E. 左锁骨上淋巴结

3．腰淋巴结（　　）。

    A．收集膈以下部位的全部淋巴回流

    B．收集腹腔不成对器官的淋巴回流

    C．收集腹后壁、腹腔成对器官的淋巴回流

    D．只收集盆部和下肢的淋巴回流

    E．收集腹腔所有不成对器官的淋巴回流

4．腹股沟浅淋巴结（　　）。

    A．收集下肢全部浅淋巴回流

    B．收集下肢所有深淋巴回流

    C．大部分淋巴可直接注入髂外淋巴结

    D．位于大隐静脉末端周围及腹股沟韧带下方

    E．臀部和会阴的淋巴不回流至腹股沟淋巴结

5．人体的淋巴干（　　）。

    A．有8条　　　　　　　　　　B．有9条

    C．不成对的有2条　　　　　　D．都注入胸导管

    E．注入静脉角

二、名词解释

1．淋巴　　　　　　　　2．乳糜池

三、问答题

1．试述头部淋巴结的组成及各自的位置。

2．当右侧乳房发生癌变时，癌细胞可转移至哪些淋巴结或器官？

第十章

体被系统
——皮肤和乳腺

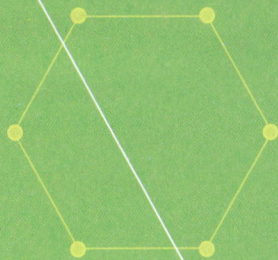

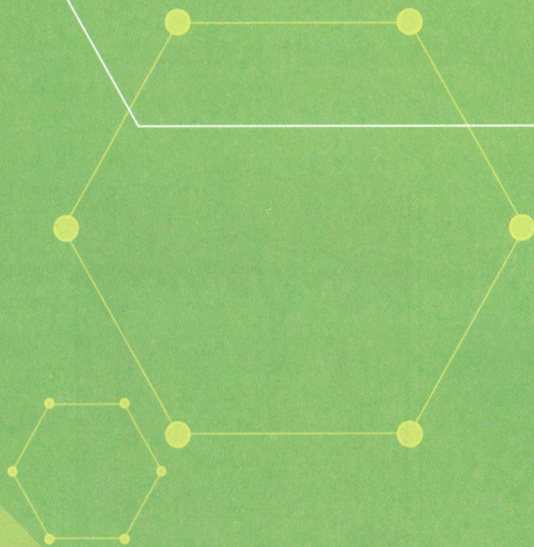

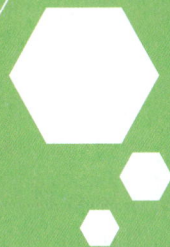

体被系统（integumental system）包括皮肤及其衍生物（毛、甲、汗腺、皮脂腺和乳腺）。因皮肤与乳腺共同来源于外胚层和中胚层，乳腺又是变异的汗腺，故将皮肤和乳腺合成一章进行介绍。

第一节 皮 肤

皮肤（skin）覆于体表，是人体最大的器官。成人皮肤约占体重的16%，总面积1.2～2.0 m²，厚度1.5～4.0 mm。皮肤由表皮和真皮构成，通过皮下组织与深部组织相连。皮下组织即浅筋膜，由疏松结缔组织和脂肪组织构成。皮肤有表皮衍生的附属器，包括毛、指（趾）甲、皮脂腺和汗腺等。皮肤具有保护深部结构、感受刺激、调节体温、分泌、排泄和参与物质代谢等多种功能。

一、表皮

表皮（epidermis）位于皮肤的浅层，主要由角化的复层扁平上皮构成，平均厚度为0.1 mm。表皮细胞可分为两大类：一类为**角质形成细胞**，是构成表皮的主要细胞；另一类为**非角质形成细胞**，此类细胞数量少，散在分布于角质形成细胞间。角质形成细胞不断更新，基底部的细胞不断增殖，以补充表面脱落的细胞。角质形成细胞在从基底部向表面移动的过程中，其形态、结构发生进行性变化，最终由多边形的活细胞变为扁平的、充满角蛋白的死细胞，此过程称**角质形成**。

（一）角质形成细胞

表皮由基底到表面依次分为5层：基底层、棘层、颗粒层、透明层和角质层（如图10-1所示）。

1. 基底层

底层附着于基膜上，由一层矮柱状或立方形的基底细胞构成，细胞质呈强嗜碱性，核圆形或椭圆形（如图10-2所示）。电镜下可见胞质内含许多游离核糖体和角蛋白丝。基底细胞有活跃的分裂能力，新生的细胞向浅层推移，分化成表层的其余几层细胞。基底面

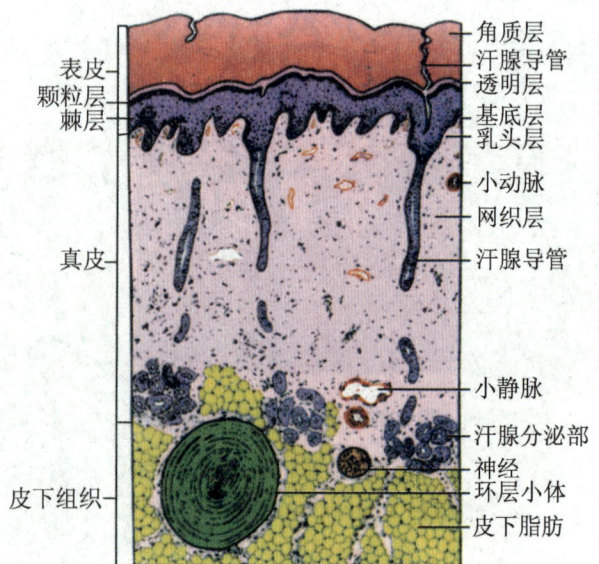

图10-1 手指掌面皮肤

与深部结缔组织（真皮）的连接面凹凸不平，扩大了二者的接触面。

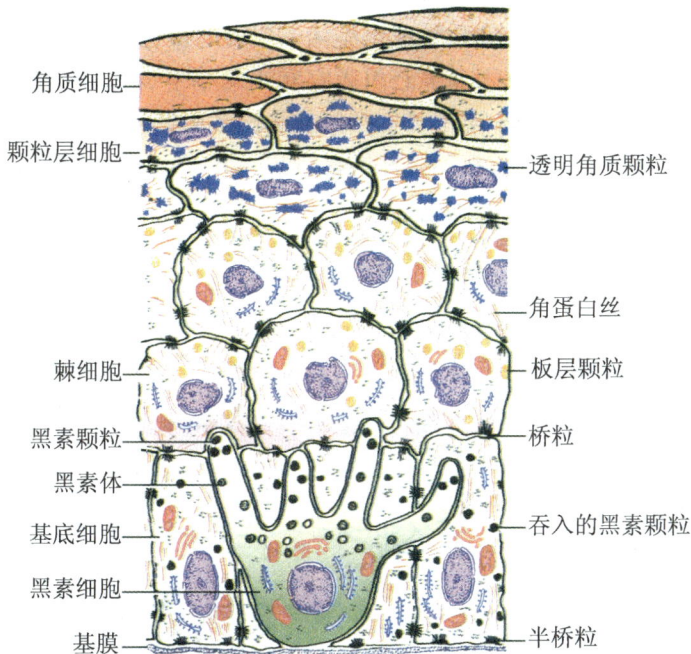

角质细胞

颗粒层细胞 — 透明角质颗粒

角蛋白丝

棘细胞 — 板层颗粒

黑素颗粒 — 桥粒

黑素体

基底细胞 — 吞入的黑素颗粒

黑素细胞

基膜 — 半桥粒

图10-2　角质形成细胞和黑素细胞超微结构模式图

2．棘层

棘层位于基底层上方，由4～10层多边形的棘细胞构成。棘细胞表面伸出许多细而短的棘状突起，核圆形，位于中央，胞质弱嗜碱性。电镜下可见细胞间有大量桥粒，胞质内有丰富的游离核糖体，具有旺盛的合成能力。

3．颗粒层

颗粒层位于棘层的上方，由3～5层梭形细胞构成，胞质内充满嗜碱性颗粒。该层细胞的核已固缩，细胞器渐趋退化。

4．透明层

透明层位于颗粒层的上方，由数层扁平细胞构成。细胞质呈均匀透明状，嗜酸性，细胞核与细胞器均已消失。

5．角质层

角质层位于表皮最浅层，由多层扁平的角质细胞构成。角质细胞为干、硬的死细胞，无核、无细胞器。角质层细胞虽已死亡，但仍有重要的屏障功能。

（二）非角质形成细胞

1. 黑素细胞（melanocyte）

黑素细胞散在于基底层细胞之间，具有多个突起，可生成黑素（如图10-2所示）。胞质内有丰富的核糖体、粗面内质网和高尔基复合体，还有特征性的黑素体。黑素体由高尔基复合体生成，内含酪氨酸酶，能将酪氨酸转化成黑素颗粒。皮肤的颜色主要取决于黑素颗粒的大小、数量、分布和所含黑素的多少。黑素还能吸收紫外线，保护深部组织免受辐射损害。

2. 朗格汉斯细胞（Langerhans cell）

朗格汉斯细胞发生于骨髓，迁移于表皮的棘细胞之间。细胞有多个突起，在 HE 染色的标本上不易辨认。在电镜下可见胞质内含网球拍状颗粒（如图10-3所示）。朗格汉斯细胞是一种抗原呈递细胞，能识别、结合入侵皮肤的抗原，将抗原呈递给 T 细胞，引起免疫应答。该细胞在接触性过敏、抗病毒感染、排斥异体移植组织及对癌细胞的免疫监视中发挥着重要作用。

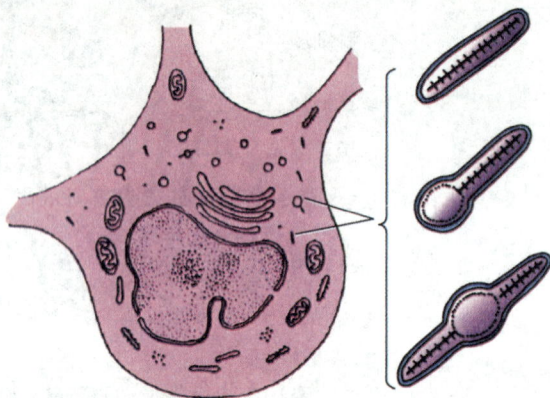

图10-3 朗格汉斯细胞

3. 梅克尔细胞（Merkel cell）

梅克尔细胞位于表皮基层，在HE染色标本中不易辨认。该细胞可能与感受触觉有关。

二、真皮

真皮（dermis）位于表皮下方，由结缔组织构成，分为浅部的乳头层和深部的网织层。

（一）乳头层

乳头层位于真皮与表皮交界处，细胞较多，结缔组织纤维较细密。其浅层有大量乳头状结构，称真皮乳头。乳头内含丰富的毛细血管和神经末梢。乳头层具有机械性固定、代谢、支持和营养等作用。

（二）网织层

网织层位于乳头层的深部，较厚，与乳头层无明显分界。网织层的胶原纤维束粗大，交织成网，弹性纤维夹杂其间，使皮肤具有较强的韧性和弹性。该层内有较大的血管、淋巴管、神经及毛囊、皮脂腺、汗腺和环层小体等。

三、皮肤的附属器

（一）毛

人体皮肤除手掌和足底等部位外，大部分都长有毛。毛（hair）由毛干、毛根和毛球3部分组成。露在皮肤外面的部分为毛干；埋在皮肤内的部分为毛根。包在毛根外面的上皮及结缔组织形成的鞘，称毛囊。毛根和毛囊末端膨大，称毛球，是毛的生长点（如图10-4、图10-5所示）。毛球基底凹陷，结缔组织随神经和毛细血管突入其内，形成毛乳头，可供给毛球营养。围绕毛乳头的上皮细胞称毛母质。这些细胞不断分裂增殖，向上移动，逐渐形成毛根的角质细胞。毛的色素由位于毛母质细胞间的黑素细胞生成，之后将色素输送到毛根的上皮细胞中。毛与皮肤表面成一定角度，在钝角侧有一束斜行平滑肌，称竖毛肌。竖毛肌受交感神经支配，收缩时使毛竖立。

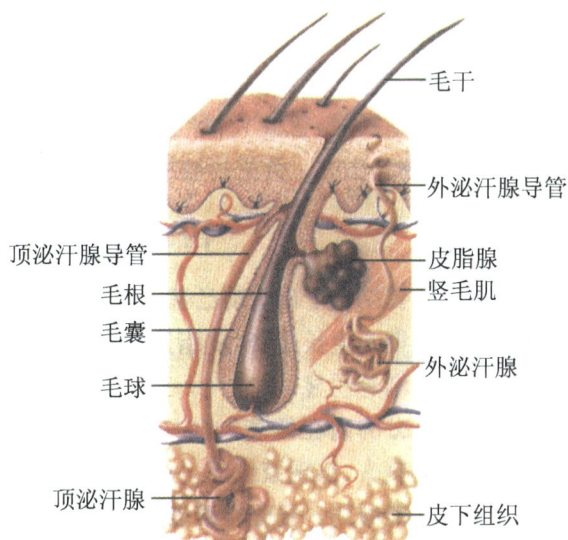

图10-4 皮肤及附属器模式图

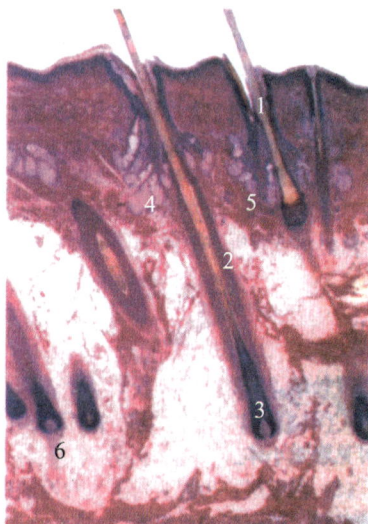

1—毛根；2—毛囊；3—毛球；
4—皮脂腺；5—竖毛肌；6—毛乳头

图10-5 人头皮

（二）皮脂腺

皮脂腺（sebaceous gland）多位于毛囊和竖毛肌间，为泡状腺，导管多开口于毛囊上段，少数直接开口于表皮（如图10-4、图10-5所示）。腺泡外面为一层较小的幼稚细胞，其有很强的分辨能力，可生成新的腺细胞。新的腺细胞逐渐增大，并向腺泡中心移行，胞质中形成越来越多的小脂滴。腺泡中心细胞成熟时，胞质内充满脂滴，细胞核固缩，细胞器消失，最后细胞解体，连同脂滴一起排出，即为皮脂。皮脂有润滑皮肤、保护毛和抑菌等作用。

（三）汗腺

汗腺（sweat gland）是盘曲的单管状腺，根据分泌方式和分布部位不同，分为外泌汗腺和顶泌汗腺2种（如图10-4所示）。

外泌汗腺又称小汗腺，分布广泛，其分泌部位于真皮深部或皮下组织内，导管开口于汗孔。外泌汗腺分泌汗液，有湿润表皮、调节体温、排出部分代谢产物等作用，并参与水和电解质平衡的调节。

顶泌汗腺又称大汗腺，主要分布于腋窝、乳晕、肛门及会阴等部位。其分泌部由一层立方形或矮柱状细胞围成，导管开口于毛囊上段。顶泌汗腺的分泌物较黏稠，内含蛋白质、碳水化合物和脂类。分泌物被细菌分解后产生特殊的气味，俗称"狐臭"。

（四）甲

指（趾）甲（nail）为指（趾）端背面的硬角质板，露在外面的部分为**甲体**，埋于皮内的部分为**甲根**。**甲体**深面的皮肤为**甲床**。甲根附着处的甲床上皮为**甲母质**，该处的上皮基底层细胞分裂活跃，是甲的生长区。甲体周围的皮肤为**甲襞**，甲体与甲襞间的浅沟为**甲沟**。

第二节　乳　腺

乳腺（mammary gland）是皮肤中最大的腺体，来自变异的汗腺。女性乳腺构成女性第二性征。妊娠期和哺乳期的乳腺有泌乳活动，称**活动期乳腺**；无分泌活动的乳腺，称**静止期乳腺**。男性乳腺则为静止性器官。

一、女性乳腺

（一）乳腺的构成

乳腺位于乳房内。成年未产妇女的乳房呈半球形，中央的突起为乳头，乳头表面有输乳孔，为输乳管的开口。乳头基部有盘状的乳晕，呈粉红色至深褐色不等。乳腺位于上胸部前面浅筋膜内，上至第2肋，下至第6肋（如图10-6所示）。

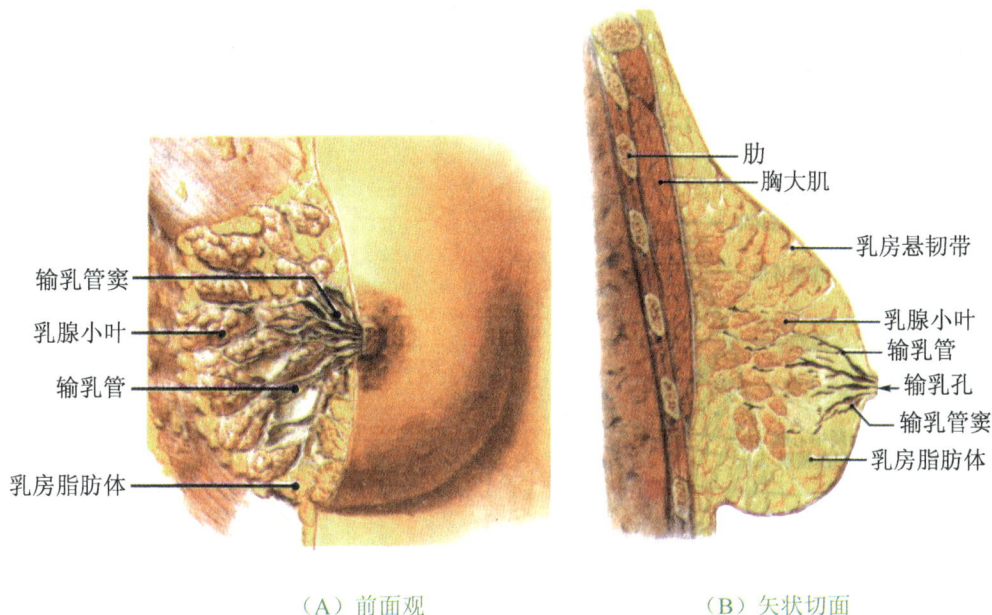

输乳管窦
乳腺小叶
输乳管
乳房脂肪体

肋
胸大肌
乳房悬韧带
乳腺小叶
输乳管
输乳孔
输乳管窦
乳房脂肪体

（A）前面观　　　　　　　　　　（B）矢状切面

图10-6　女性乳房

（二）乳腺的发育

出生前两性的乳腺发育相同。妊娠第35天时出现上皮性乳腺芽，第49天乳腺芽陷入间充质内，发育成乳腺。乳头的形成开始于妊娠第56天，初级导管发生在第84天，导管形成约在第150天。女性青春期后乳腺开始生长发育，妊娠期和哺乳期乳腺明显增大，分泌乳汁；停止哺乳后，乳腺萎缩，体积变小；绝经后，乳腺萎缩退化，逐渐被结缔组织取代，但仍保留少量导管。

二、男性乳腺

男性乳腺终生保持幼稚状态，由一些小导管及少量结缔组织和脂肪组织构成，无小叶和腺泡，导管多为实心细胞索。青春期时，乳腺可有暂时性轻微增生，乳晕发育良好，乳头相对较小。青春期后，男性乳腺的腺体和间质若发生共同增生，可引起乳腺单侧或双侧肥大，多因雌激素和雄激素平衡失调所致。

思考与练习

一、单项选择题

1. 表皮角质细胞的结构特点是（　　）。
   A. 充满角蛋白，无细胞器，核固缩
   B. 充满角蛋白，细胞器少，核固缩
   C. 充满角蛋白，无核，无细胞器
   D. 充满角蛋白，无核，细胞器丰富
   E. 无核，细胞器少，细胞壁厚

2. 生成黑素体的是（　　）。
   A. 粗面内质网　　　　　　　　　　B. 滑面内质网
   C. 微体　　　　　　　　　　　　　D. 高尔基复合体
   E. 核糖体

3. 毛的生长点是（　　）。
   A. 毛干　　　　　　　　　　　　　B. 毛球
   C. 毛根　　　　　　　　　　　　　D. 毛囊
   E. 毛母质

4. 皮脂腺是（　　）。
   A. 管状腺　　　　　　　　　　　　B. 管泡状腺
   C. 单管泡状腺　　　　　　　　　　D. 复管泡状腺
   E. 泡状腺

5. 具有免疫作用的细胞是（　　）。
   A. 基底层细胞　　　　　　　　　　B. 棘层细胞
   C. 黑素细胞　　　　　　　　　　　D. 朗格汉斯细胞
   E. 梅克尔细胞

二、名词解释

1. 真皮乳头　　　　2. 毛球　　　　　　　3. 竖毛肌

三、问答题

1. 简述汗腺的结构及功能。
2. 简述女性乳腺的发育过程。

第十一章
免疫系统

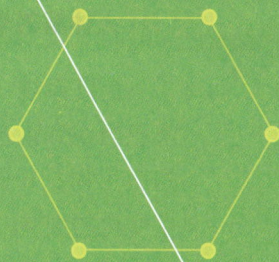

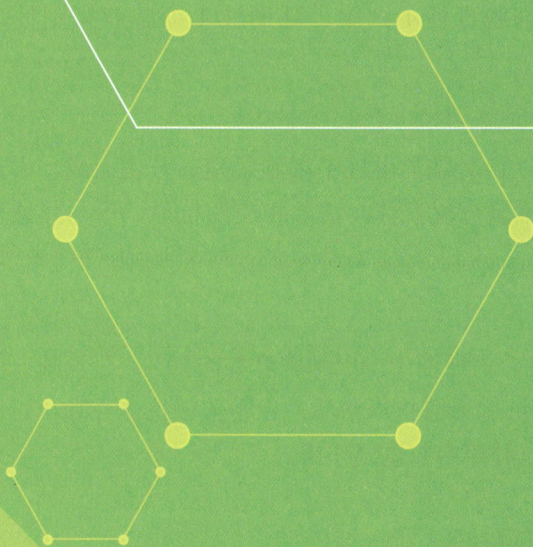

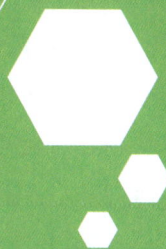

免疫系统（immune system）是机体保护自身的防御性系统，主要由免疫细胞、淋巴组织和淋巴器官组成。免疫系统主要有两种功能：一是识别和清除侵入机体内的微生物、异体细胞或大分子物质；二是监护机体内部的稳定性，清除表面抗原发生变化的细胞，如肿瘤细胞和病毒感染的细胞等。

第一节　免疫细胞

免疫细胞包括淋巴细胞、巨噬细胞、抗原呈递细胞、浆细胞和肥大细胞等。构成免疫系统的核心成分是淋巴细胞。

一、淋巴细胞

淋巴细胞是构成免疫系统的主要细胞群体，是执行免疫功能的主要细胞。根据发生部位、形态结构、表面标记和生理功能的不同，将淋巴细胞分为以下3类。

1. 胸腺依赖淋巴细胞（thymus dependent lymphocyte）

胸腺依赖淋巴细胞简称T细胞，由胸腺的淋巴干细胞增殖、分化而成。T细胞在淋巴细胞中数量最多，功能最复杂，血液中的T细胞占淋巴细胞总数的60%～75%。依据其生理功能，将T细胞分为细胞毒性T细胞、辅助性T细胞和抑制性T细胞3个亚群。

2. 骨髓依赖淋巴细胞（bone-marrow dependent lymphocyte）

骨髓依赖淋巴细胞简称B细胞，由骨髓的淋巴干细胞增殖、分化而成，占血液中淋巴细胞总数的10%～15%。B细胞分泌抗体，清除相应的抗原，参与体液免疫应答。

3. 自然杀伤淋巴细胞（nature killer lymphocyte）

自然杀伤淋巴细胞简称NK细胞，占血液中淋巴细胞总数的10%。外周血、脾和淋巴结中的NK细胞活性最高。NK细胞无需抗原激活，也不依赖抗体介导，可直接杀伤肿瘤细胞和病毒感染细胞，在抗肿瘤中起重要作用。

二、巨噬细胞与单核吞噬细胞系统

巨噬细胞（macrophage）起源于骨髓造血干细胞，血液中的单核细胞是其前体细胞。单核细胞在不同部位穿出血管壁进入组织和器官内，分化为巨噬细胞。

单核细胞和由其分化来的具有吞噬功能的巨噬细胞，统称**单核吞噬细胞系统**。该系统包括结缔组织的巨噬细胞、肝巨噬细胞、肺巨噬细胞、骨组织的破骨细胞、神经组织的小胶质细胞等。单核吞噬细胞系统在体内分布广，数量众多，具有活跃的吞噬及防御能力。当单核吞噬细胞系统功能失调时，可引起多种疾病。

三、抗原呈递细胞

抗原呈递细胞（antigen presenting cell，APC）是指能捕捉、加工和处理抗原，并将抗原呈递给抗原特异性淋巴细胞的一类免疫细胞，也称辅佐细胞。抗原呈递细胞主要包括巨噬细胞、交错突细胞、滤泡树突细胞、朗格汉斯细胞和微皱褶细胞等，其中巨噬细胞分布最广，是处理抗原的主要细胞。

第二节　淋巴组织

淋巴组织（lymphoid tissue）是一种以网状组织为支架的特殊组织，网眼中除含有大量淋巴细胞外，还有浆细胞和巨噬细胞。淋巴组织依其形态分为弥散淋巴组织和淋巴小结两种。

一、弥散淋巴组织

弥散淋巴组织（diffuse lymphoid tissue）分布广泛，淋巴细胞呈弥散分布，与周围组织无明显的分界线。弥散淋巴组织的淋巴细胞主要是T细胞。

二、淋巴小结

淋巴小结（lymphoid nodule）是由B细胞密集而成的淋巴组织，呈圆形或椭圆形，与周围组织分界明显。小结中央染色浅，由分裂快的大、中淋巴细胞构成，称**生发中心**。生发中心顶部及周围有一层密集的小淋巴细胞，称**小结帽**，是最先接触抗原的部位。淋巴小结在抗原刺激下增大增多，是体液免疫应答的重要标志；抗原被清除后，淋巴小结又逐渐消失。

第三节　淋巴器官

淋巴器官是以淋巴组织为主要成分的器官。根据结构和功能的不同，将淋巴器官分为**中枢淋巴器官**和**周围淋巴器官**两类：① 中枢淋巴器官：包括胸腺和骨髓，它们是培育各种 T 细胞和 B 细胞的场所。中枢淋巴器官发生较早，不断向周围淋巴器官输送淋巴细胞，并决定周围淋巴器官的发育程度。② 周围淋巴器官：包括淋巴结、脾和扁桃体等，接受中枢淋巴器官输入的淋巴细胞。周围淋巴器官发生较晚，其发育程度依赖于中枢淋巴器官。周围淋巴器官是进行免疫应答的重要场所。

一、胸腺

（一）胸腺的位置和形态

胸腺（thymus）位于上纵隔前部胸骨柄的后方，略呈锥体形，分为不对称的左、右两叶，两叶之间有结缔组织相连（如图 11-1 所示）。胸腺的结构与功能随年龄而变化。新生儿及幼儿时期胸腺相对较大，以后逐渐退化，至成人，胸腺多被脂肪组织代替。

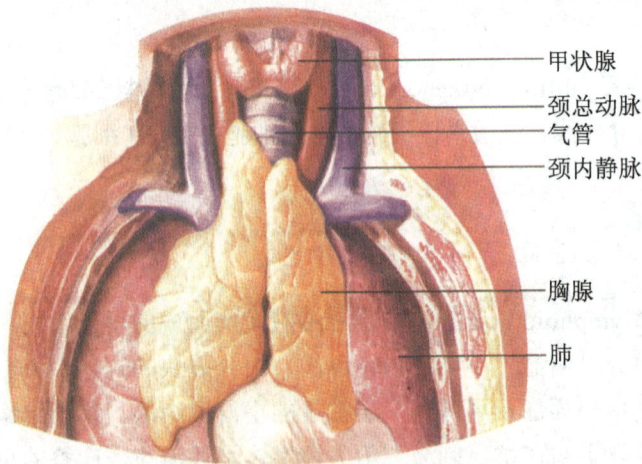

图 11-1　胸腺的位置与形态

（二）胸腺的功能

胸腺是形成初始 T 细胞的重要器官。初始 T 细胞经血液输送至周围淋巴器官和淋巴组织进一步分化成熟。胸腺对于新生儿和婴幼儿淋巴组织的正常发育极为重要，该时期若切除胸腺，会导致周围淋巴器官发育不全、退化，以致不能行使有效的免疫应答，进而导致患儿死亡。至青春期，主要淋巴组织均已完全发育，切除胸腺对免疫功能的影响较小。

二、淋巴结

（一）淋巴结的位置和形态

淋巴结（lymph node）呈豆形，位于淋巴循环的路径中，常成群分布于肺门、腹股沟及腋窝等处，是主要的周围淋巴器官。哺乳动物淋巴结较发达、完整，人体约有450个淋巴结。

（二）淋巴结的功能

1. 滤过淋巴液

病原体侵入皮下或黏膜后，通过毛细淋巴管的内皮间隙进入淋巴循环，回流入淋巴结。当淋巴缓慢地流经淋巴窦时，巨噬细胞可清除其中的异物。

2. 参与免疫应答

病菌等抗原物质进入淋巴结后，巨噬细胞和交错突细胞可捕获与处理抗原，并将抗原信息传递给T细胞和B细胞，引起免疫应答。淋巴结中的T细胞和B细胞受抗原刺激后母细胞化，然后大量分裂增殖，最后分化成效应性T细胞和浆细胞，分别参与细胞免疫应答与体液免疫应答。

三、脾

脾（spleen）是人体最大的周围淋巴器官，其大小和重量因不同年龄、不同个体而异。成年人脾长约12 cm，宽约7 cm，厚3～4 cm。脾重量为100～200 g。

（一）脾的位置和形态

脾位于左季肋区，与第9～11肋相对，其长轴与第10肋一致。正常情况下在左肋弓下方不能触及到脾。脾呈扁椭圆形，活体为暗红色，质软而脆，故左季肋区受暴力打击时脾易破裂。

脾为腹膜内位器官，可分为膈、脏两面，前、后两端和上、下两缘。膈面光滑隆凸，朝向外上，与膈相连；脏面凹陷，近中央处为脾门，是神经、血管出入的部位。脏面前上方与胃底相贴，后下方与左肾和左肾上腺毗邻。上缘前部有2～3个脾切迹，当脾肿大时是触诊脾的标志（如图11-2所示）。

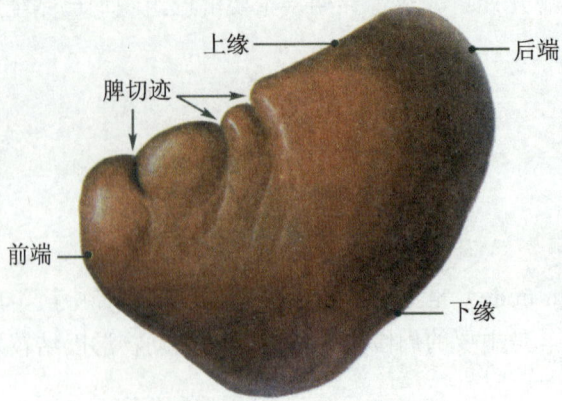

（A）膈面观

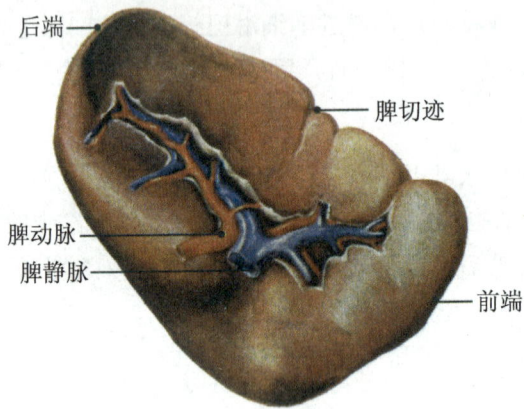

（B）脏面观

图11-2 脾

（二）脾的血液循环

脾动脉从脾门入脾，分支进入小梁，称小梁动脉。小梁动脉分支离开小梁进入动脉周围淋巴鞘内，称中央动脉。中央动脉发出一些小分支，形成毛细血管供应白髓。中央动脉主干再穿出白髓进入脾索时，形成一些直行的微动脉，形如笔毛，称笔毛微动脉。笔毛微动脉末端大部分开口于脾索，小部分直接开口于脾血窦。流入脾索的血液通过窦壁进入脾血窦内。脾血窦汇入小梁内的小梁静脉，最后在门部汇成脾静脉出脾（如图11-3所示）。

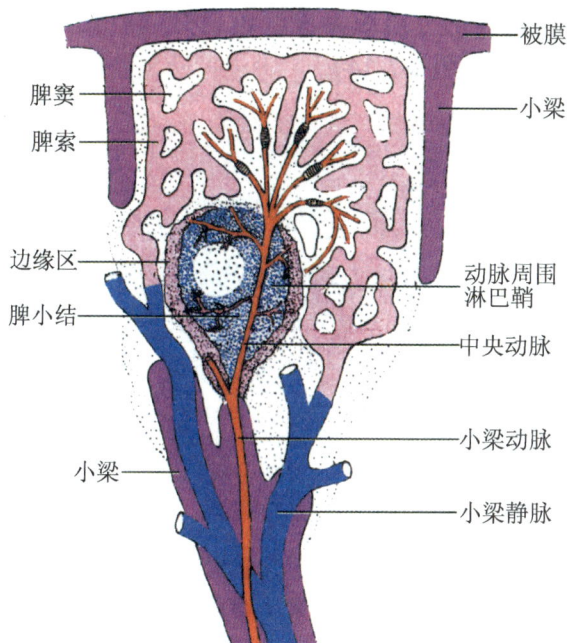

图 11-3 脾血液循环模式图

（三）脾的功能

1. 滤血

脾索和边缘区是脾的主要滤血部位，其中含有大量巨噬细胞，可清除血液中的异物、病菌和衰老、死亡的血细胞。当脾功能亢进时，滤血过度，可引起红细胞或血小板减少。

2. 造血

在胚胎早期，脾能产生各种血细胞。从骨髓开始造血后，脾变成淋巴器官，仅能产生淋巴细胞和浆细胞，但仍具有产生多种血细胞的潜能。当机体严重缺血或在某些病理状态下，脾可以恢复造血功能。

3. 参与免疫应答

脾内含有大量的 T 细胞和 B 细胞，其中 T 细胞约占 40%，B 细胞约占 55%，还有 NK 细胞等，它们均参与机体的免疫应答。脾是体内产生抗体最多的器官。

四、扁桃体

扁桃体（tonsil）是邻近外界的周围淋巴器官，位于消化管和呼吸道入口的交会处。扁桃体分为腭扁桃体、咽扁桃体和舌扁桃体，其中腭扁桃体体积最大，功能最重要。

腭扁桃体呈扁卵圆形，位于腭舌弓与腭咽弓之间，内侧面被覆黏膜，外侧面朝向咽壁。小儿的腭扁桃体较发达，其固有层内含有大量弥散淋巴组织和淋巴小结，它们的数量和发育程度与抗原刺激紧密相关。

扁桃体容易接受抗原的刺激，随即引起局部或全身的免疫应答，对机体有重要的防御、保护作用，但也容易遭受病菌的侵袭而引起炎症。

思考与练习

一、单项选择题

1. 胸腺的功能是（　　）。

    A．只分泌胸腺素等激素　　　　　　B．产生B细胞和胸腺素等

    C．产生T细胞和胸腺素等　　　　　　D．只产生T细胞

    E．以上都不是

2. 组成淋巴小结的细胞主要是（　　）。

    A．B细胞　　　　　　　　　　　　B．T细胞

    C．浆细胞　　　　　　　　　　　　D．网状细胞

    E．巨噬细胞

3. 组成脾红髓的结构是（　　）。

    A．脾索和边缘区　　　　　　　　　B．脾小体和脾索

    C．边缘区和脾血窦　　　　　　　　D．脾血窦和脾小体

    E．以上都不是

4. 脾首先接触抗原引起免疫应答的部位是（　　）。

    A．动脉周围淋巴鞘　　　　　　　　B．脾小体

    C．边缘区　　　　　　　　　　　　D．脾索

    E．脾窦

5. 当新生小鼠摘除胸腺后，淋巴结发生的主要变化是（　　）。

    A．淋巴小结消失　　　　　　　　　B．副皮质区萎缩

    C．淋巴索细而不发达　　　　　　　D．淋巴窦变窄

    E．以上均不是

二、名词解释

1. 淋巴小结　　　　　2. 中枢淋巴器官

3. 单核吞噬细胞系统

三、问答题

1. 试述胸腺的位置、形态及功能。

2. 试述脾的位置、形态及功能。

第十二章
内分泌系统

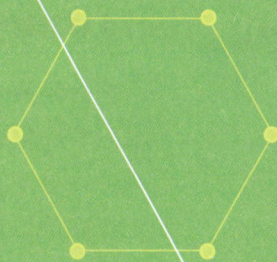

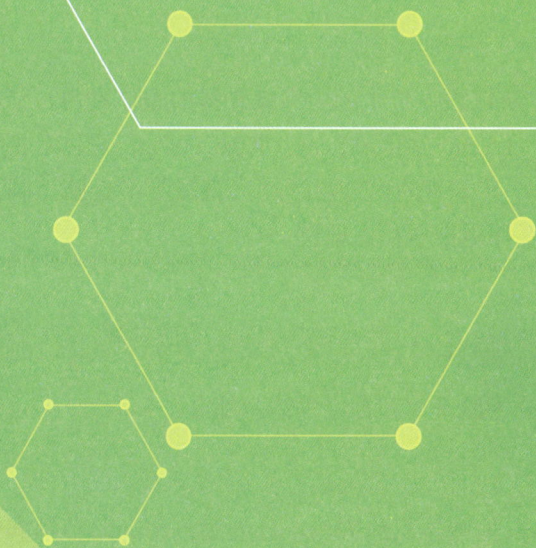

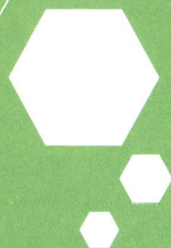

内分泌系统（endocrine system）是重要的功能调节系统，对机体的新陈代谢、生长发育和生殖功能等进行体液调节。内分泌系统由独立的内分泌腺和位于其他器官内的内分泌细胞团及散在于全身各组织、器官内的内分泌细胞组成。内分泌腺是独立存在的器官，包括垂体、甲状腺、甲状旁腺、肾上腺和松果体等；内分泌细胞团包括胰岛、黄体和睾丸间质细胞等。

内分泌腺没有排送分泌物的导管，腺细胞常排列成索状、团状或围成滤泡，腺细胞间有丰富的毛细血管。内分泌细胞的分泌物，称**激素**（hormone），随血液运送至全身，以体液的形式进行调节。少部分内分泌细胞的分泌物通过组织液对邻近器官和细胞起调节作用，称**旁分泌**。能够接受激素刺激的器官或细胞，称该激素的**靶器官**或**靶细胞**。靶细胞上有与激素特异性结合的受体。

内分泌细胞按其分泌激素的化学性质不同，分为含氮激素细胞和类固醇激素细胞。含氮激素细胞的细胞质内有丰富的粗面内质网、高尔基复合体和不同形态的膜包分泌颗粒。类固醇激素细胞含有丰富的滑面内质网、管状嵴的线粒体和脂滴，无分泌颗粒。

第一节　垂　体

一、垂体的位置

垂体（hypophysis）呈椭圆形，灰红色，位于颅中窝蝶骨体的垂体窝内，借漏斗连于下丘脑。垂体长约1 cm，宽1.0～1.5 cm，高约0.5 cm，重0.6～0.7 g。垂体对主要内分泌腺或内分泌细胞团有调控作用，其本身的内分泌活动又直接受下丘脑控制，故垂体在神经系统和内分泌系统的相互作用中居枢纽地位。

二、垂体的分部

依据发生和结构特点，将垂体分为腺垂体和神经垂体两部分。

（一）腺垂体

腺垂体（adenohypophysis）约占垂体体积的75%，分为远侧部、结节部和中间部（如图12-1所示）。

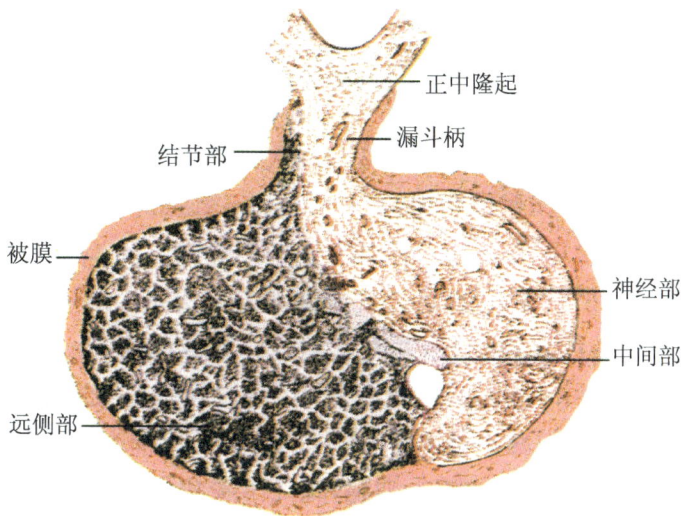

图 12-1　垂体（矢状切面）模式图

1. 远侧部

远侧部又称垂体前叶，此部腺细胞排列成团索状，细胞间有少量结缔组织和丰富的血窦。HE染色切片上可分为嗜色细胞和嫌色细胞2种，嗜色细胞又分为嗜酸性细胞和嗜碱性细胞。

（1）嗜酸性细胞

根据所分泌的激素不同，嗜酸性细胞分为2种：① **生长激素细胞**：数量较多，能分泌生长激素，可促进机体的生长和代谢，尤其刺激骺板软骨细胞增殖，促进骨骼增长。在儿童时期生长激素分泌不足可致侏儒症；如分泌过盛，在幼年会引起巨人症，在成人则导致肢端肥大症。② **催乳激素细胞**：分泌催乳激素，可促进乳腺发育和乳汁分泌。

（2）嗜碱性细胞

嗜碱性细胞分为以下3种：① **促甲状腺激素细胞**：数量少，分泌促甲状腺激素，可促进甲状腺滤泡上皮细胞的增生及甲状腺激素的合成与释放。② **促肾上腺皮质激素细胞**：分泌促肾上腺皮质激素，可促进肾上腺皮质束状带细胞分泌糖皮质激素。③ **促性腺激素细胞**：分泌**卵泡刺激素**和**黄体生成素**，两种激素同时存在于同一细胞的分泌颗粒内。卵泡刺激素在女性可促进卵泡的发育，在男性可促进精子的发生。黄体生成素在女性促进排卵和黄体形成，在男性刺激睾丸间质细胞分泌雄激素，故又称**间质细胞刺激素**。

（3）**嫌色细胞**

目前认为嫌色细胞可能是脱颗粒的嗜色细胞，或处于嗜色细胞形成的初级阶段。

2．结节部

结节部呈薄层套状包围着神经垂体的漏斗（如图12-1所示），细胞较小，主要为嫌色细胞，也有少数嗜酸性细胞和嗜碱性细胞。

3．中间部

中间部是位于远侧部与神经部间的狭窄部分，与神经垂体的神经部分合称**垂体后叶**。

（二）神经垂体

神经垂体（neurohypophysis）由神经部和漏斗组成。神经部主要由无髓神经纤维、神经胶质细胞和毛细血管组成。

无髓神经纤维主要是下丘脑的视上核、室旁核发出的轴突，视上核、室旁核等处的大型神经内分泌细胞形成的分泌颗粒沿轴突运输至神经部。视上核的神经内分泌细胞主要合成**抗利尿素**，又称**加压素**。室旁核的神经内分泌细胞主要合成催产素，又称缩宫素。抗利尿素可促进肾远端小管和集合管对水的重吸收，使尿量减少。抗利尿激素若超过生理剂量，可使小血管平滑肌收缩，血压升高。催产素可引起妊娠子宫平滑肌收缩，还可促进乳汁分泌。

第二节　甲状腺

一、甲状腺的位置和形态

甲状腺（thyroid gland）是人体最大的内分泌腺，位于喉下部、气管上部的两侧和前面，略呈H形，分左、右叶和中间的甲状腺峡（如图12-2所示）。甲状腺侧叶呈锥体形，贴附于喉下部和气管上部的侧面，上达甲状软骨中部，下抵第5或第6气管软骨高度。甲状腺峡位于第2～4气管软骨的前面，其宽窄程度因人而异。约有2/3的人自峡向上伸出一个长短不一的锥状叶。

甲状腺柔软，血液供应丰富，呈棕红色。外面有薄层结缔组织形成甲状腺被囊，囊外包有颈深筋膜形成的腺鞘，又称假被囊，将甲状腺固定在喉和气管壁上，吞咽时甲状腺可随喉上、下移动。甲状腺过度肿大时，可压迫喉和气管引起呼吸、吞咽困难。

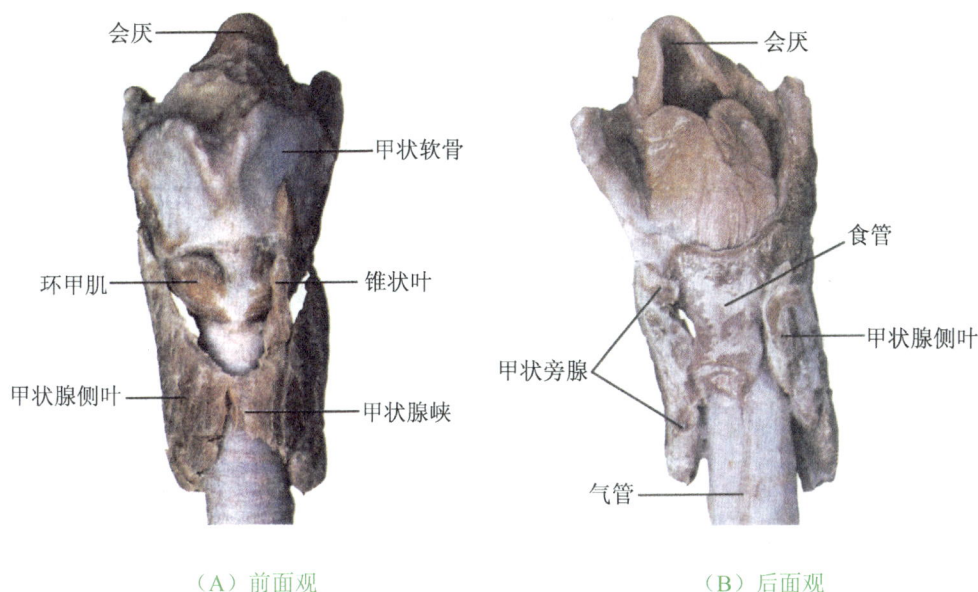

（A）前面观　　　　　　　　　　　　　　（B）后面观

图12-2 甲状腺和甲状旁腺的位置与形态

二、甲状腺的结构和功能

甲状腺被囊的结缔组织深入腺实质内，将实质分成许多不明显的小叶，每个小叶内含有许多甲状腺滤泡，滤泡间有少量的结缔组织、丰富的毛细血管和许多滤泡旁细胞。

滤泡（follicle）是由单层排列的滤泡上皮细胞围成的囊泡状结构，滤泡腔内充满胶质。

滤泡上皮细胞能合成和分泌甲状腺激素，该激素的主要作用是增强机体新陈代谢，提高神经兴奋性，促进生长发育，尤其对胚胎、婴幼儿的中枢神经系统和骨骼发育影响显著。甲状腺功能低下时，在胎儿和婴幼儿时期可引起呆小症，在成人则引起新陈代谢率降低、毛发稀少、精神呆滞，发生黏液性水肿等。甲状腺功能亢进时，新陈代谢率增高，可引起突眼性甲状腺肿。滤泡旁细胞分泌**降钙素**，通过促进成骨细胞分泌类骨质和钙盐沉着，抑制骨质内钙的溶解和胃肠道与肾小管对Ca^{2+}的吸收，使血钙浓度降低。

第三节　甲状旁腺

一、甲状旁腺的位置和形态

甲状旁腺（parathyroid gland）呈棕黄色，扁椭圆形，大如黄豆，上、下各1对，位于甲状腺侧叶背面的甲状腺被囊之外（如图12-2所示）。少数人的甲状旁腺埋在甲状腺内。

二、甲状旁腺的结构和功能

甲状旁腺表面包有薄层结缔组织被膜。腺细胞排列成团索状，间质中有丰富的有孔毛细血管网。腺细胞分为主细胞和嗜酸性细胞两种。主细胞能分泌甲状旁腺素（parathyroid hormone），可增强破骨细胞的破骨能力，溶解骨组织，使钙盐溶解，形成可溶性钙释放入血，并能促进肠和肾小管对Ca^{2+}的吸收，使血钙升高。机体在甲状旁腺素和降钙素的协同作用下，维持血钙的稳定。

第四节　肾上腺

一、肾上腺的位置和形态

肾上腺（suprarenal gland）位于肾的内上方，左、右各一，左侧近似半月形，右侧呈三角形或椭圆形，左侧比右侧略大。肾上腺与肾共同包在肾筋膜内，但其有独立的纤维囊和脂肪囊，故肾下垂时，肾上腺并不随肾一起下降。

二、肾上腺的结构和功能

肾上腺表面包有结缔组织被膜，少量结缔组织伴随血管和神经伸入腺实质内，构成间质。肾上腺实质由周围的皮质和中央的髓质构成。

（一）皮质

肾上腺皮质（adrenal cortex）占肾上腺体积的80%～90%，位于肾上腺外围部分。根据细胞的形状、排列方式和功能的不同，皮质由外向内可分为3个带：球状带、束状带和网状带。

1. 球状带

球状带位于被膜下方，较薄。球状带细胞分泌**盐皮质激素**，其主要成分为醛固酮，能促进肾远端小管和集合管重吸收Na^+及排出K^+。

2. 束状带

束状带最厚，位于球状带的深层。束状带细胞分泌糖皮质激素，主要为**皮质醇**和**皮质酮**，可促进蛋白质及脂肪分解并转变成糖，还有抑制免疫应答和抗炎的作用。

3. 网状带

网状带位于皮质最深层，细胞排列成索并互相连接成网，网眼内有丰富的血窦和少量结缔组织。网状带细胞主要分泌雄激素，也分泌少量雌激素和糖皮质激素。

（二）髓质

肾上腺髓质（adrenal medulla）位于肾上腺的中央，主要由排列成索或团的髓质细胞组成，其间有血窦和少量结缔组织。

根据分泌颗粒内所含激素的不同，又将髓质细胞分为肾上腺素细胞和去甲肾上腺素细胞两种。肾上腺素细胞数量多，约占80%，胞质分泌颗粒内含**肾上腺素**。去甲肾上腺素细胞数量较少，胞质分泌颗粒内含**去甲肾上腺素**。肾上腺素能使心率加快、心和骨骼肌的血管扩张；去甲肾上腺素可使血压增高，使心脏、脑和骨骼肌内的血流加速。

第五节　弥散神经内分泌系统

机体除了具有上述内分泌腺外，其他器官还存在着大量散在的内分泌细胞，这些细胞分泌多种激素和激素样物质，在调节机体生理活动方面起重要作用。这些细胞具有通过摄取胺前体并在细胞内脱羧后合成和分泌胺的特点，故统称为**胺前体摄取与脱羧**（amine precursor uptake and decarboxylation，APUD）**细胞**。

APUD细胞不但产生胺，而且产生肽。神经系统内的许多神经元也合成和分泌与APUD细胞相同的胺和（或）肽类物质。这些具有分泌功能的神经元和APUD细胞统称**弥散神经内分泌系统**（diffuse neuroendocrine system，DNES）。

DNES细胞有50多种，分中枢和周围两部分。中枢部分包括下丘脑－垂体轴的细胞，如视上核、室旁核、弓状核及腺垂体远侧部和中间部的内分泌细胞等；周围部分包括分布在胃、肠、胰、呼吸道、泌尿生殖管道内的内分泌细胞，以及甲状腺的滤泡旁细胞、甲状旁腺细胞、肾上腺髓质细胞和部分心肌与平滑肌纤维等。

思考与练习

一、单项选择题

1. 腺垂体分为（　　）。
   A. 前叶和后叶　　　　　　　　　B. 前叶、中间部、后叶
   C. 远侧部、结节部、漏斗部　　　D. 远侧部、结节部、中间部
   E. 远侧部和中间部

2. 腺垂体的嗜酸性细胞分泌（　　）。
   A. 催乳激素、催产素　　　　　　B. 催产素、生长激素
   C. 生长激素、促甲状腺激素　　　D. 生长激素、促性腺激素
   E. 生长激素、催乳激素

3. 垂体哪一种细胞分泌过度可致巨人症（　　）。
   A. 生长激素细胞　　　　　　　　B. 促甲状腺激素细胞
   C. 垂体细胞　　　　　　　　　　D. 嫌色细胞
   E. 促肾上腺皮质激素细胞

4. 呆小症是由于（　　）。
   A. 儿童时期生长激素分泌不足　　B. 儿童时期甲状腺激素分泌不足
   C. 成人期甲状腺激素分泌不足　　D. 成人期生长激素分泌不足
   E. 以上都不对

5. 甲状腺滤泡上皮细胞分泌的激素进入血液内的是（　　）。
   A. 甲状腺素　　　　　　　　　　B. 降钙素
   C. 甲状腺球蛋白　　　　　　　　D. 碘化的甲状腺球蛋白
   E. 酪氨酸

二、名词解释

1. 旁分泌　　　2. 垂体后叶

三、问答题

1. 试述甲状腺的结构和功能。
2. 腺垂体分泌的激素有哪些？

第十三章
感觉器

感觉器是感受器及其附属结构的总称。感受器能接受机体内、外环境中各种不同的刺激，并将刺激转化为神经冲动，经感觉神经传入中枢神经系统，最后到达大脑皮质，产生相应的感觉。人体感觉器包括视器、前庭蜗器、味器及嗅器等，本章主要介绍视器和前庭蜗器。

第一节 视 器

视器即**眼**（eye），是感受可见光刺激的特殊感觉器官，包括眼球和眼副器。

一、眼球

眼球（eyeball）是视器的主要部分，近似球形，位于眶的前部，其前面有眼睑保护，后面有视神经连于间脑，周围附有眼副器。当平视前方时，眼球前、后面的中心点分别称前极和后极。前、后两极之间的连线，称**眼轴**；光线经瞳孔到视网膜中央凹的连线，称**视轴**。眼球由眼球壁及眼球内容物组成（如图13-1所示）。

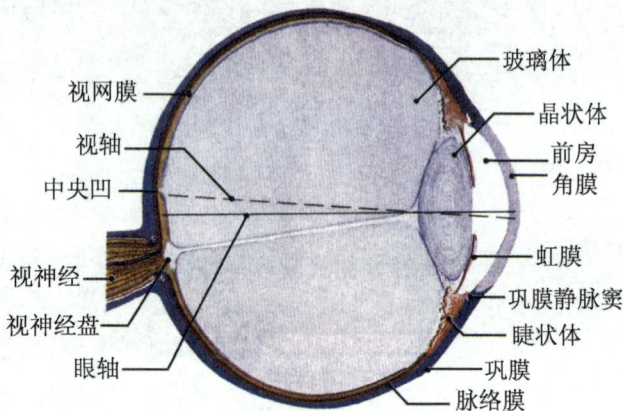

图13-1 眼球的水平切面（左侧）

（一）眼球壁

眼球壁由外向内依次分为纤维膜、血管膜和视网膜。

1. 纤维膜

纤维膜是眼球壁的最外层，由致密结缔组织构成，厚而坚韧，具有维持眼球外形和保护眼球内容物的作用。纤维膜可分为角膜和巩膜两部分。

（1）角膜

角膜（cornea）占纤维膜的前1/6，略向前凸，无色透明，有屈光作用。角膜无血管，但有丰富的神经末梢，感觉丰富。角膜从前向后分为角膜上皮、前界层、角膜基质、后界层和角膜内皮5层（如图13-2所示）。

（2）巩膜

巩膜（sclera）占纤维膜的后5/6，乳白色，不透明，前接角膜，后续视神经鞘。在角膜与巩膜交界处的深部有一环行的巩膜静脉窦，是房水循环的通道。

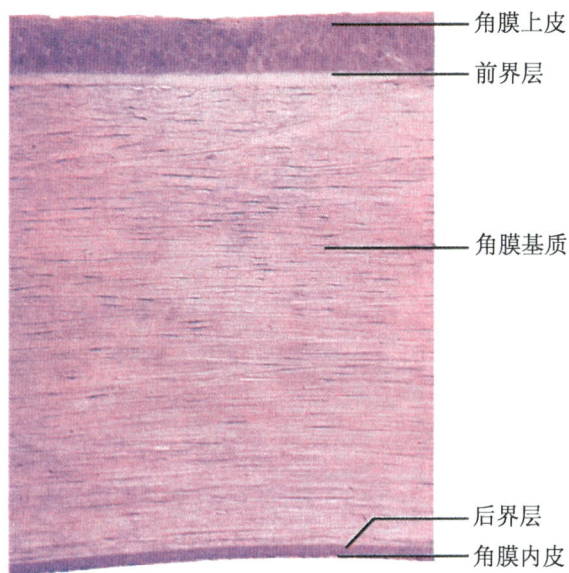

图13-2 角膜

2. 血管膜

血管膜为眼球壁中层，含丰富的血管和色素细胞，呈棕黑色，具有营养眼球和遮光的作用。血管膜由前向后分为虹膜、睫状体和脉络膜3部分（如图13-1、图13-3、图13-4所示）。

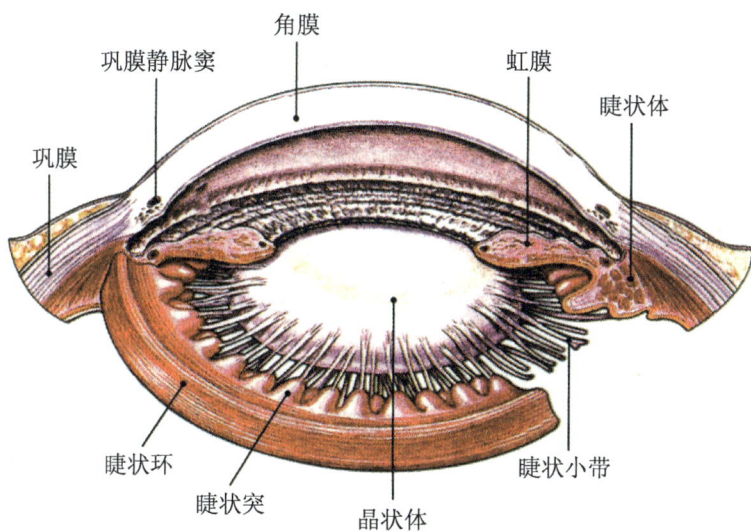

图13-3 睫状体和晶状体

（1）虹膜

虹膜（iris）位于角膜后方，呈圆盘状，其颜色有种族和个体差异，黄种人多呈棕色。虹膜中央有一圆孔，称**瞳孔**（pupil），是光线进入眼内的通道。虹膜内有瞳孔扩约肌和瞳孔开大肌两种不同排列方向的平滑肌，分别缩小与开大瞳孔（如图13-1、图13-3、图13-4所示）。

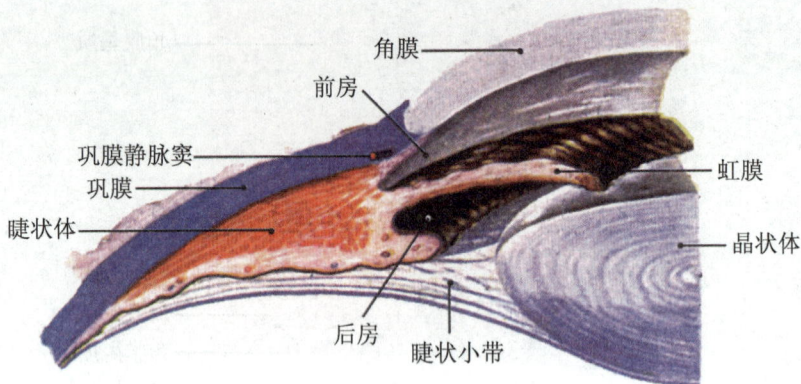

图13-4 眼球水平切面局部放大

（2）睫状体

睫状体（ciliary body）位于角膜与虹膜移行部的内面。睫状体与晶状体之间有睫状小带相连。睫状体内有睫状肌，该肌舒缩牵动睫状小带，可调节晶状体的曲度（如图13-3、图13-4所示）。睫状体还有产生房水的作用。

（3）脉络膜

脉络膜（choroid）为血管膜的后2/3，衬于巩膜的内面，富含丰富的血管和色素细胞，具有营养眼球和吸收眼内分散的光线等作用。

3. 视网膜

视网膜（retina）贴附于血管膜内面，分为盲部和视部两部分。其中衬于虹膜和睫状体内面的部分无感光作用，称盲部；衬于脉络膜内面的部分有感光作用，称视部。在视网膜视部，视神经起始处有一白色圆盘状隆起，称**视神经盘**（optic disc），又称视神经乳头（optic papilla）。该处无感光细胞，不能感光，故称生理性盲点，视网膜中央动、静脉由此通过。在视神经盘颞侧约3.5 mm处有一黄色小区，称**黄斑**（macula lutea），其中央凹陷，称**中央凹**（fovea centralis），该区无血管，是感光、辨色最敏锐的部位（如图13-5所示）。

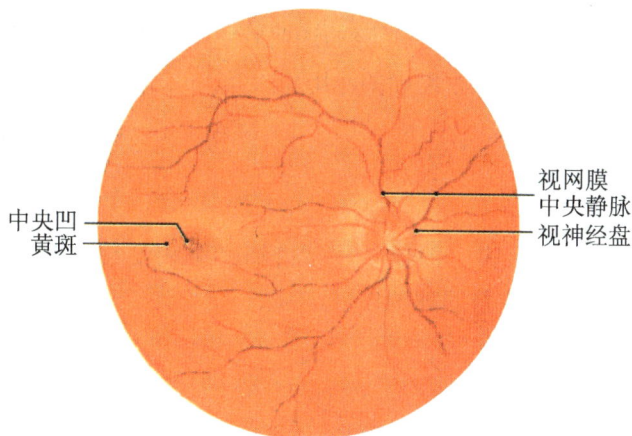

中央凹
黄斑

视网膜
中央静脉
视神经盘

图13-5 右侧眼底

（二）眼球内容物

眼球内容物包括房水、晶状体和玻璃体。这些结构均无血管分布，呈无色透明状，具有屈光作用，与角膜共同组成眼的屈光系统，可使所视物体在视网膜上形成清晰的物像。

1. 房水（aqueous humor）

房水是无色透明的液体，充满眼房。眼房是位于角膜与晶状体之间的腔隙，被虹膜分为眼前房和眼后房，前、后房借瞳孔相通。虹膜与角膜形成的夹角，称**虹膜角膜角**。

房水由睫状体产生，进入眼后房，经瞳孔到眼前房，然后经虹膜角膜角渗入巩膜静脉窦，最后汇入眼静脉。房水除具有屈光作用外，还有营养角膜和晶状体及维持眼内压的功能。若房水回流受阻，可引起眼内压升高，导致视网膜受压而出现视力减退，甚至失明，临床上称青光眼。

2. 晶状体（lens）

晶状体是位于虹膜后方的双凸透镜状透明体（如图13-1所示），具有弹性，无血管和神经，其周缘借睫状小带与睫状体相连。晶状体的曲度可随睫状肌的舒缩而改变。当看近物时，睫状肌收缩，睫状小带松弛，晶状体曲度加大，屈光度增强；当看远物时，睫状肌舒张，睫状小带拉紧，晶状体曲度变小，屈光度减弱。总之，所视物体无论远近，通过晶状体曲度的变化，总能确保在视网膜上清晰成像。长时间视近物，睫状肌因长时间处于收缩状态而疲劳，久之则不能完全复原，导致近视眼。晶状体因疾病或创伤而变混浊，称白内障。

3. 玻璃体（vitreous body）

玻璃体是充满晶状体与视网膜间隙的透明胶状物，其水分含量占99%。玻璃体除具有屈光作用外，还有支撑视网膜的作用。

二、眼副器

眼副器包括眼睑、结膜、泪器、眼球外肌和眶内结缔组织等（如图13-6所示），具有保护、运动和支持眼球的作用。

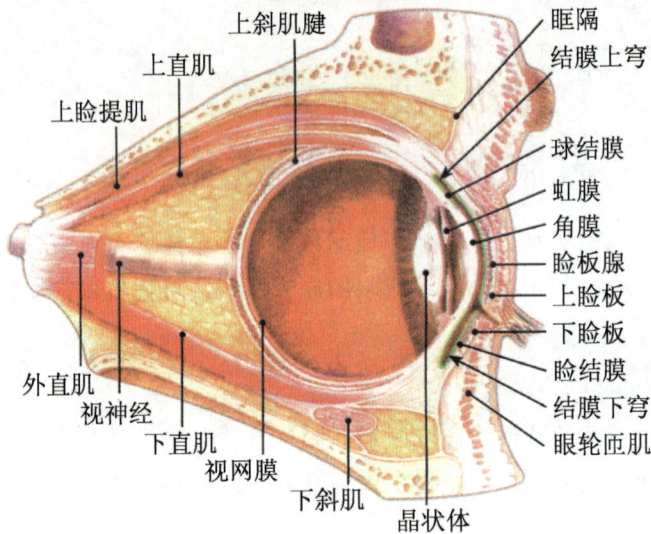

图13-6 眼眶矢状断面

（一）眼睑

眼睑（eyelids）俗称眼皮，位于眼球的前方，分**上睑**和**下睑**（如图13-6所示），有保护眼球的作用。上、下睑之间的裂隙，称睑裂，其内、外侧角分别称内眦和外眦。眼睑的游离缘，称睑缘。眼睑的前缘长有睫毛，睫毛根部的皮脂腺，称睑缘腺。若皮脂腺导管阻塞，发炎肿胀，称睑腺炎，又称麦粒肿。眼睑的后缘有睑板腺的开口，若导管受阻，可形成睑板腺囊肿，又称霰粒肿。

（二）结膜

结膜（conjunctiva）是一层富有血管的透明黏膜，其中覆盖在上、下睑内面的部分，称**睑结膜**；覆盖在巩膜前面的部分，称**球结膜**。上、下睑结膜与球结膜转折移行处，分别形成结膜上穹和结膜下穹。闭眼时，睑结膜和球结膜围成一个囊状腔隙，称**结膜囊**，滴眼药即滴在此囊内。结膜炎和沙眼是结膜常见疾病。

（三）泪器

泪器由泪腺和泪道组成（如图13-7所示）。

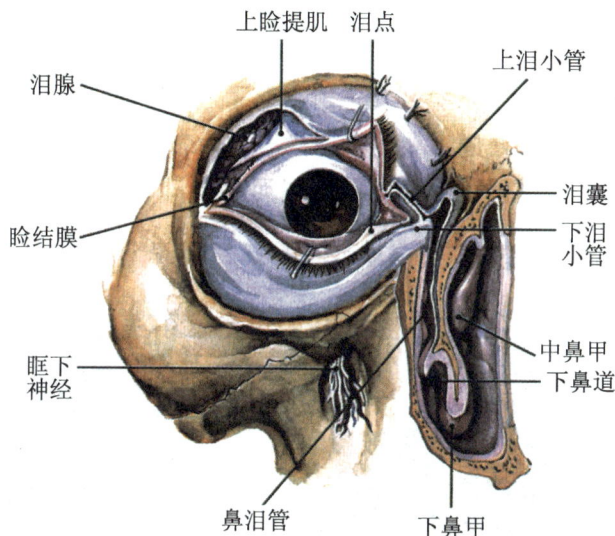

图13-7 泪器

1. 泪腺（lacrimal gland）

泪腺位于眶上壁前外侧的泪腺窝内，有10～20条排泄小管开口于结膜上穹外侧部。泪腺不断分泌泪液，借瞬目运动布于眼球表面，具有润滑、清洁角膜和冲洗结膜囊的作用。多余的泪液流向内眦，经泪点进入泪小管。

2. 泪道（lacrimal passage）

泪道包括泪点、泪小管、泪囊和鼻泪管。

（1）泪点

上、下睑缘的内侧端各有一小突起，其顶部的小孔即泪点，是泪小管的开口。

（2）泪小管

泪小管为连接泪点与泪囊的小管，上、下各一，分别起于上、下睑缘的泪点并向上、下行，然后近似水平转向内侧，开口于泪囊。

（3）泪囊

泪囊位于眼眶内侧壁的泪囊窝内，上端为盲端，下端移行为鼻泪管。

（4）鼻泪管

鼻泪管内衬黏膜，下端开口于下鼻道前部。

（四）眼球外肌

眼球外肌共 7 块，包括 6 块运动眼球肌和1块提上睑肌，均为骨骼肌（如图13-8所示）。

运动眼球肌有4块直肌和2块斜肌，即上直肌、下直肌、内直肌、外直肌、上斜肌和下斜肌。4块直肌均起于视神经管内的总腱环，分别止于眼球前部巩膜的上、下、内侧和外侧面；上斜肌也起于总腱环，以细腱通过附于眶内侧壁前上方的滑车，然后转向后外，止于眼球后部后外侧面；下斜肌起于眶下缘，经眼球下方止于巩膜后部下面。以上6块肌相互协调，共同完成眼球的正常转动。

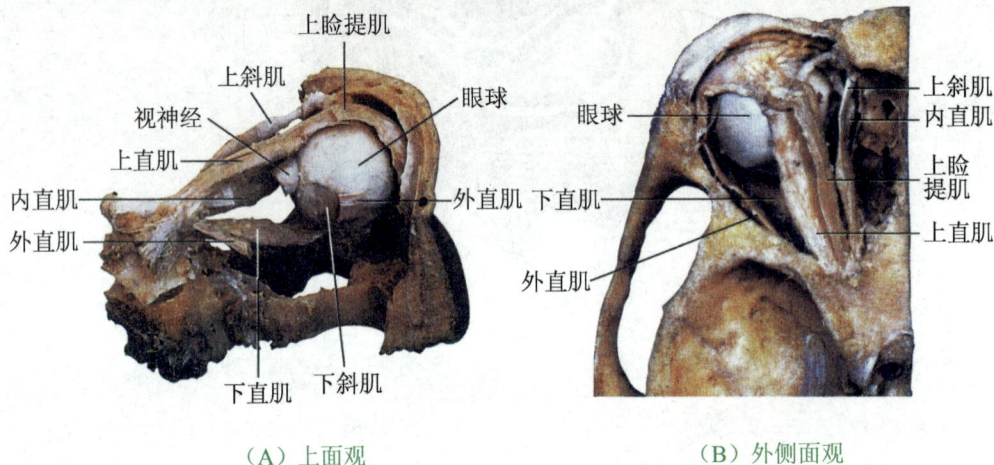

（A）上面观 　　　　　　　　　　　　（B）外侧面观

图13-8 眼球外肌

三、眼的血管和神经

（一）动脉

眼动脉于颅腔内起自颈内动脉，经视神经管入眶，分支供应眼球、眼球外肌、泪腺和眼睑等（如图13-9所示）。其中最重要的分支为视网膜中央动脉。此动脉在视神经盘处穿入并分布于视网膜内层。临床常用检眼镜观察该动脉，以帮助诊断动脉

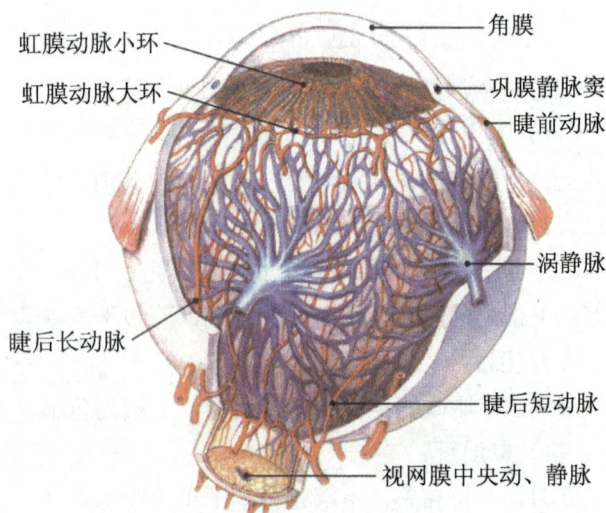

图13-9 眼的动脉和静脉

硬化等疾病。

（二）静脉

眼静脉及其属支与眼动脉和分支伴行，向前在内眦处借内眦静脉与面静脉形成吻合，向后经眶上裂入颅内的海绵窦。眼静脉无瓣膜，因此面部感染可经此途径侵入颅内。

（三）神经

眼的神经除视神经司视觉外，其感觉神经来自三叉神经；睫状肌和瞳孔括约肌受副交感神经支配，瞳孔开大肌受交感神经支配；眼球外肌受动眼神经、滑车神经和展神经支配。

第二节　前庭蜗器

前庭蜗器（vestibulocochlear organ）又称耳，包括前庭器和蜗器两部分。两者虽功能不同，但结构紧密相连。前庭蜗器（如图13-10所示）按部位不同分外耳、中耳和内耳。其中外耳和中耳是收集和传导声波的结构，内耳是接受声波和位觉刺激的感受器。

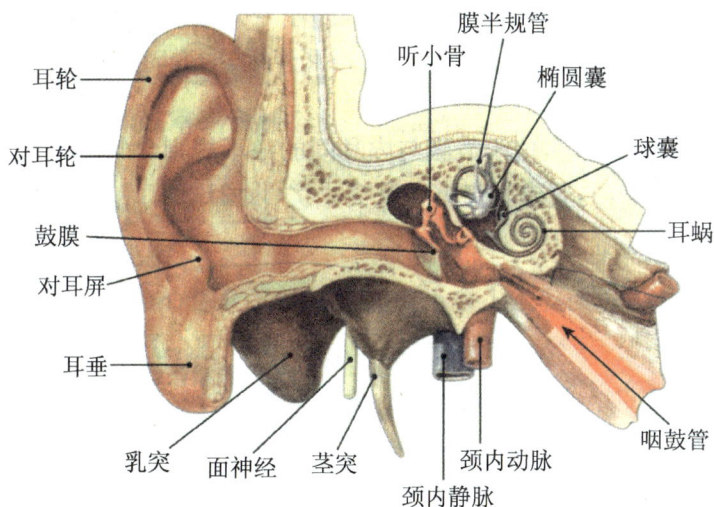

图 13-10　前庭蜗器

一、外耳

外耳（external ear）包括耳廓、外耳道和鼓膜3部分。

（一）耳廓

耳廓（auricle）位于头部两侧，由弹性软骨作为支架，外覆皮肤和薄层皮下组织。耳廓下部为耳垂，无软骨，仅含结缔组织和脂肪。耳廓有收集声波和判断声波来源方向的作用。

（二）外耳道

外耳道是外耳门至鼓膜的管道，成人外耳道长 2.0～2.5 cm，外侧 1/3 为软骨部，是耳廓软骨的延续；内侧 2/3 为骨部，位于颞骨内。外耳道略呈 S 状弯曲，从外向内，先趋向前上，继转向后，再稍斜向前下。将耳廓拉向后上方，即可使外耳道变直，经外耳道可观察到鼓膜。外耳道皮肤富含皮脂腺和耵聍腺，耵聍腺分泌耵聍。外耳道皮下组织少，皮肤与软骨膜或骨膜紧贴，故外耳道发生炎症或疖肿时疼痛剧烈。

（三）鼓膜

鼓膜（tympanic membrane）位于外耳道与中耳之间，为一椭圆形半透明的薄膜（如图 13-11 所示）。鼓膜在外耳道底呈斜位，其外侧面向前下外倾斜。鼓膜中心向内凹陷，称**鼓膜脐**。鼓膜上 1/4 为松弛部，此部薄而松弛，在活体呈淡红色；鼓膜下 3/4 为紧张部，此部坚实而紧张，在活体呈灰白色。活体观察鼓膜时，鼓膜脐前下部可见三角形反光区，称**光锥**（cone of light）。当鼓膜异常时，光锥可变形或消失。

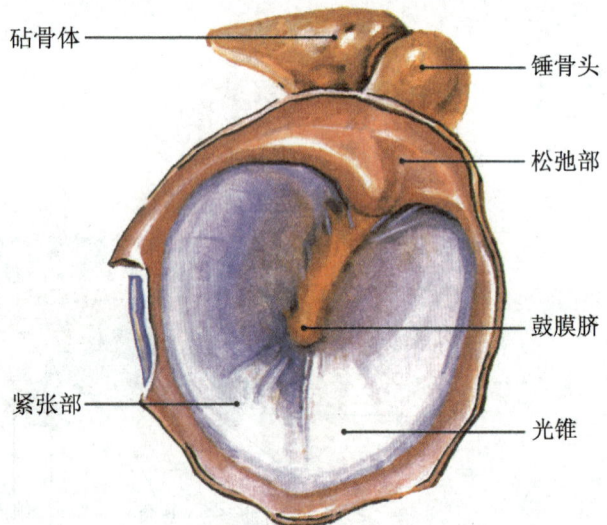

图 13-11 鼓膜

二、中耳

中耳（middle ear）由鼓室、咽鼓管、乳突窦和乳突小房组成（如图 13-12 所示）。

（一）鼓室

鼓室（tympanic cavity）是位于鼓膜与内耳间的一不规则含气小腔，内有3块听小骨。鼓室有6个壁，壁内覆盖有黏膜，此黏膜与咽鼓管、乳突窦和乳突小房的黏膜相连续（如图13-12所示）。

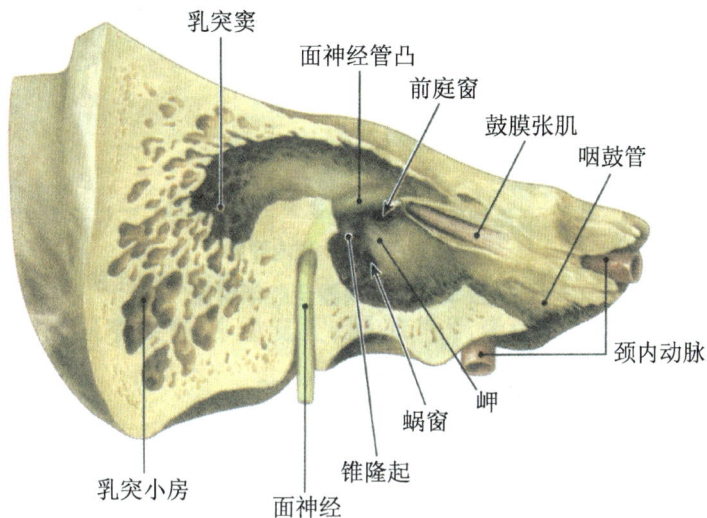

图 13-12 鼓室

1．鼓室的壁

（1）上壁

上壁即盖壁，由颞骨岩部前面的薄层骨板构成，分隔鼓室与颅中窝。

（2）下壁

下壁即颈静脉壁，为分隔鼓室与颈内静脉起始部的一层薄骨板。

（3）前壁

前壁即颈动脉壁，分隔鼓室与颈内动脉，上部有咽鼓管鼓室口。

（4）后壁

后壁即乳突壁，上部有乳突窦入口，经此通乳突小房。

（5）外侧壁

外侧壁即鼓膜壁，借鼓膜与外耳道分隔。

（6）内侧壁

内侧壁即迷路壁，其中部有圆形隆起，称岬。岬的后上方有一卵圆形小孔，称前庭窗，由镫骨底封闭，通向内耳前庭。前庭窗后上方有一弓形隆起，称面神经管凸，内有面神经通过。面神经管凸的管壁较薄，中耳炎或中耳手术时易伤及面神经。

2. 听小骨（auditory ossicles）

听小骨由外向内依次为锤骨、砧骨和镫骨（如图13-13所示）。3块骨借关节相互连结成听小骨链，使鼓膜与前庭窗相连接。当声波振动鼓膜时，听小骨链做机械运动，将声波的振动传至前庭窗。

运动听小骨的肌包括鼓膜张肌和镫骨肌，分别有紧张鼓膜和减小镫骨底对内耳压力的作用。

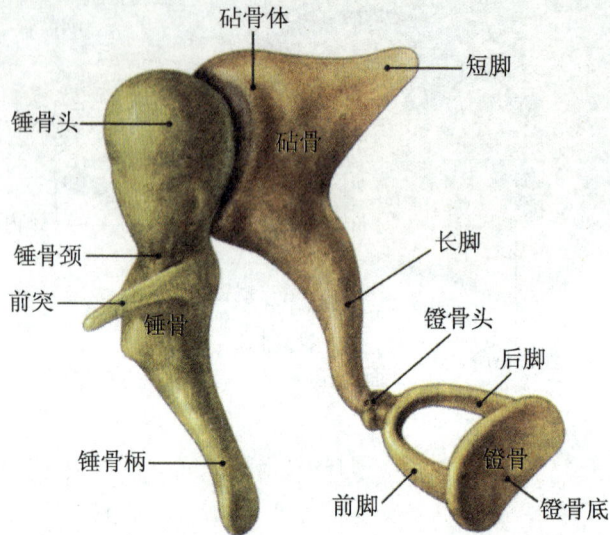

图13-13 听小骨

（二）咽鼓管

咽鼓管（auditory tube）是连接鼻咽与鼓室的通道，其作用是维持鼓室与外界大气压的平衡，保持鼓膜正常振动。小儿咽鼓管短粗且平直，故咽部感染易沿此管侵入鼓室，引起中耳炎。

（三）乳突窦和乳突小房

乳突窦（mastoid antrum）是介于鼓室和乳突小房间的通道，**乳突小房**（mastoid cells）是颞骨乳突内的蜂窝状含气小腔隙（如图13-12所示）。

三、内耳

内耳（internal ear）位于颞骨岩部内，是介于鼓室与内耳道底之间的一系列复杂管道，故又称**迷路**（labyrinth），由骨迷路和膜迷路两部分组成。骨迷路是骨性管道，膜迷路是位于骨迷路内的膜性管道。膜迷路内含有内淋巴，膜迷路与骨迷路间充满外淋巴，内、外淋巴互不相通。位觉感受器与听觉感受器即位于膜迷路内。

（一）骨迷路

骨迷路（bony labyrinth）由后向前分为骨半规管、前庭和耳蜗3部分（如图13-14所示）。

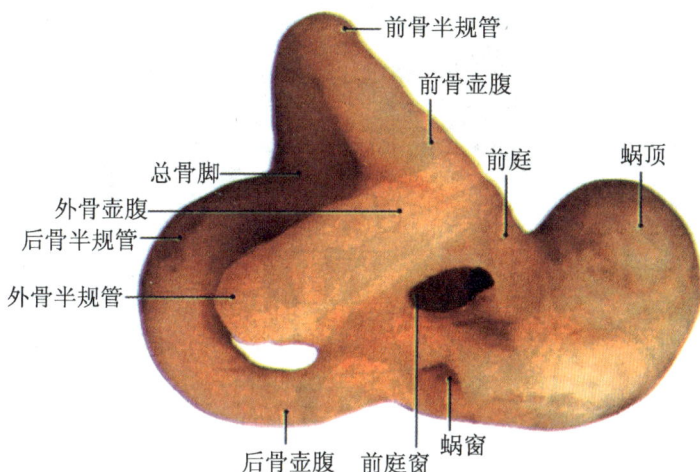

图13-14 骨迷路

1. 骨半规管（bony semicircular canals）

骨半规管为3个相互垂直排列的"C"形小管，分别为前骨半规管、后骨半规管和外骨半规管。每个骨半规管有两个脚，其中一脚膨大，称壶腹骨脚，膨大部称骨壶腹；另一脚细小，称单骨脚。前、后骨半规管的单骨脚合成一个总骨脚，故3个骨半规管有5个孔开口于前庭。

2. 前庭（vestibule）

前庭为一不规则腔隙，其外侧壁上部有前庭窗开口；内侧壁是内耳道底，有神经和血管通过；前下部有一大孔通耳蜗；后上部有5个小孔通3个骨半规管。

3. 耳蜗（cochlea）

耳蜗形似蜗牛壳，尖端朝向前外方，称蜗顶；底朝向后内侧，称蜗底。耳蜗由骨性圆锥形的蜗轴和环绕其2.5圈的蜗螺旋管构成。由蜗轴发出骨螺旋板突向蜗螺旋管内，并与膜迷路的蜗管相连，将蜗螺旋管分隔为顶侧的前庭阶和近蜗底侧的鼓阶（如图13-15所示）。前庭阶和鼓阶在蜗顶处借蜗孔彼此相通。

（二）膜迷路

膜迷路（membranous labyrinth）是套于骨迷路内封闭的膜性管或囊，由膜半规管、椭圆囊和球囊、蜗管3部分组成，三者彼此相互连通（如图13-16所示）。

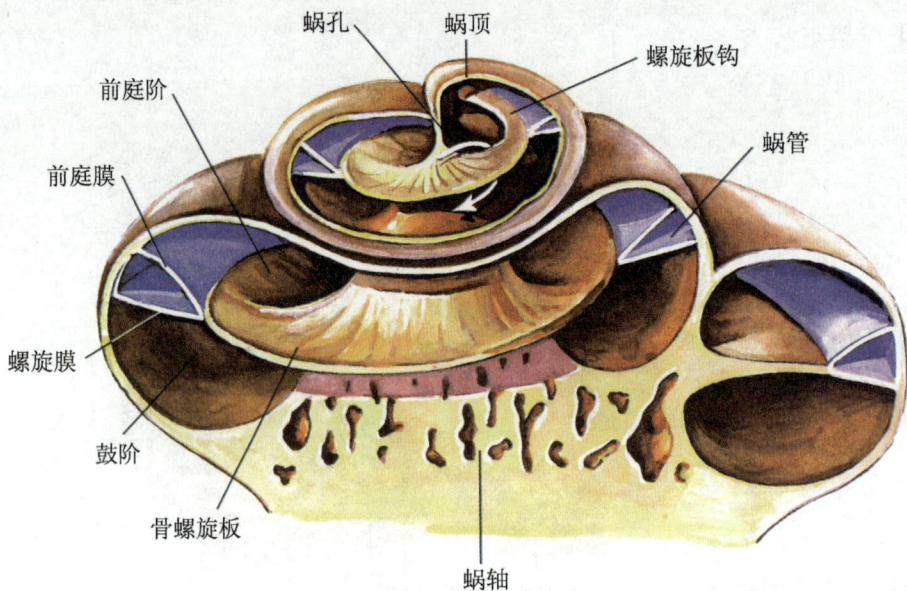

图13-15 耳蜗

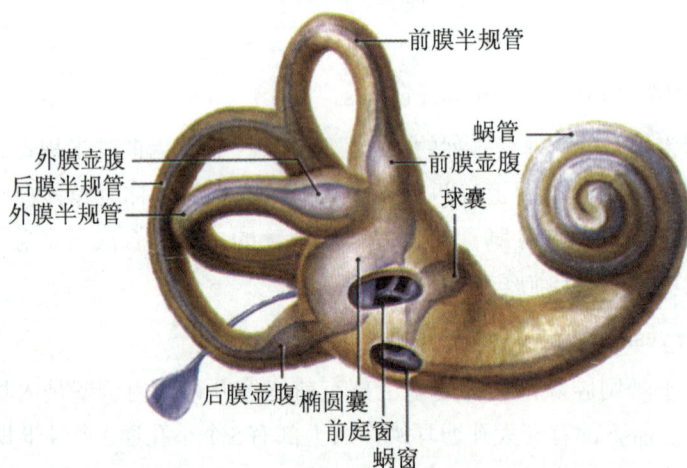

图13-16 骨迷路和膜迷路

1. 组成

（1）膜半规管（semicircular ducts）

膜半规管位于同名骨半规管内，在骨壶腹内相应的膨大称膜壶腹，其壁上的隆起称**壶腹嵴**（crista ampullaris）。壶腹嵴的上皮由支持细胞和毛细胞构成。支持细胞呈高柱状，可分泌糖蛋白，形成圆锥形胶质的壶腹帽。每个毛细胞的游离面均有动纤毛和静纤毛，纤毛插入壶腹帽中。壶腹嵴是位觉感受器，能感受头部的旋转变速运动。

（2）**椭圆囊**（utricle）**和球囊**（saccule）

椭圆囊和球囊位于前庭内。椭圆囊位于后上方，一侧与膜半规管的 5 个孔相通；球囊位于前下方，一侧与蜗管相通。在椭圆囊和球囊壁的内面各有突入囊腔的隆起，分别称椭圆囊斑和球囊斑，均为位觉感受器，合称**位觉斑**（maculae acusticae）。

位觉斑能感受直线变速运动，以及静止状态下的位置觉。因重力关系及两斑位置相互垂直，故无论头在何位置，位砂膜都将不同程度地刺激毛细胞，引起前庭神经兴奋，将位觉信息传向中枢。

（3）**蜗管**（cochlear duct）

蜗管位于蜗螺旋管内，介于骨螺旋板与蜗螺旋管外侧壁之间，下起前庭，向上呈盲端止于蜗顶。在横断面上，蜗管呈三角形，有上壁、外侧壁和下壁。上壁为前庭膜，与前庭阶相邻；下壁为基底膜，与鼓阶相隔。基底膜上有**螺旋器**（spiral organ），为听觉感受器，能感受声波的刺激。

2. 功能

膜迷路的功能主要是前庭功能和感音功能。

（1）**前庭功能**

当头部位置变化时，椭圆囊斑、球囊斑和壶腹嵴可产生直线变速运动和不同旋转运动的感觉，同时伴有各种姿势调节反射和内脏功能的变化，称前庭反应。

（2）**感音功能**

声波有空气传导和骨传导两种传导途径，正常情况下以空气传导为主。

① 空气传导：耳廓收集声波，经外耳道传至鼓膜，引起鼓膜振动，再经听小骨链运动将之传至前庭窗，使前庭阶和鼓阶的外淋巴波动，继而使蜗管的内淋巴波动，刺激基底膜上的螺旋器，将刺激转变为神经冲动，最后经蜗神经传到大脑皮质的听区，产生听觉（如图13-17所示）。

② 骨传导：是指声波直接引起颅骨振动，继而引起颞骨内的内淋巴振动的一种传导方式。正常情况下骨传导敏感性远低于空气传导，几乎不能感到其存在。临床上可通过检查患者空气传导和骨传导受损的情况，判断听觉异常产生的原因和部位。

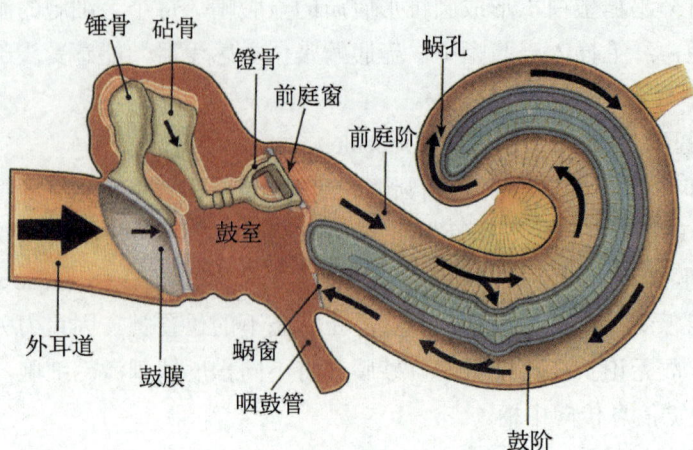

图 13-17 声波的传导途径

思考与练习

一、单项选择题

1. 属于眼球壁外膜的结构是（　　）。
   A. 巩膜　　　　　　　　　　　B. 虹膜
   C. 脉络膜　　　　　　　　　　D. 视网膜
   E. 球结膜

2. 可以主动调节晶状体曲度的是（　　）。
   A. 睫状体　　　　　　　　　　B. 睫状突
   C. 睫状肌　　　　　　　　　　D. 睫状小带
   E. 瞳孔括约肌

3. 眼球内容物包括（　　）。
   A. 房水　　　　　　　　　　　B. 晶状体
   C. 玻璃体　　　　　　　　　　D. 以上都是
   E. 以上都不是

4. 关于外耳道的描述正确的是（　　）。
   A. 外2/3由软骨构成　　　　　B. 内2/3由骨构成
   C. 内2/3由软骨构成　　　　　D. 向内通内耳道
   E. 皮肤与软骨膜结合疏松

5．小儿咽鼓管的特点是（　　）。

  A．较粗短平直　　　　　　　B．较细短

  C．较细长　　　　　　　　　D．较粗长

  E．腔较小

二、名词解释

1．虹膜角膜角　　　　2．黄斑　　　　3．光锥

4．球囊斑　　　　　　5．壶腹嵴

三、问答题

1．试述角膜的层次结构。

2．试述正常情况下声波的传导途径。

第十四章
神经系统

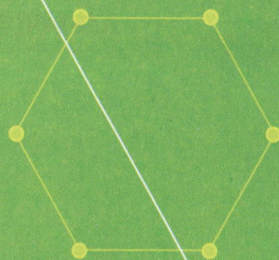

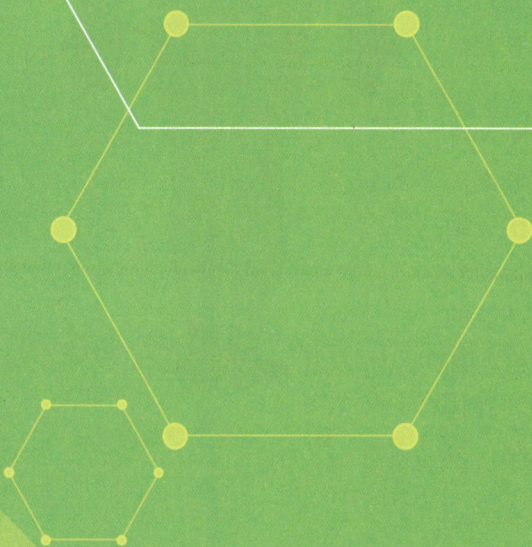

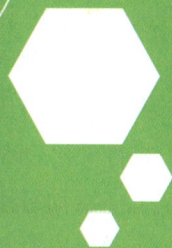

第一节　概　述

神经系统（nervous system）由脑和脊髓及周围神经组成，是人体结构和功能最复杂的系统，在人体功能调节中起主导作用。神经系统通过调节全身各器官系统的活动，使人体内部成为统一的整体，以适应不断变化的外界环境。

一、神经系统的区分

神经系统按其所在位置不同，分为**中枢神经系统**（central nervous system，CNS）和**周围神经系统**（peripheral nervous system，PNS）（如图 14-1 所示）。中枢神经系统包括脑和脊髓，分别位于颅腔和椎管内。周围神经系统包括脑神经和脊神经。**脑神经**与脑相连，共 12 对；**脊神经**与脊髓相连，共 31 对。根据周围神经系统在体内分布对象的不同，将周围神经系统分为**躯体神经**和**内脏神经**。躯体神经分布于全身皮肤、骨、关节和骨骼肌；内脏神经则分布于内脏、心血管和腺体。

躯体神经和内脏神经均含有**传入纤维**和**传出纤维**。传入纤维又称**感觉纤维**，将神经冲动从感受器传向中枢；传出纤维又称**运动纤维**，将神经冲动从中枢传向效应器。内脏神经中的传出部分依其功能的不同，又分为**交感神经**和**副交感神经**两部分，共同调节内脏、心血管的活动和腺体的分泌，因其不受机体主观意志控制，故又称**自主神经系统**。

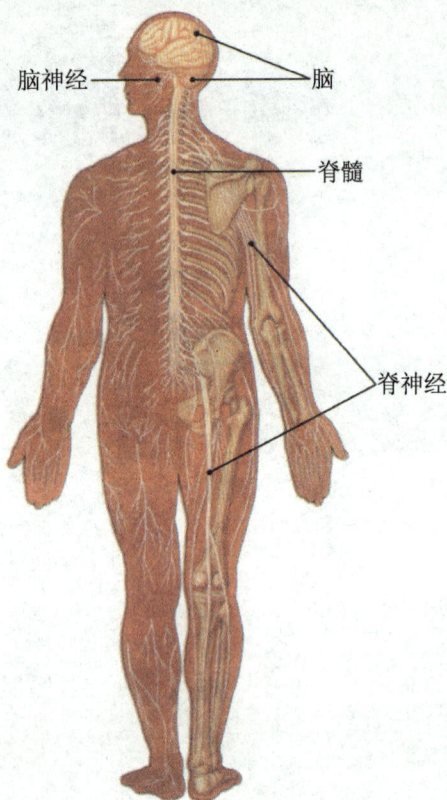

图 14-1 神经系统的构成

脑神经　　　脑

脊髓

脊神经

二、神经系统的活动方式

神经系统的基本活动方式是反射。神经系统在调节机体活动时，对内、外环境的刺激做出适宜的反应，称**反射**（reflex）。执行反射活动的物质基础是**反射弧**（reflex arc）。反射弧由感受器、传入（感觉）神经、中枢、传出（运动）神经和效应器构成（如图14-2所示）。若反射弧任何一部分损伤，反射活动即出现障碍。因此临床上常用检查反射的方法来诊断神经系统的疾病。

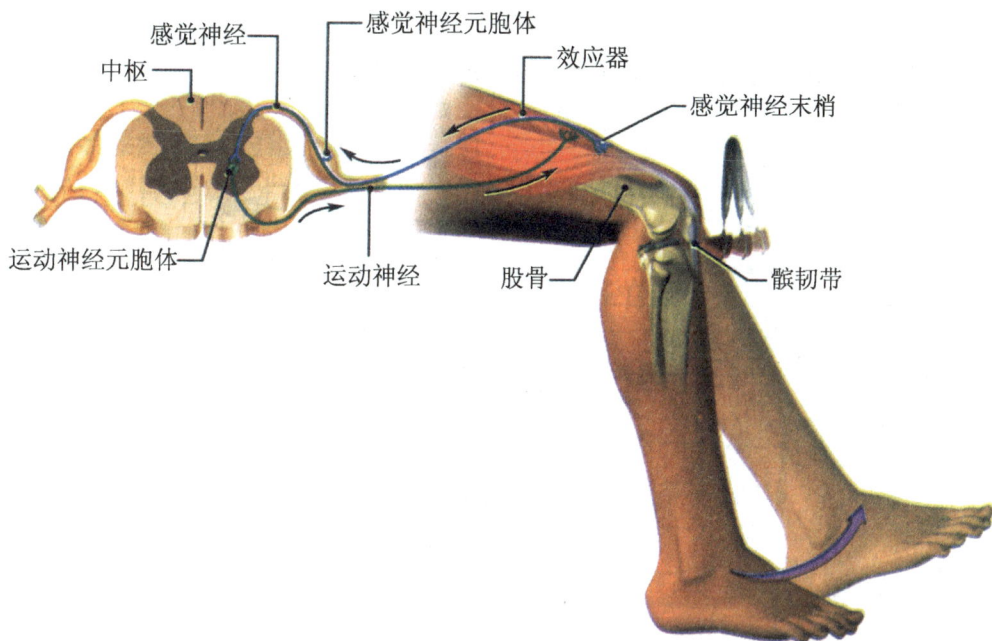

图14-2　反射弧示意图

三、常用术语

在神经系统中，不同部位的神经元胞体和突起有不同的集聚方式，因而命名为不同的术语。

在中枢神经系统中，神经元胞体和树突集聚之处，在新鲜标本上呈灰色，称**灰质**（gray matter）；在大、小脑表面形成的灰质层，又称**皮质**（cortex）。

在中枢神经系统中，神经纤维集聚之处，因神经纤维外面包有髓鞘，色泽白亮，称**白质**（white matter）；位于大、小脑深部的白质，称**髓质**（medulla）。

形态与功能相似的神经元胞体集聚成一团，在中枢神经系统内（皮质以外），称**神经核**（nucleus）；在周围神经系统内，称**神经节**（ganglion）。

在中枢神经系统内，起止、行程与功能相同的神经纤维聚集成束，称**纤维束**（fasciculus）；若神经纤维交织成网，网眼内有散在的神经元或较小核团，称**网状结构**（reticular formation）。

在周围神经系统内，若干神经纤维聚集成束，数个神经束被结缔组织包裹，称**神经**（nerve）。

第二节 中枢神经系统

中枢神经系统由脑和脊髓组成，是神经系统的主体部分。

一、脊髓

（一）脊髓的位置和外形

脊髓（spinal cord）位于椎管内，上端于枕骨大孔处与脑的延髓相连，下端在成人约平第1腰椎下缘（新生儿可达第3腰椎下缘平面），故临床腰椎穿刺常在第3、4或第4、5腰椎间进行。脊髓全长42～45 cm，约占椎管全长的2/3。

脊髓呈前后略扁的圆柱状，粗细不等，有两处膨大。**颈膨大**位于第4颈节至第1胸节，有分布到上肢的神经附着；**腰骶膨大**位于第2腰节至第3骶节之间，有分布到下肢的神经附着。腰骶膨大以下逐渐变细，呈圆锥状，称**脊髓圆锥**。脊髓圆锥向下延伸出一条无神经组织的细丝，称**终丝**，向下止于尾骨背面（如图14-3所示）。

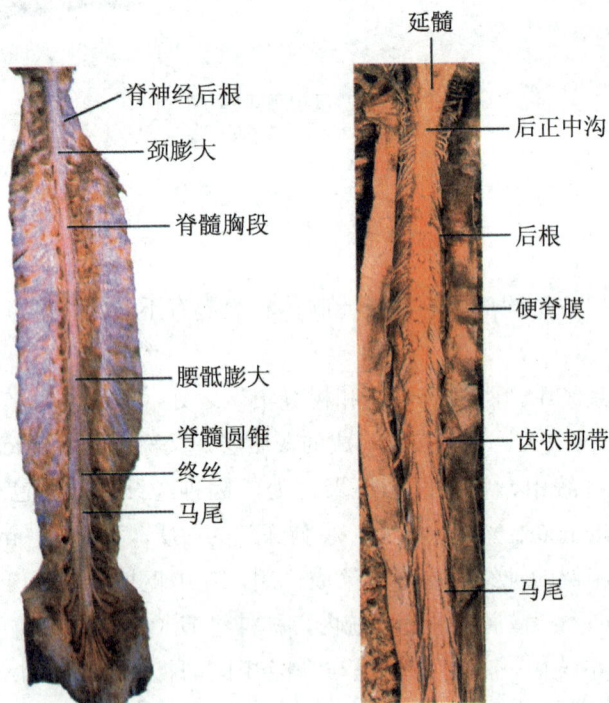

图14-3 脊髓的位置和外形

脊髓表面有6条纵行的沟。前面正中的沟较深，称**前正中裂**；后面正中的沟较浅，称**后正中沟**。前正中裂两侧有2条浅沟，称**前外侧沟**，后正中沟两侧有2条**后外侧沟**。前外侧沟内依次有31对脊神经前根附着，后外侧沟内依次有31对脊神经后根附着。每一后根上都有一膨大，称**脊神经节**，内含假单极神经元。每一脊髓节段的前、后根在椎间孔处合并成1条脊神经，从相应的椎间孔穿出（如图14-4所示）。因脊髓短于椎管，脊神经根与各自的椎间孔的距离自上而下逐渐增大，使脊神经根在椎管内自上而下逐渐倾斜，至腰骶部神经根近乎垂直下行。

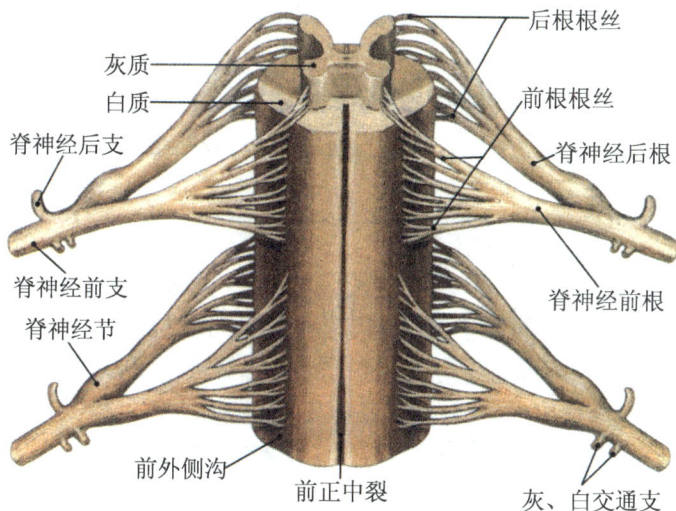

图14-4 脊髓结构示意图

在脊髓圆锥下方，腰、骶、尾部的脊神经根围绕终丝形成马尾。因成人第1腰椎以下已无脊髓而只有马尾，故临床上常选择第3、4或第4、5腰椎之间进行穿刺，可避免损伤脊髓。

脊髓在外形上无明显的节段性，通常把每一对脊神经前、后根的根丝附着的一段脊髓，称一个脊髓节段。因脊髓的两侧连有31对脊神经，故将脊髓也分为31个节段，即8个颈节、12个胸节、5个腰节、5个骶节和1个尾节。

从胚胎第4个月开始，人体脊柱的生长速度快于脊髓，致使成人脊髓与脊柱的长度不相同，脊髓节段逐渐高于相应的椎骨。了解脊髓节段与椎骨的对应关系，对确定脊髓病变的部位和临床治疗具有重要的意义。成人这种对应关系的大致推算方法如表14-1所示。

表14-1 脊髓节段与椎骨的对应关系

脊髓节段	对应椎骨	推算举例
上颈髓 $C_{1\sim4}$	与同序数椎骨同高	如第3颈髓节对第3颈椎体
下颈髓 $C_{5\sim8}$ 和上胸髓 $T_{1\sim4}$	较同序数椎骨高1个椎体	如第5颈髓节对第4颈椎体
中胸髓 $T_{5\sim8}$	较同序数椎骨高2个椎体	如第6胸髓节对第4胸椎体
下胸髓 $T_{9\sim12}$	较同序数椎骨高3个椎体	如第11胸髓节对第8胸椎体
腰髓 $L_{1\sim5}$	平对第10～12胸椎体	
骶 $S_{1\sim5}$、尾髓 C_0	平对第12胸椎和第1腰椎体	

（二）脊髓的内部结构

脊髓由灰质和白质两部分构成。

1. 灰质

在脊髓横切面上，可见中央有一纵贯脊髓全长的细管，称**中央管**（central canal）。灰质围绕在中央管的周围，灰质的周围是白质（如图14-5所示）。每侧灰质向前扩大的部分，称**前角**；向后突出狭细的部分，称**后角**。在胸髓和上3个腰髓的前、后角间还有向外侧伸出的**侧角**。连接两侧灰质的部分，称**灰质连合**。

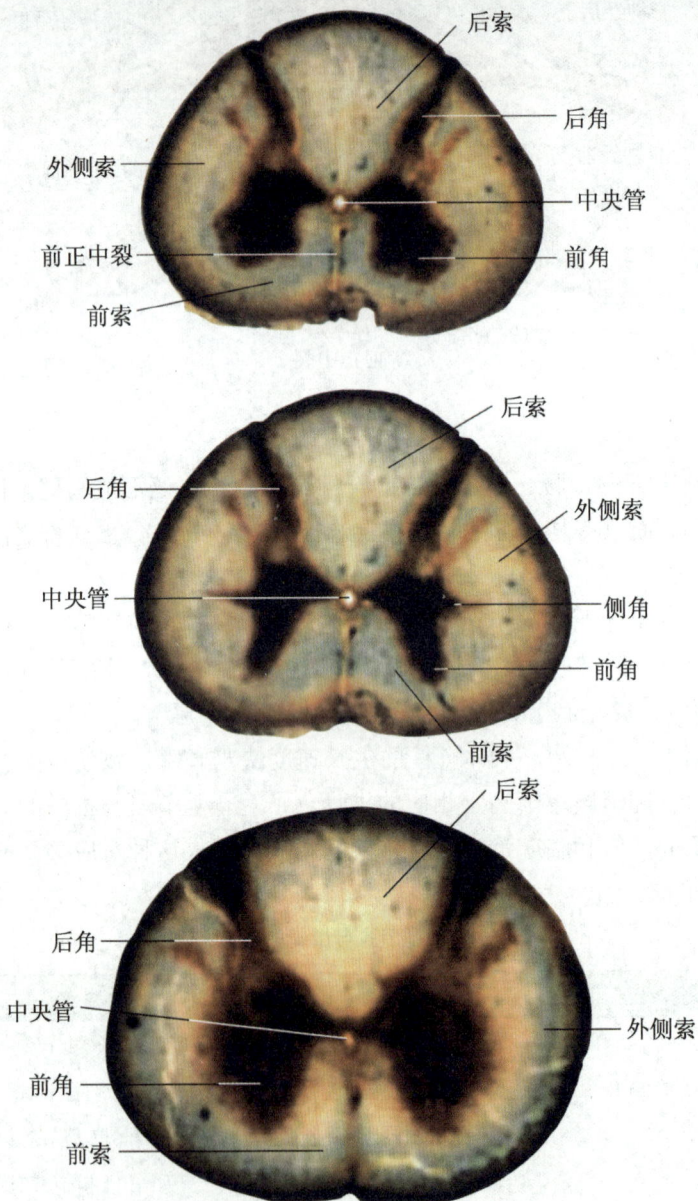

图14-5 脊髓各部横断面

（1）**前角**（anterior horn）

前角也称前柱，主要由运动神经元组成，可分为内、外侧两群，内侧群支配躯干肌，外侧群支配四肢肌。

（2）**后角**（posterior horn）

后角也称后柱，主要由中间神经元组成，可分为4群核团：① 边缘层，是后角尖的边缘区，可接受后根的传入纤维。② 胶状质，在边缘层前方，贯穿脊髓全长，主要完成脊髓节段间的联络作用。③ 后角固有核，位于胶状质前方，发出的纤维上行入脑。④ 胸核，又称背核，位于后角基部内侧，仅见于颈8至腰3节段，发出的纤维组成同侧的脊髓小脑后束。

（3）**侧角**（lateral horn）

侧角也称侧柱，仅见于胸1至腰3脊髓节段，是交感神经的低级中枢。在脊髓骶2～4节段，相当于侧角的部位，是副交感神经的低级中枢。

2. 白质

白质由上、下传导的纵行神经纤维组成。白质以前外侧沟和后外侧沟为界，分为3个索：前正中裂与前外侧沟之间为**前索**（anterior funiculus）；前、后外侧沟之间为**外侧索**（lateral funiculus）；后外侧沟与后正中沟之间为**后索**（posterior funiculus）。在灰质后角基部外侧与外侧索白质之间，灰、白质混合交织，称**网状结构**。各索主要由密集的纵行神经纤维束组成。

在白质中向上传递神经冲动的传导束，称**上行（感觉）纤维束**；向下传递神经冲动的传导束，称**下行（运动）纤维束**。联系脊髓各节段的短距离纤维束，称**固有束**，它们紧靠灰质边缘，完成节段内和节段间的反射活动。

（1）**上行纤维束**

上行纤维束主要由薄束、楔束、脊髓小脑束和脊髓丘脑束等组成。

① **薄束**（fasciculus gracilis）和**楔束**（fasciculus cuneatus）：位于后索，薄束位于内侧，楔束位于外侧，两者均由脊神经节细胞的中枢突经脊神经后根入脊髓后索直接上升构成。其中来自第5胸节以下的纤维束组成薄束，来自第4胸节以上的纤维束组成楔束，向上分别止于延髓的薄束核和楔束核。薄束和楔束的功能是向大脑传递本体感觉（来自肌、腱和关节等处的位置觉、运动觉和振动觉）及精细触觉（如通过触摸辨别纹理粗细和两点间距离）。

② **脊髓小脑束**（spinocerebellar tract）：包括脊髓小脑前束和脊髓小脑后束，位于外侧索周边的前部和后部，起自后角，止于小脑，向小脑传导来自躯干下部和下肢的非意识性本体感觉冲动。

③ **脊髓丘脑束**（spinothalamic tract）：位于脊髓的外侧索前半和前索内。此束纤维主要起自后角固有核，纤维大部分斜经白质前连合交叉到对侧上一节段，在外侧索和前索内上行，行经脑干，终止于背侧丘脑。交叉至对侧外侧索上行的纤维束，称**脊髓丘脑侧束**，其功能是传导痛觉和温度觉冲动；交叉至对侧前索内上行的

纤维束，称**脊髓丘脑前束**，其功能是传导粗触觉和压觉冲动。

（2）下行纤维束

下行纤维束起于脑的不同部位，直接或间接止于脊髓前角或侧角。管理骨骼肌运动的传导束为**锥体系**（皮质脊髓束）和**锥体外系**（红核脊髓束与前庭脊髓束）。

① **皮质脊髓束**（corticospinal tract）：是脊髓中最大的下行纤维束，起自大脑皮质躯体运动区，其中大部分下行于脊髓外侧索后部，称**皮质脊髓侧束**，止于同侧脊髓前角运动神经元。小部分下行于同侧前索前正中裂两侧，称**皮质脊髓前束**，此束一般不超过胸髓，其纤维大部分经白质前连合交叉后，止于对侧前角运动神经元，还有一些纤维不交叉，止于同侧前角运动神经元。皮质脊髓束的功能是控制骨骼肌的随意运动，特别是肢体末端的灵巧运动。

② **红核脊髓束**（rubrospinal tract）：位于皮质脊髓侧束的腹侧，其主要功能是兴奋屈肌运动神经元。

③ **前庭脊髓束**（vestibulospinal tract）：位于前索内，其主要功能是兴奋伸肌神经元，维持身体平衡。

（三）脊髓的功能

1. 传导功能

脊髓内有大量的纤维束，通过上行纤维束将感觉冲动传至脑，同时又通过下行纤维束接受高级中枢的调控。因此，脊髓是脑与脊髓和周围神经系统联系的重要通路。

2. 反射功能

脊髓灰质内有多个反射中枢，如腱反射、屈肌反射、牵张反射、排便和排尿反射中枢等。若脊髓受损，某些反射活动将消失。

二、脑

脑（brain or encephalon）位于颅腔内，由脑干、端脑、间脑和小脑组成（如图14-6、图14-7所示）。

（一）脑干

脑干（brainstem）自下而上由延髓、脑桥和中脑3部分组成。延髓在枕骨大孔处与脊髓相接，中脑向上与间脑相连，延髓和脑桥的背面与小脑相连。

1. 脑干的外形

（1）腹侧面

延髓（medullaoblongata）位于脑干下部，呈倒置的锥体形（如图14-8所示），表面有与脊髓相连续的同名沟、裂，即前外侧沟和前正中裂。上方以横行的**延髓脑**

桥沟（bulbopontine sulcus）与脑桥分界。

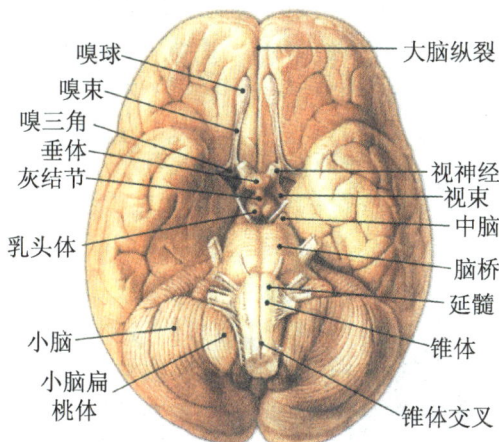

图 14-6　脑的底面

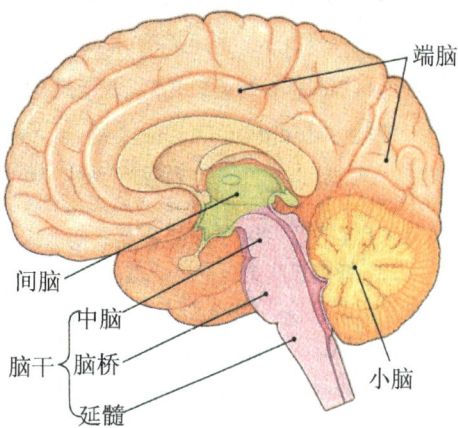

图 14-7　脑的正中矢状切面

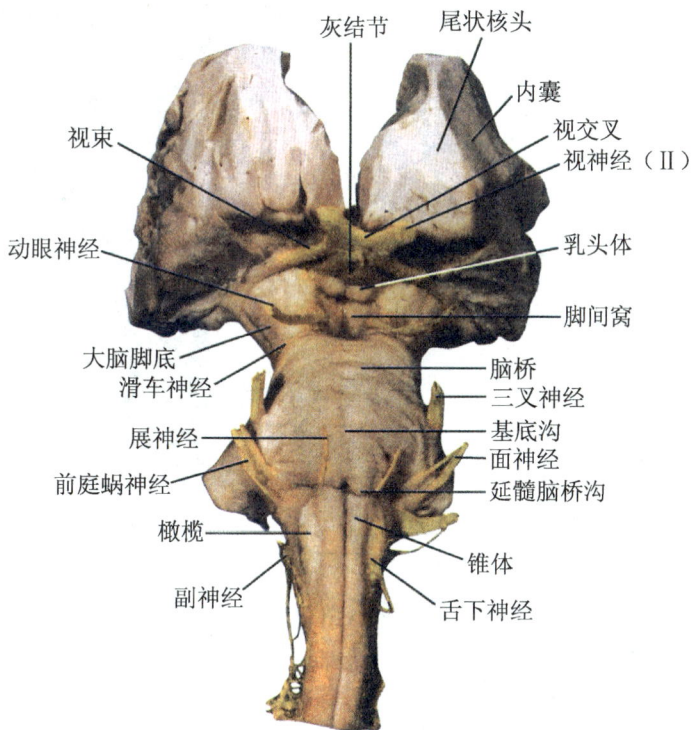

图 14-8　脑干腹侧面

　　延髓前正中裂的两侧，各有一纵行的隆起，称**锥体**。锥体下方有**锥体交叉**。锥体外侧有一卵圆形隆起，称**橄榄**，内有下橄榄核。锥体与橄榄间的前外侧沟内有舌下神经根附着。在橄榄的后方，自上而下有舌咽神经根、迷走神经根和副神经根附着。

　　脑桥（pons）位于脑干的中部，其腹侧面宽阔膨隆，称**脑桥基底部**。基底部的正中有一纵行浅沟，称**基底沟**，容纳基底动脉。基底部向两侧延伸的巨大纤维束，称**小脑中脚**，又称**脑桥臂**，在移行处有粗大的三叉神经根附着。在延髓脑桥沟中，由内侧向外侧依次有展神经根、面神经根和前庭蜗神经根附着。延髓、脑桥与小脑交界处，称脑桥小脑三角。前庭蜗神经和面神经根位于此处。

中脑（midbrain）上接间脑，下连脑桥，其腹侧面有2个粗大的柱状结构，称**大脑脚**。两脚间的凹陷，称**脚间窝**，动眼神经由此出脑。

（2）**背侧面**

延髓背侧可分为上、下两部分。下部形似脊髓，上部中央管敞开构成菱形窝的下半部。延髓下部后正中沟外侧依次有薄束结节和楔束结节2个隆起，其深面有薄束核和楔束核。楔束结节外上方的隆起为小脑下脚（如图14-9所示）。

脑桥的背侧面形成菱形窝的上半部，两侧为小脑上脚和小脑中脚。两侧小脑上脚间的薄层白质，称**上髓帆**。

菱形窝（rhomboid fossa）又称第四脑室底，由延髓上部和脑桥的背面构成，中部有横行的髓纹，为脑桥和延髓背面的分界。菱形窝的正中有纵行的正中沟，正中沟两侧的纵行隆起，称内侧隆起，其外侧有纵行的界沟。界沟外侧为一三角形的前庭区，其深面有前庭神经核。前庭区的外侧角有一小隆起，称听结节，内含蜗神经核。紧靠髓纹上方，内侧隆起上有一圆形隆起，称面神经丘，其深面有展神经核。髓纹以下的延髓部有2个小三角区：舌下神经三角位于内上方，其深面为舌下神经核；迷走神经三角位于外下方，其深面为迷走神经背核。

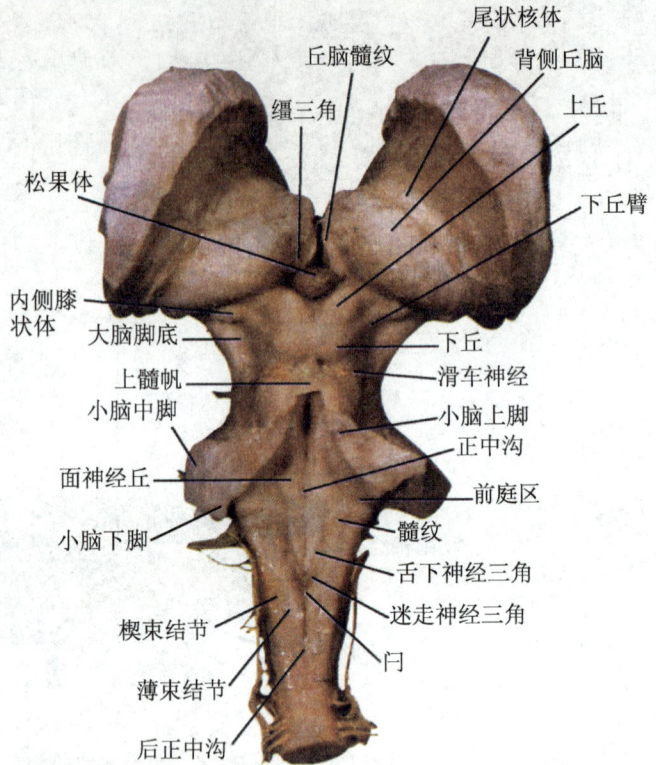

图14-9 脑干背侧面

中脑的背面有上、下2对圆形隆起，上方的一对为上丘，是视觉反射中枢；下方的一对为下丘，是听觉反射中枢。下丘的下方连有滑车神经根。在中脑内部有一贯穿中脑全长的纵行管道，称中脑水管。

第四脑室（fourth ventricle）：位于延髓、脑桥与小脑间，其底即菱形窝；其顶的前部由小脑上脚和上髓帆组成，后部由下髓帆和第四脑室脉络组织构成。脉络组织内的一部分血管反复分支缠绕成丛，血管丛夹带着软膜和室管膜突入室腔，形成第四脑室脉络丛，可产生脑脊液。第四脑室脉络组织上有2个外侧孔和1个正中孔。第四脑室向上经中脑水管通第三脑室，向下经延髓中央管通脊髓中央管，并借正中孔和外侧孔与蛛网膜下隙相通（如图14-10所示）。

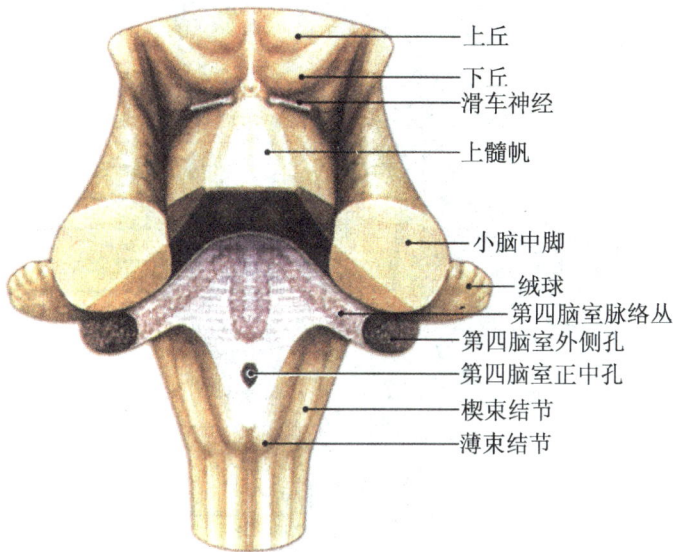

上丘
下丘
滑车神经
上髓帆
小脑中脚
绒球
第四脑室脉络丛
第四脑室外侧孔
第四脑室正中孔
楔束结节
薄束结节

图14-10　第四脑室脉络组织

2. 脑干的内部结构

脑干的内部结构比脊髓复杂，由灰质、白质和网状结构组成。由于延髓中央管在背侧敞开形成菱形窝，使灰质由腹、背方向排列改为内、外侧方向排列；大量神经纤维的贯穿及左、右交叉，使灰质柱断裂形成神经核。脑干的神经核分为脑神经核、中继核与网状核3种，后2种合称非脑神经核。

（1）灰质

灰质主要由脑神经核与非脑神经核组成。

① 脑神经核：直接与第3～12对脑神经相连，按性质、功能不同可分为4大类，由内侧向外侧纵行排列为躯体运动核、内脏运动核、内脏感觉核与躯体感觉核。脑神经核的名称和位置多与其相连的脑神经名称和连结脑部位相对应（如图14-11所示）。

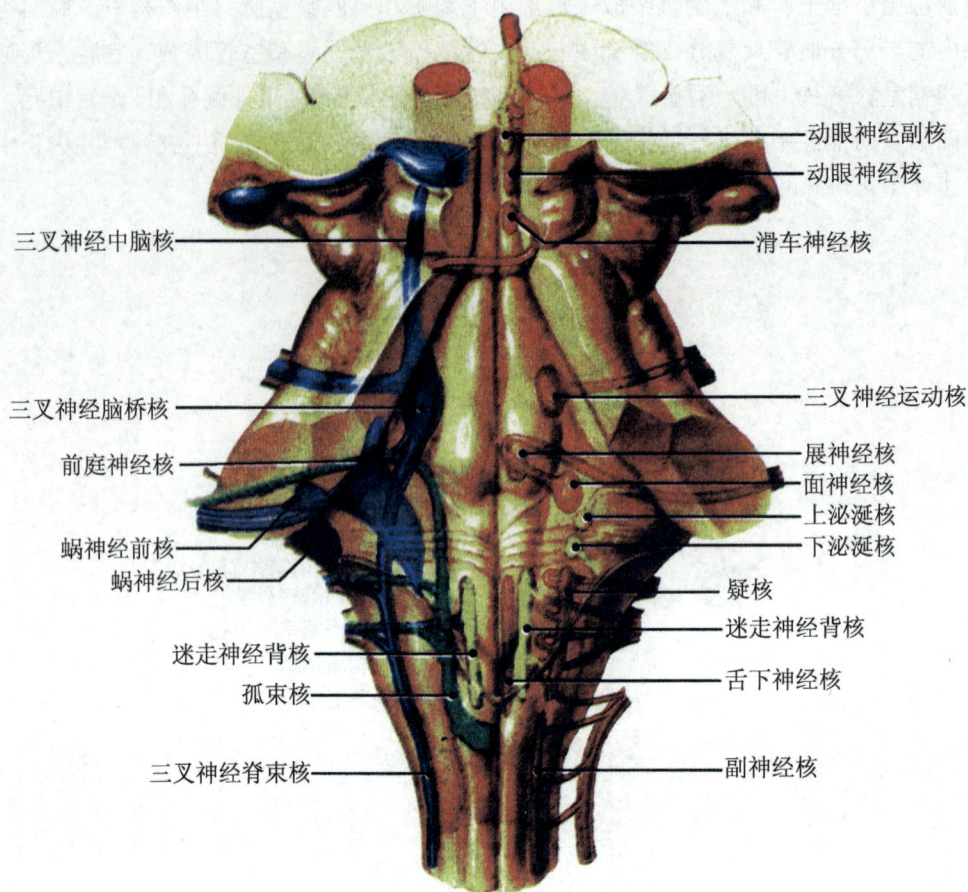

图14-11 脑神经核在脑干背面的投影

◆ 躯体运动核：共8对。

动眼神经核（oculomotor nucleus）：位于中脑上丘平面，发出纤维参与构成动眼神经，支配除外直肌和上斜肌以外的眼球外肌。

滑车神经核（trochlear nucleus）：位于中脑下丘平面，发出纤维组成滑车神经，支配眼球上斜肌。

展神经核（abducens nucleus）：位于脑桥中下部，面神经丘的深面，发出纤维构成展神经，支配眼球外直肌。

舌下神经核（hypoglossal nucleus）：位于延髓上部，舌下神经三角的深面，发出纤维构成舌下神经，支配舌内、外肌。

三叉神经运动核（motor nucleus of trigeminal nerve）：位于脑桥中部，发出纤维参与构成三叉神经运动根，支配咀嚼肌。

面神经核（facial nucleus）：位于脑桥中下部，发出纤维参与构成面神经，主要支配面肌。

疑核（nucleus ambiguus）：位于延髓橄榄上部，发出纤维加入舌咽神经、迷走神经和副神经，支配咽、喉、软腭各肌的运动。

副神经核（accessory nucleus）：位于上颈髓，发出纤维构成副神经脊髓根，支配胸锁乳突肌和斜方肌。

◆ 内脏运动核：共4对。

动眼神经副核（accessory oculomotor nucleus）：位于动眼神经核上端的背内侧，发出纤维加入动眼神经，支配瞳孔括约肌和睫状肌。

上泌涎核（superior salivatory nucleus）：位于脑桥下部的网状结构内，发出纤维加入面神经，支配舌下腺、下颌下腺和泪腺的分泌。

下泌涎核（inferior salivatory nucleus）：位于延髓上部的网状结构内，发出纤维加入舌咽神经，支配腮腺的分泌。

迷走神经背核（dorsal nucleus of vagus nerve）：位于迷走神经三角深面，发出纤维加入迷走神经，控制颈部、胸腔和腹腔大部分器官的平滑肌、心肌的活动和腺体的分泌。

◆ 内脏感觉核：仅一对**孤束核**（nucleus of solitary tract），位于界沟外侧，接受味觉和一般内脏感觉。

◆ 躯体感觉核：位于内脏感觉核的外侧，共5对。

三叉神经中脑核（mesencephalic nucleus of trigeminal nerve）：位于中脑，传导咀嚼肌、面肌和眼球外肌的本体感觉。

三叉神经脑桥核（pontine nucleus of trigeminal nerve）：位于脑桥中部，传导头面部触、压觉。

三叉神经脊束核（spinal nucleus of trigeminal nerve）：位于延髓和脑桥下部，传导头面部痛、温觉。

蜗神经核（cochlear nucleus）：位于菱形窝的听结节深面，传导听觉。

前庭神经核（vestibular nucleus）：位于前庭区深面，传导平衡觉。

② 非脑神经核：参与构成各种神经传导通路或反射通路。

薄束核（gracile nucleus）与**楔束核**（cuneate nucleus）：分别位于薄束结节和楔束结节的深面（如图14-12所示），传导躯干和四肢的本体感觉与精细触觉。

下橄榄核（inferior olivary nucleus）：位于延髓橄榄的深面，发出纤维主要组成橄榄小脑束，经小脑下脚止于小脑皮质，将上肢的运动信息传入小脑。

脑桥核（pontine nucleus）：位于脑桥基底部，是大脑皮质与小脑皮质间的中继核团。

红核（red nucleus）：位于中脑上丘平面的被盖部（如图14-13所示），发出红核脊髓束，交叉后下行至脊髓前角运动神经元，参与对躯体运动的调节。

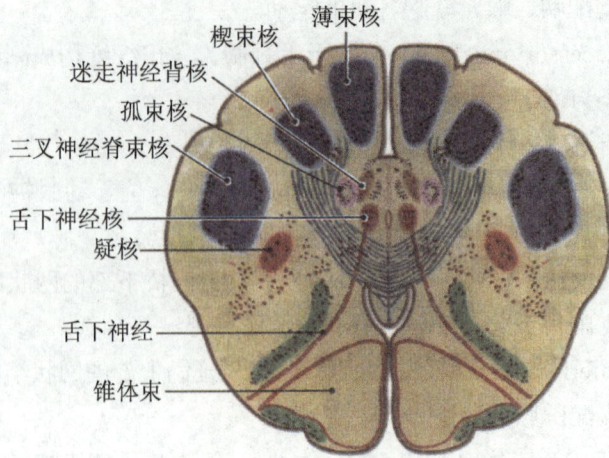

图14-12 平延髓内侧丘系交叉横切面

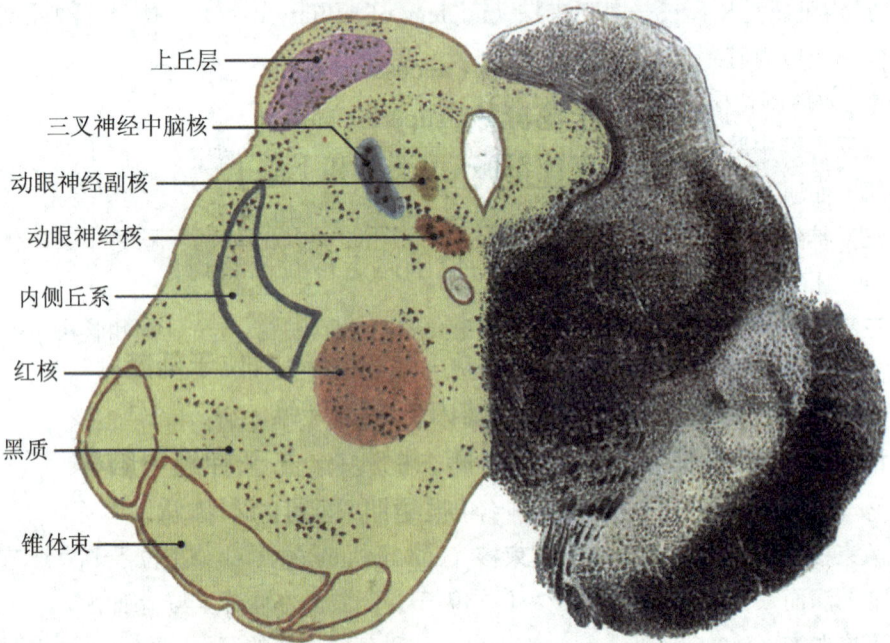

图14-13 中脑横断面（上丘平面）

　　黑质（substantia nigra）：位于大脑脚底与中脑被盖之间，内含黑色素和多巴胺等递质。黑质合成的多巴胺减少可导致震颤麻痹。

　　（2）**白质**

　　白质主要由上、下行纤维束组成。

　　①上行纤维束：主要包括内侧丘系、脊髓丘系、三叉丘系和外侧丘系。

　　内侧丘系（medial lemniscus）：由薄束核及楔束核发出的纤维呈弓状绕过中央

管腹侧，左、右交叉，称**内侧丘系交叉**。交叉后纤维折向上行，组成内侧丘系，传导来自对侧躯干和四肢的本体感觉和精细触觉。

脊髓丘系（spinal lemniscus）：脊髓丘脑束进入脑干后，组成脊髓丘系，上行于内侧丘系的背外侧，止于背侧丘脑的腹后外侧核，传导对侧躯干和四肢的温、痛、粗触觉。

三叉丘系（trigeminal lemniscus）：由三叉神经脊束核和三叉神经脑桥核发出的传入纤维交叉至对侧上行，组成三叉丘系，行于内侧丘系的背外侧，止于背侧丘脑的腹后内侧核，传导对侧头面部的触觉、痛觉和温度觉。

外侧丘系（lateral lemniscus）：由蜗神经核发出的纤维，相互交叉后至对侧，形成**斜方体**。斜方体折向上行，与来自同侧的小部分不交叉纤维共同组成外侧丘系，传导听觉。

② 下行纤维束：主要包括锥体束和皮质脑桥束。

锥体束（pyramidal tract）：是自大脑皮质发出，支配骨骼肌随意运动的下行纤维束。锥体束分为皮质核束和皮质脊髓束。**皮质核束**在脑干中下行，陆续止于各脑神经运动核。**皮质脊髓束**在延髓形成锥体，其中大部分纤维在锥体下端互相交叉，形成锥体交叉。纤维交叉后在脊髓外侧索内下行，称**皮质脊髓侧束**；小部分纤维不交叉，在脊髓前索内下行，称**皮质脊髓前束**。

皮质脑桥束（corticopontine tract）：由大脑皮质额、顶、枕及颞叶发出的下行纤维组成额桥束和顶枕颞桥束，止于脑桥核。

（3）脑干网状结构

在脑干中，除了明显的脑神经核、中继核和长的纤维束外，尚有部分神经纤维交织成网状，其间散在有大小不等的细胞团块，该结构称脑干网状结构。网状结构是中枢神经系统的整合中心，在维持大脑皮质的清醒和警觉、调节躯体运动和内脏活动及睡眠的发生和抑制等方面有重要作用。

（二）小脑

小脑（cerebellum）位于颅后窝，在脑桥和延髓的背侧，借3对脚与脑干相连。小脑与脑桥及延髓间的间隙即第四脑室。

1. 小脑的外形

小脑上面较平坦，下面凸隆，但下面中间部凹陷，容纳延髓。小脑中间狭窄的部分称**小脑蚓**（vermis）；两侧膨隆的部分称**小脑半球**（cerebellar hemisphere）。半球上面前1/3与2/3交界处有一深沟，称**原裂**。小脑半球下面膨隆，其近枕骨大孔处的膨出部分称**小脑扁桃体**（tonsil of cerebellum）。当颅内压增高时，小脑扁桃体可被挤入枕骨大孔内，形成小脑扁桃体疝（枕骨大孔疝），压迫延髓而危及生命（如图14-14所示）。

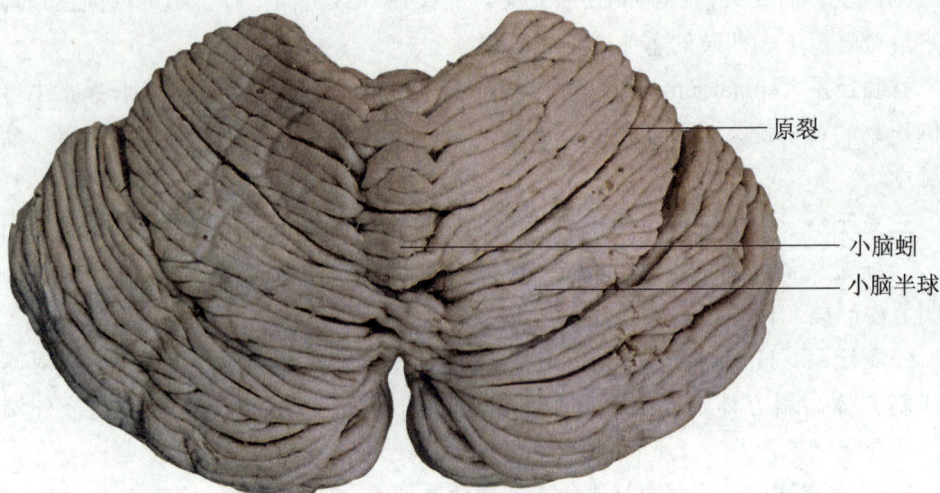

（A）上面观

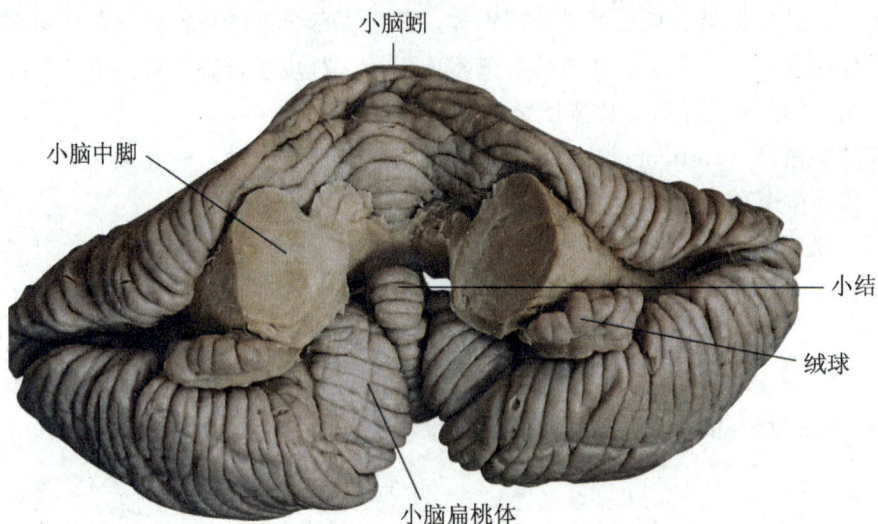

（B）前面观

图14-14 小脑

2．小脑的分叶

根据小脑的发生、功能和纤维联系的不同，将其分为3叶。

（1）绒球小结叶（flocculonodular lobe）

绒球小结叶位于小脑下面的最前部，包括半球上的绒球和小脑蚓中的小结，两者之间以绒球脚相连。在种系发生上，此叶出现最早，故又称原（古）小脑。

（2）前叶（anterior lobe）

前叶为小脑上部原裂以前的部分。

（3）后叶（posterior lobe）

后叶为原裂以后的部分，占小脑的大部分。

前叶和后叶合称小脑体，由内侧向外侧分为蚓部、中间部和外侧部3个纵区。蚓部和中间部在种系发生上晚于绒球小结叶，称**旧小脑**。小脑体外侧部在进化过程中出现最晚，称**新小脑**。

3．小脑的内部结构

小脑表面的灰质，称**小脑皮质**；内部的白质，称**小脑髓质**。小脑髓质中埋有灰质核团，称**小脑核**，共有4对，从内向外依次为顶核、球状核、栓状核和齿状核（如图14-15所示）。

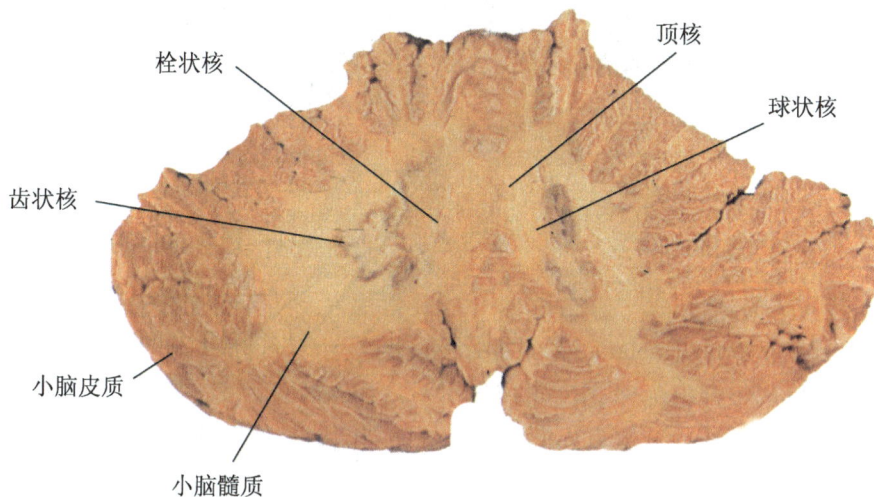

图14-15 小脑横切面

4．小脑的功能

小脑是重要的运动调节中枢。原小脑可维持身体平衡和协调眼球运动。原小脑损伤时，患者平衡失调，站立不稳，眼球震颤。旧小脑与调节肌张力有关。新小脑主要协调骨骼肌的随意运动。新小脑损伤时常伴有旧小脑损伤，患者表现为：① 肌张力降低。② 共济失调，不能准确地用手指鼻，手的轮替运动障碍。③ 意向性震颤，当肢体运动时，产生不随意地、有节奏地摆动，越接近目标时震颤越剧烈。

（三）间脑

间脑（diencephalon）位于脑干与端脑之间，两侧和背面被大脑半球掩盖，仅部分露于脑底。间脑分为背侧丘脑、后丘脑、上丘脑、下丘脑和底丘脑5部分。间脑中间有一矢状位的裂隙，称**第三脑室**（如图14-16所示）。

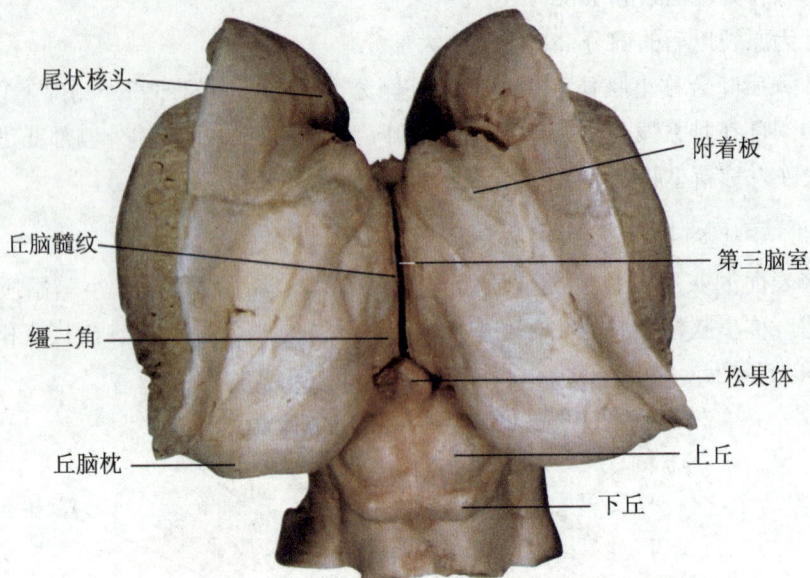

图 14-16 间脑

1. 背侧丘脑

背侧丘脑（dorsal thalamus）又称**丘脑**（thalamus），由 1 对卵圆形的灰质团块组成，借丘脑间粘合相连（如图 14-17 所示），其外侧面连接内囊，背面和内侧面游离，内侧面参与构成第三脑室的侧壁。丘脑前端隆凸，称**丘脑前结节**；后端膨大，称**丘脑枕**。

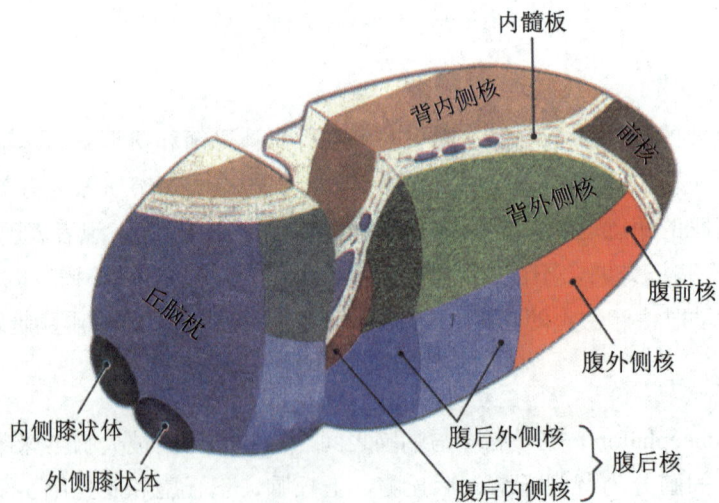

图 14-17 右侧背侧丘脑核团示意图

在背侧丘脑的内部，有一白质构成的内髓板，在水平面上呈"Y"字形结构，此板将丘脑内部的灰质分隔成**前核群**、**内侧核群**和**外侧核群**3个核群。

（1）**前核群**

前核群位于内髓板分叉部的前方，是边缘系统的一个重要中继站，其功能与内脏活动及近期记忆有关。

（2）**内侧核群**

内侧核群位于内髓板的内侧，以背内侧核最为主要。该核群的纤维联系广泛，涉及多种内脏活动和内分泌功能，可能是联络躯体和内脏感觉冲动的整合中枢。

（3）**外侧核群**

外侧核群位于内髓板的外侧，分为背、腹两部分。腹侧部由前向后分为**腹前核**、**腹中间核**（又称**腹外侧核**）和**腹后核**。腹前核与腹中间核主要接受小脑齿状核、苍白球与黑质的传入纤维，发出纤维投射至躯体运动中枢，调节躯体运动。腹后核又分为腹后内侧核和腹后外侧核，前者接受三叉丘系及味觉的纤维，后者接受内侧丘系和脊髓丘系的纤维。

2．后丘脑

后丘脑（metathalamus）位于丘脑枕的外下方，由内侧膝状体和外侧膝状体组成。内侧膝状体接受听觉传导的纤维，外侧膝状体接受视觉传导的纤维。

3．上丘脑

上丘脑（epithalamus）位于第三脑室顶部周围，包括**丘脑髓纹**、**缰三角**、**缰连合**和**松果体**。

4．下丘脑

下丘脑（hypothalamus）位于背侧丘脑的前下方，构成第三脑室的下壁和侧壁的下部。在脑底面，由前向后依次为**视交叉**、**灰结节**和**乳头体**，灰结节向下移行于**漏斗**，漏斗下端与**垂体**相连。

（1）**下丘脑的主要核团**

在下丘脑内有许多核团，主要有：① 视上核，位于视交叉外端的背外侧。② 室旁核，位于第三脑室上部的两侧。③ 漏斗核，位于漏斗深面。④ 乳头体核，位于乳头体内（如图14-18所示）。

（2）**下丘脑的功能**

下丘脑是神经内分泌中心，通过下丘脑与垂体间的联系，将神经调节和体液调节融为一体，调节机体的内分泌活动。下丘脑也是皮质下自主神经活动高级中枢，涉及的功能极为广泛，如对体温、摄食、生殖、水盐平衡等进行调节。下丘脑与边缘系统有密切联系，从而参与情绪的调节。下丘脑的视交叉上核具有调节机体昼夜节律的功能。

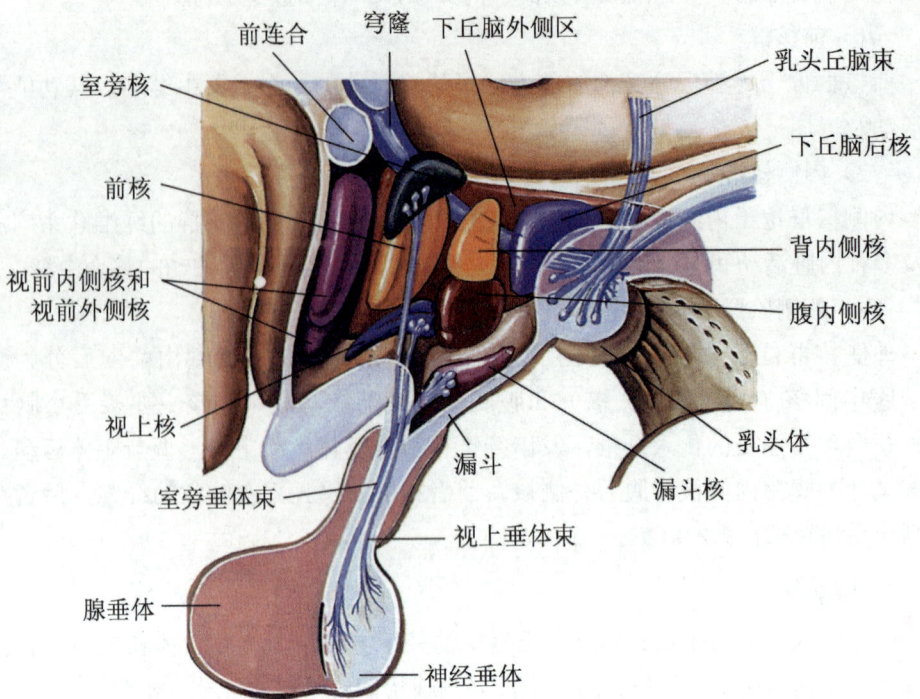

图 14-18 下丘脑主要核团

5. 底丘脑

底丘脑（subthalamus）位于背侧丘脑与中脑被盖间的过渡区，内含底丘脑核，与黑质、红核及苍白球间有纤维联系，属锥外体系的结构。

6. 第三脑室

第三脑室（third ventricle）是位于两侧背侧丘脑和下丘脑间的狭窄腔隙，其前方借左、右室间孔与侧脑室相通，后方借中脑水管与第四脑室相通。

（四）端脑

端脑（telencephalon）是脑的最发达部位，被**大脑纵裂**分为左、右两侧大脑半球，借**胼胝体**相连。大脑半球与小脑之间有**大脑横裂**。大脑半球表面有一层灰质，称**大脑皮质**，深部白质为**大脑髓质**。位于髓质内的灰质核团，称**基底核**。左、右大脑半球内各有一腔隙，称侧脑室。

1. 大脑半球的外形和分叶

大脑半球表面凹凸不平，布满深浅不一的沟，称大脑沟。沟与沟之间的隆起，称大脑回。每侧大脑半球分为上外侧面、内侧面和下面，以3条沟为界分为5个叶（如图 14-19、图 14-20 所示）。

外侧沟是最明显的沟，起自半球下面，行向后上方，至上外侧面。中央沟起自半球上缘中点的稍后方，沿上外侧面斜向前下方。顶枕沟位于半球内侧面的后部，由前下向后上并略转至上外侧面，为顶叶和枕叶的分界。

中央沟前方、外侧沟上方的部分，称**额叶**；中央沟后方、外侧沟上方的部分，称**顶叶**；外侧沟下方的部分，称**颞叶**。枕叶、顶叶、颞叶间界限不明显。一般将由顶枕沟至枕前切迹（成人自枕叶后极向前约4 cm处）的连线作为**枕叶**的前界；将由此线中点至外侧沟后端的连线，作为顶叶与颞叶的分界。**岛叶**位于外侧沟深面，被额、顶、颞叶所掩盖（如图14-19、图14-20、图14-21所示）。

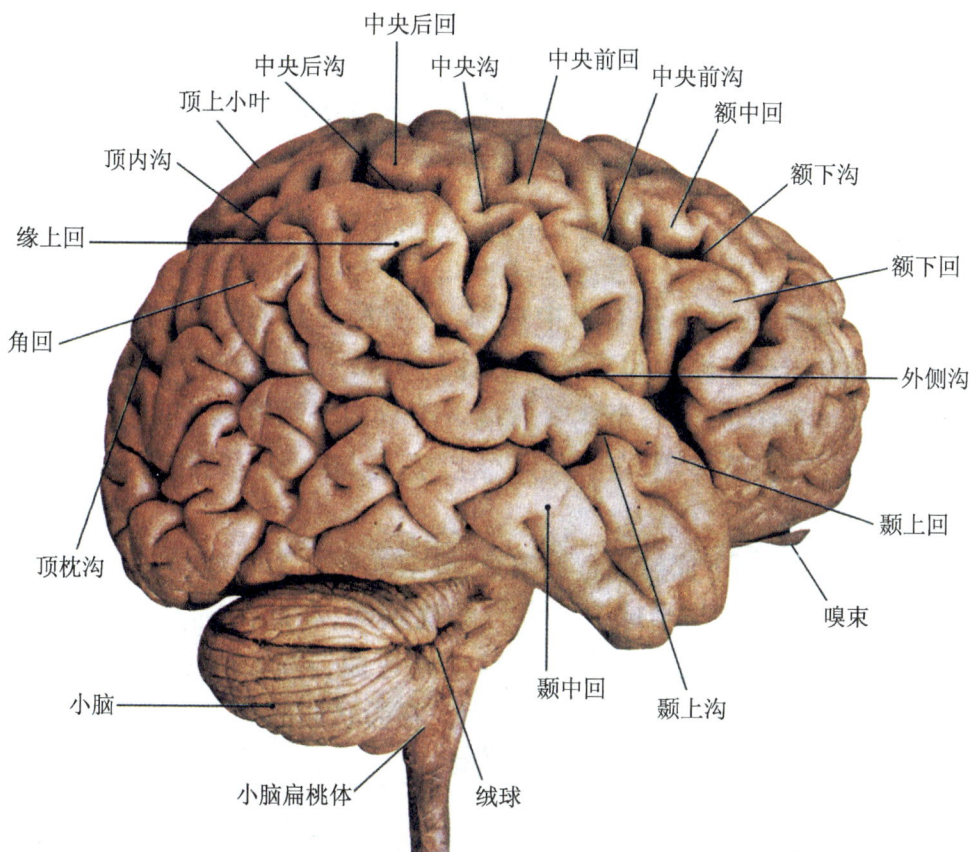

图 14-19　大脑半球外侧面

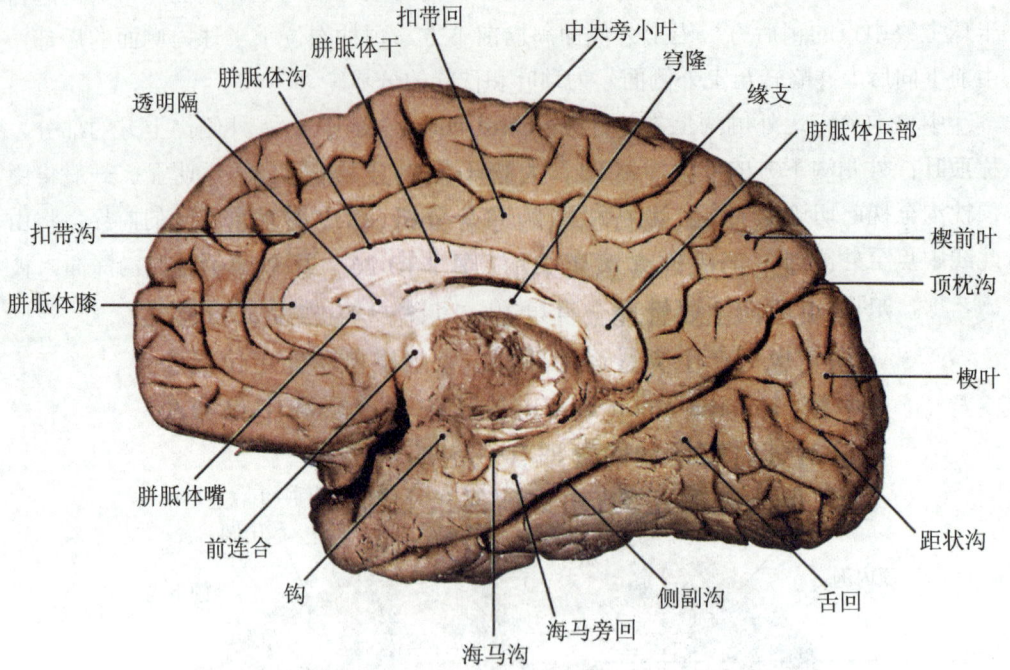

图14-20 大脑半球内侧面

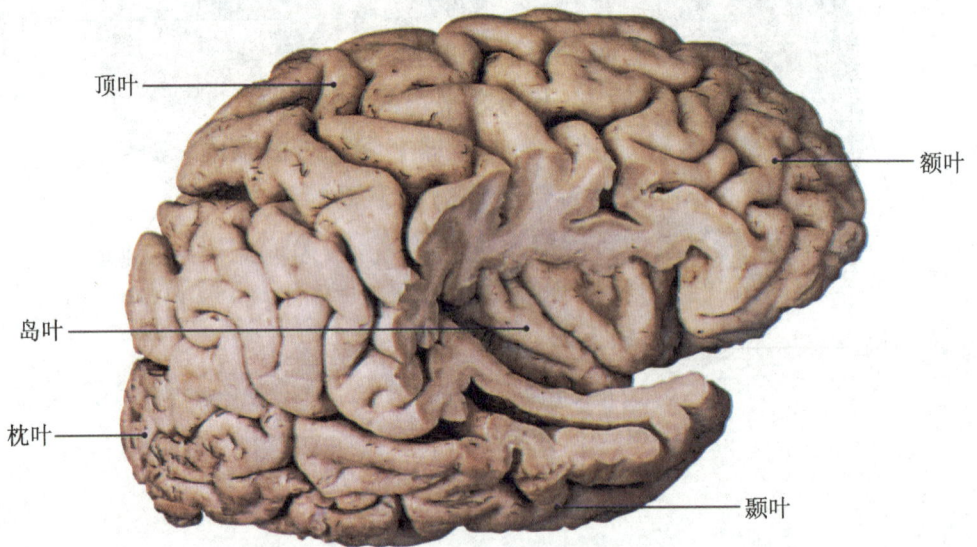

图14-21 大脑半球分叶

2. 大脑半球的重要沟回

（1）上外侧面

① 额叶的沟回：在额叶中央沟的前方，有与之平行的中央前沟，两沟之间的脑回称**中央前回**。在中央前沟的前方有2条近水平方向的沟，分别为**额上沟**和**额下**

沟。额上沟以上部分为**额上回**，额上、下沟间为**额中回**，额下沟以下为**额下回**。

②顶叶的沟回：在中央沟的后方有与之平行的中央后沟，两沟间的脑回为**中央后回**。在中央沟后方，有一条与半球上缘平行的顶内沟。此沟的上方为**顶上小叶**，下方为**顶下小叶**。顶下小叶又分为包绕外侧沟末端的缘上回和围绕在颞端的**角回**。

③颞叶的沟回：在外侧沟下方有与之平行的**颞上沟**和**颞下沟**，此二沟将颞叶分为**颞上回**、**颞中回**和**颞下回**。自颞上回翻入外侧沟内的大脑皮质有2～3个短而横行的脑回，称**颞横回**。

（2）内侧面

大脑半球内侧面中部有前后方向略呈弓形的纤维束断面，称**胼胝体**，围绕在胼胝体背面的环形沟，称**胼胝体沟**，其上方有与之平行的扣带沟，两沟间的脑回，称**扣带回**。大脑内侧面扣带沟以上的部分，以中央沟的延线为界，分属额、顶两叶。中央前、后回自上外侧面延续进入内侧面的部分，称**中央旁小叶**。胼胝体沟绕过胼胝体的后端，再向前下方移行于海马沟。在顶枕沟下端，有弓形走向枕极的距状沟。顶枕沟与距状沟之间的三角区，称**楔叶**，距状沟以下为**舌回**。

（3）下面

额叶下面有纵行的**嗅束**，其前端膨大为**嗅球**，与嗅神经相连。嗅束向后扩大为**嗅三角**。颞叶下方有与大脑半球下缘平行的枕颞沟，此沟内侧有与之平行的侧副沟，两沟间的部分为枕颞内侧回，侧副沟的内侧为**海马旁回**，其前端弯曲，称**钩**。海马旁回的内侧为海马沟，此沟上方有呈锯齿状的窄条皮质，称**齿状回**。在齿状回外侧、侧脑室下角底壁上有一弓形隆起，称**海马**。

此外，在大脑半球内侧面，可见位于胼胝体周围和侧脑室下角底壁的圆弧形结构，包括隔区（胼胝体下回和终板旁回）、扣带回、海马旁回、海马和齿状回等，共同组成**边缘叶**。边缘叶以及与其密切联系的皮质下结构，统称**边缘系统**。在种系发生上，边缘系统属于脑的古老系统，不仅与嗅觉及其联合反射有关，还与躯体运动、内脏活动、情绪、行为、生殖和记忆密切相关。

3. 大脑皮质功能定位

大脑皮质（cerebral cortex）是中枢神经系统发育中最复杂、最完善的部位，是运动、感觉的最高中枢及语言、意识和思维的物质基础。传向大脑皮质的各种感觉信息经皮质整合后，或产生特定的意识性感觉，或储存记忆，或产生运动冲动。大脑不同的皮质区具有不同的功能，但不同的功能相对集中在某些特定的皮质区（如图14-22所示）。

（1）**躯体运动中枢**（somatic motor area）

躯体运动中枢位于中央前回和中央旁小叶的前部。该区对全身骨骼肌运动的管理有一定的局部定位关系（如图14-23所示），其特点为：①身体各部代表区的投影宛如倒置人形，即头在下，足在上，但头部正立；中央前回最上部和中央旁小叶前部与下肢、会阴部的运动有关，中部与躯干、上肢的运动有关，下部与面、舌、咽、喉的运动有关。② 左、右交叉支配，即一侧运动区支配对侧肢体的运动，但一些与联合运动有关的肌则受两侧运动区的支配，如面上部肌、眼球外肌、咽喉肌和咀嚼肌等。③ 身体各部代表区投射范围的大小与运动的灵巧、精细程度有关，与体形大小无关。

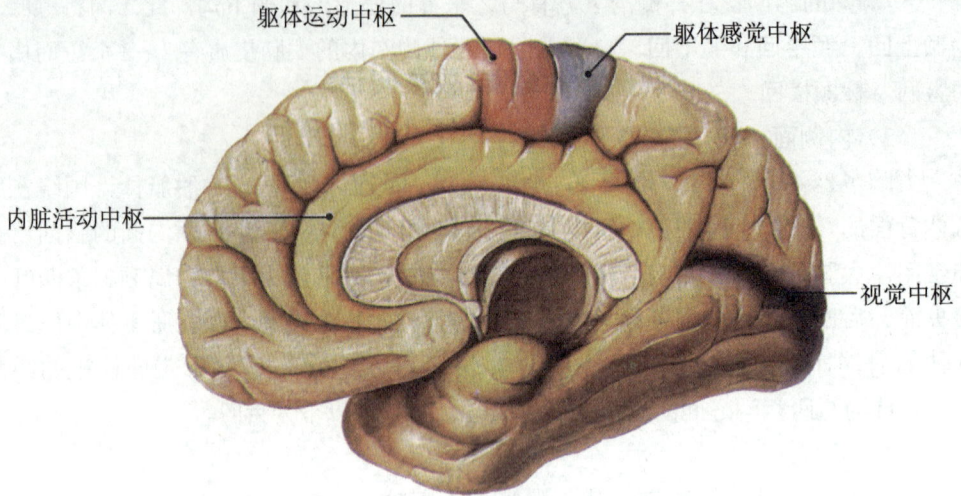

图 14-22 大脑皮质功能定位

（2）躯体感觉中枢（somatic sensory area）

躯体感觉中枢位于中央后回和中央旁小叶后部，接受背侧丘脑腹后核传来的对侧半身的痛、温、触、压觉及位置觉和运动觉。身体各部投影与运动区相似（如图 14-24 所示），其特点为：① 上下颠倒，但头部正立。② 左右交叉。③ 身体各部代表区投射范围的大小取决于该部感觉敏感程度，与体形大小无关，如手指和唇的感受器最密，在感觉区的投射范围最大。

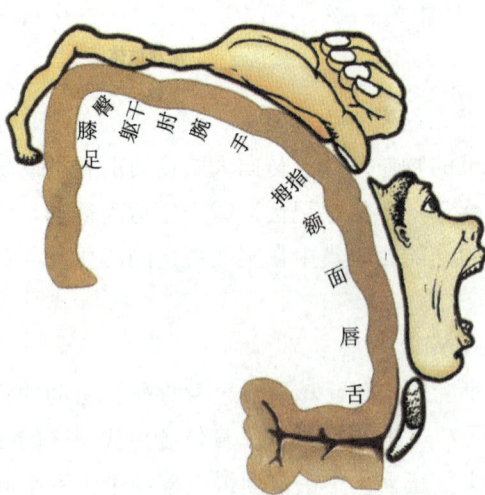

图 14-23 躯体运动中枢的定位图   图 14-24 躯体感觉中枢的定位

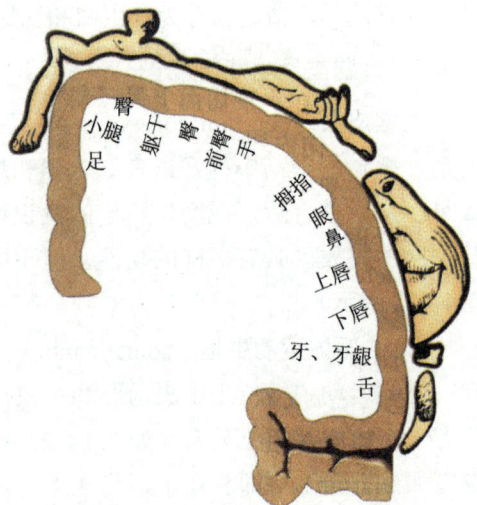

（3）**视觉中枢**（visual cortex）

视觉中枢位于距状沟上、下方的枕叶皮质，接受来自外侧膝状体的投射纤维，一侧视区接受双眼同侧半视网膜来的冲动，损伤一侧视区可引起双眼对侧半视野的同向性偏盲。

（4）**听觉中枢**（auditory cortex）

听觉中枢位于颞横回，接受来自内侧膝状体的纤维。每侧听区接受来自两耳的听觉冲动，因此，一侧听区受损，不致引起全聋。

（5）**语言中枢**（speech cerretr）

人类大脑皮质上具有相应的语言中枢，如书写、说话、听话和阅读等中枢（如图14-22所示）。① **书写中枢**：位于额中回后部。若此中枢受损，手虽然仍具有运动功能，但不能完成写字、绘图等精细动作，称失写症。② **运动性语言中枢**：又称说话中枢，位于额下回后部。若此区受损，患者虽能发音，但不能说出有意义的语言，称运动性失语症。③ **听觉性语言中枢**：又称听话中枢，位于颞上回后部。若此中枢受损，患者虽能听到别人讲话，但不能理解讲话人的意思，自己讲的话也同样不能理解，称感觉性失语症。④ **视觉性语言中枢**：又称阅读中枢，位于角回。若此中枢受损，患者视觉虽无障碍，但不能理解文字符号的意义，称**失读症**。

在长期的进化和发育过程中，大脑皮质的结构和功能得到了高度分化。两侧大脑半球在解剖结构和功能上都有不对称性。左侧大脑半球与语言、意识、数学、逻辑分析等密切相关；右侧大脑半球主要接受非语言信息、音乐、图形与时空概念。左、右大脑半球各有优势，二者相互协调和配合，共同完成各种高级神经活动。

4．端脑的内部结构

（1）**基底核**（basal nucleus）

基底核是包埋在大脑半球白质中的灰质团块，其位置靠近脑的底部，故得此名。基底核包括尾状核、豆状核、屏状核和杏仁体（如图14-25所示）。

① **尾状核**（caudate nucleus）：为由前向后弯曲的圆柱体，分头、体、尾3部分。

② **豆状核**（lentiform nucleus）：位于背侧丘脑的外侧、岛叶深部的白质中。此核在水平切面上呈三角形，被两个白质板分成3部分。内侧的两部分色泽浅，称**苍白球**，是种系发生上最古老的部分，称旧纹状体；外侧部色泽深，称**壳**。尾状核与壳在种系发生上发生较晚，称**新纹状体**。

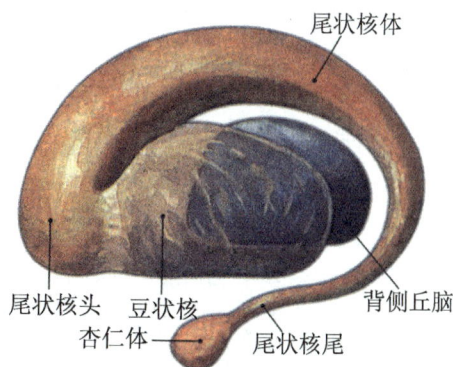

图14-25　基底核

③ 屏状核（claustrum）：位于豆状核与岛叶皮质之间，其功能尚不清楚。

④ 杏仁体（amygdaloid body）：位于侧脑室下角前端的上方、海马旁回钩的深面，与尾状核末端相连，属于边缘系统的一部分，其功能与调节内脏活动和情绪的产生有关。

（2）侧脑室

侧脑室左右各一，位于大脑半球内，延伸至半球的各个叶内，分为4部分：中央部位于顶叶内，由此发出3个角，前角伸向额叶，后角伸入枕叶，下角伸向颞叶。侧脑室经左、右室间孔与第三脑室相通。脑室内有脉络丛，脑脊液由此产生。

（3）大脑半球的髓质

大脑半球的髓质由大量神经纤维组成，纤维可分为联络纤维、连合纤维和投射纤维（如图14-26所示）。

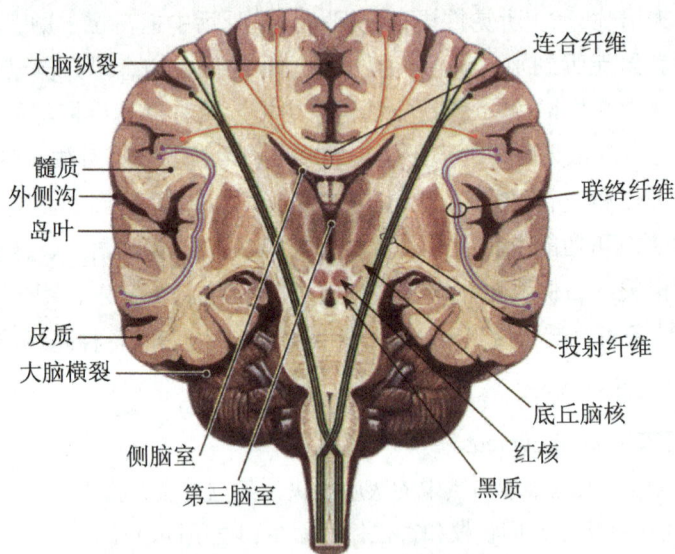

图 14-26 大脑半球的髓质

① 联络纤维（association fibers）：为连接同侧大脑半球不同部位皮质的纤维，包括短纤维和长纤维。连接相邻脑回的短纤维，称弓状纤维。长纤维连接同侧大脑半球的各叶，主要有上纵束、下纵束、扣带束和钩束等。

② 连合纤维（commissural fibers）：为连接左、右大脑半球皮质的纤维，包括胼胝体、前连合和穹窿连合。胼胝体位于大脑纵裂的底部，在正中矢状切面上，由前向后可分为嘴、膝、干和压部，其纤维广泛联系额、顶、枕和颞叶。

③ 投射纤维（projection fibers）：由大脑皮质与皮质下中枢的上、下行纤维束组成，它们大部分经过内囊。内囊（internal capsule）是位于背侧丘脑、尾状核和豆状核间的宽厚白质板。在大脑水平切面上，内囊呈"＞＜"状，分为前肢、膝和后肢3部分。

内囊是投射纤维集中通过的区域，当一侧内囊大范围损伤时，患者可出现对侧肢体偏瘫、偏身感觉障碍和偏盲，即"三偏综合征"。

三、神经系统的传导通路

神经系统的传导通路是指大脑皮质与感受器或效应器之间联系的路径。感受器接受机体内、外环境的刺激，经传入神经元传入中枢，最后至大脑皮质产生感觉，该上行传导通路，称**感觉传导通路**。感觉信息在大脑皮质进行分析整合后，发出适当的冲动，经另一些神经元轴突传出，并经传出神经元到效应器，做出相应的反应，该下行传导通路，称**运动传导通路**。

（一）感觉传导通路

1. 躯干与四肢的本体感觉和精细触觉传导通路

本体感觉（proprioception）又称深感觉，是指来自运动器官，如肌、腱、关节等处的位置觉、运动觉和振动觉。此传导通路还传导皮肤的精细触觉，如辨别两点间距离和物体纹理的粗细等。该传导通路由三级神经元组成（如图14-27所示）。

（1）**第1级神经元**

第1级神经元为脊神经节细胞，其周围突分布于肌、腱、关节和皮肤等处；中枢突经脊神经后根进入脊髓后索上行，其中来自脊髓第5胸节以下的纤维形成薄束，来自第4胸节以上的纤维在薄束外侧形成楔束。两束上行至延髓，分别止于薄束核和楔束核。

（2）**第2级神经元**

其胞体位于薄束核和楔束核内。此两核发出的纤维向前绕过中央管的腹侧，并左右交叉，称**内侧丘系交叉**。交叉后的纤维沿延髓中线两侧上行，称**内侧丘系**，经脑桥和中脑，止于背侧丘脑的腹后外侧核。

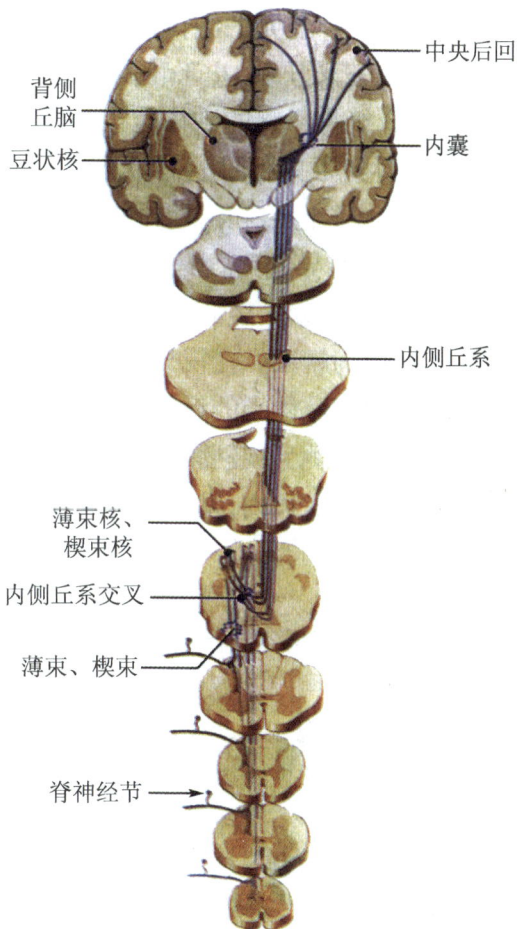

图 14-27 躯干与四肢的深感觉传导通路

285

（3）第3级神经元

其胞体位于丘脑腹后外侧核内，发出的纤维组成丘脑中央辐射，经内囊后肢投射至中央后回的上2/3和中央旁小叶后部。

2. 痛觉、温度觉、粗触觉和压觉传导通路

痛觉、温度觉、粗触觉和压觉又称浅感觉，其传导通路也由3级神经元组成。

（1）躯干和四肢的浅感觉传导通路

① 第1级神经元：为脊神经节细胞，其周围突分布于躯干和四肢皮肤内的感受器；中枢突经后根外侧部进入脊髓背外侧束，止于脊髓灰质后角固有核（如图14-28所示）。

② 第2级神经元：胞体主要位于后角固有核，其轴突经白质前连合交叉到对侧外侧索和前索中，组成**脊髓丘脑侧束**（传导痛、温觉）和**脊髓丘脑前束**（传导粗触觉和压觉）。二者合称**脊髓丘脑束**，向上经延髓、脑桥和中脑止于背侧丘脑的腹后外侧核（如图14-28所示）。

③ 第3级神经元：胞体位于丘脑腹后外侧核，发出纤维组成丘脑中央辐射，经内囊后肢投射到中央后回上2/3和中央旁小叶后部（如图14-28所示）。

（2）头面部浅感觉传导通路

① 第1级神经元：主要为三叉神经节细胞，其周围突经三叉神经分支分布于头面部皮肤及口鼻黏膜的感受器；中枢突组成三叉神经根入脑桥，止于三叉神经脊束核和三叉神经脑桥核（如图14-29所示）。

② 第2级神经元：胞体位于三叉神经脊束核和三叉神经脑桥核，两核发出纤维交叉至对侧组成三叉丘系，在内侧丘系背侧上行，止于丘脑腹后内侧核（如图14-29所示）。

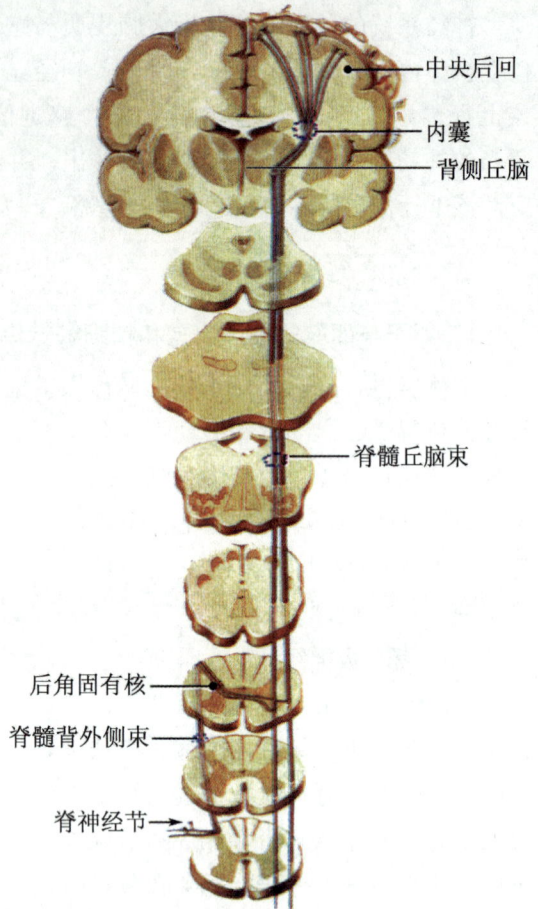

图14-28 躯干和四肢的浅感觉传导通路

③ 第3级神经元：胞体位于丘脑腹后内侧核，发出纤维组成丘脑中央辐射，经内囊后肢投射于中央后回下1/3区（如图14-29所示）。

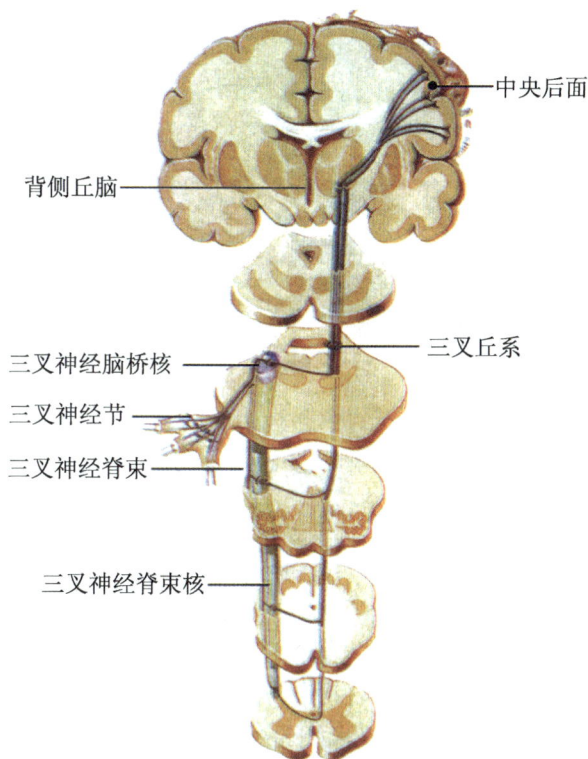

图14-29 头面部的浅感觉传导通路

3. 视觉传导通路与瞳孔对光反射通路

（1）视觉传导通路

视觉传导通路由三级神经元组成。第1级神经元为视网膜的双极细胞，其周围突与视网膜内的视锥细胞和视杆细胞形成突触，中枢突与节细胞形成突触。第2级神经元为节细胞，其轴突在视神经盘处聚集成视神经，经视神经管入颅腔，形成**视交叉**后组成视束。在视交叉中，来自两眼视网膜鼻侧半的纤维交叉，加入对侧视束；来自两眼视网膜颞侧半的纤维不交叉，进入同侧视束。因此，一侧视束内含有同侧眼视网膜颞侧半纤维和对侧眼视网膜鼻侧半纤维。视束绕过大脑脚，止于外侧膝状体。第3级神经元胞体位于外侧膝状体内，发出纤维组成视辐射，经内囊后肢投射到大脑皮质视区（如图14-30所示）。

视野是指眼球固定向前平视时所能看到的空间范围。由于眼球屈光装置对光线的折射作用，鼻侧半视野的物像投射到颞侧半视网膜，上半视野的物像投射到下半视网膜，反之亦然。当视觉传导通路不同部位受损时，可引起不同的视野缺损：① 一侧视神经损伤可致该侧眼视野全盲。② 视交叉中间部交叉纤维损伤，可致双眼视野颞侧半偏盲。③ 一侧视束、视辐射或视区皮质受损，可致双眼对侧视野同向性偏盲。

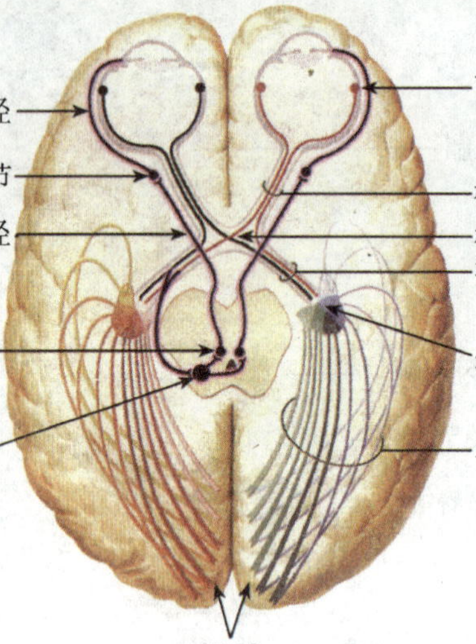

图14-30 视觉传导通路及瞳孔对光反射通路

（2）瞳孔对光反射通路

光照一侧瞳孔，引起两眼瞳孔缩小，称**瞳孔对光反射**。其中光照侧的反应，称直接对光反射；未照侧的反应，称间接对光反射。瞳孔对光反射通路如下：

光→视网膜→视神经→视交叉→视束→上丘臂→顶盖前区→双侧动眼神经副核→动眼神经→睫状神经节→节后纤维→双侧瞳孔括约肌→双侧瞳孔缩小。

4. 听觉传导通路

听觉传导通路的第 1 级神经元为蜗神经节内的双极细胞，其周围突分布于内耳螺旋器，中枢突组成蜗神经入脑，止于蜗神经核。第 2 级神经元胞体位于蜗神经核，发出纤维大部分在脑桥内形成斜方体，然后折向上行形成外侧丘系。第 3 级神经元胞体位于下丘，经下丘臂止于内侧膝状体。第 4 级神经元胞体位于内侧膝状体，发出纤维组成听辐射，经内囊后肢止于大脑皮质听区。由于外侧丘系传导双侧听觉冲动，故一侧外侧丘系、听辐射或听区损伤时，不会产生明显听觉障碍。

听觉反射中枢在下丘，下丘发出纤维到上丘和内侧膝状体。上丘发出纤维组成顶盖脊髓束，止于脊髓前角运动神经元，完成听觉反射（如图14-31所示）。

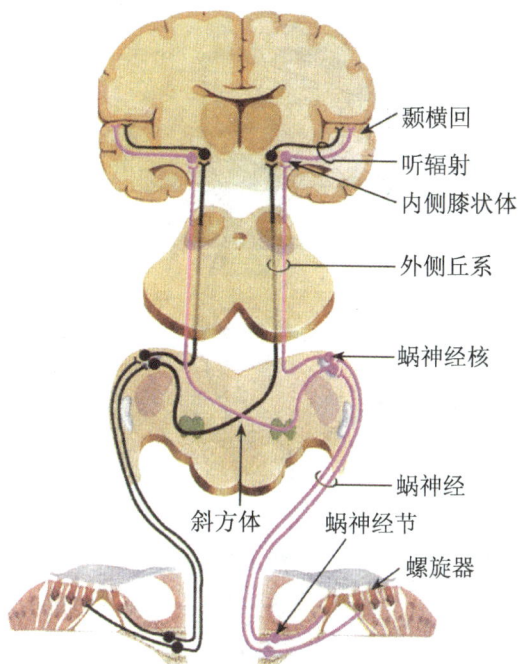

图 14-31　听觉传导通路

（二）运动传导通路

运动传导通路包括**锥体系**和**锥体外系**，二者相互协调，共同完成各项复杂而精巧的随意运动。

1. 锥体系

锥体系由上运动神经元和下运动神经元组成。**上运动神经元**是位于大脑皮质躯体运动区及其他一些皮质区域中的锥体细胞，其轴突组成下行的纤维束，其中止于脊髓前角运动神经元的纤维束，称**皮质脊髓束**；止于脑干躯体运动核的纤维束，称**皮质核束**。下运动神经元的胞体位于脑干躯体运动核和脊髓前角内。

（1）皮质脊髓束

皮质脊髓束由中央前回上、中部和中央旁小叶前部等处皮质的锥体细胞轴突集合而成，下行经内囊后肢的前部、大脑脚和脑桥基底部至延髓锥体。在锥体下端，大部分纤维交叉至对侧，形成**锥体交叉**。交叉后的纤维沿对侧脊髓外侧索下降，形成**皮质脊髓侧束**。该束在下降沿途陆续止于同侧前角运动细胞，支配四肢肌。在锥体处，小部分未交叉的纤维在同侧脊髓前索内下行，构成**皮质脊髓前束**（如图 14-32 所示）。该束纤维的一部分在下降过程中逐节交叉至对侧，支配躯干肌和四肢肌；另一部分纤维始终不交叉，支配躯干肌。因此，躯干肌受两侧大脑皮质支配。一侧皮质脊髓束在锥体交叉前受损，主要引起对侧肢体瘫痪，而躯干肌不受明显影响。

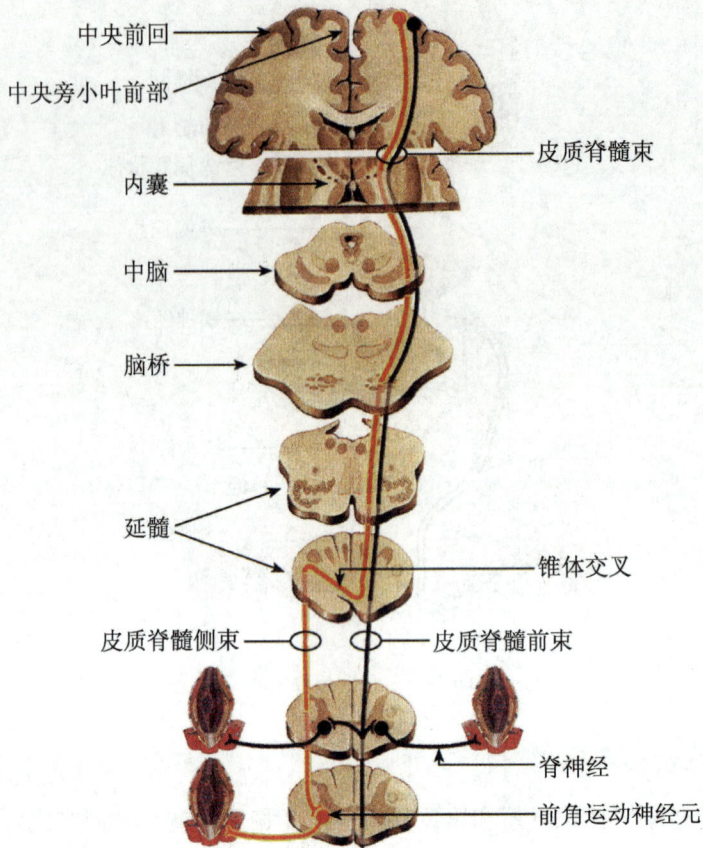

图 14-32 皮质脊髓束

（2）皮质核束

皮质核束主要由中央前回下部锥体细胞的轴突集合而成，下行经内囊膝部至大脑脚，由此向下陆续分出纤维，止于脑干内躯体运动核。除面神经核下部和舌下神经核只接受对侧皮质核束的纤维外，其余神经核均接受两侧皮质核束的纤维。

若一侧上运动神经元受损，可使对侧睑裂以下面肌和对侧舌肌瘫痪，表现为对侧鼻唇沟消失、口角低垂并向病灶侧倾斜、流涎、不能鼓腮露齿，伸舌时舌尖偏向病灶对侧，舌肌不萎缩，临床称**核上瘫**。此时其他受双侧皮质核束支配的肌，如眼球外肌、咀嚼肌、睑裂以上面肌、咽喉肌、斜方肌和胸锁乳突肌等不发生瘫痪。若下运动神经元损害，一侧面神经受损，可致病灶侧面肌全瘫，表现为额横纹消失、不能闭眼、口角下垂、鼻唇沟消失等；一侧舌下神经受损，可致病灶侧舌肌瘫痪，表现为伸舌时舌尖偏向病灶侧，并伴舌肌萎缩。两者统称**核下瘫**（如图 14-33、图 14-34 所示）。

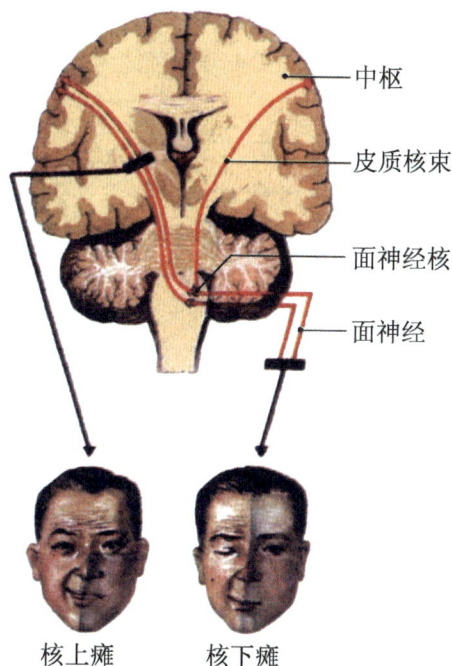

图14-33 面肌瘫痪

核上瘫　　核下瘫

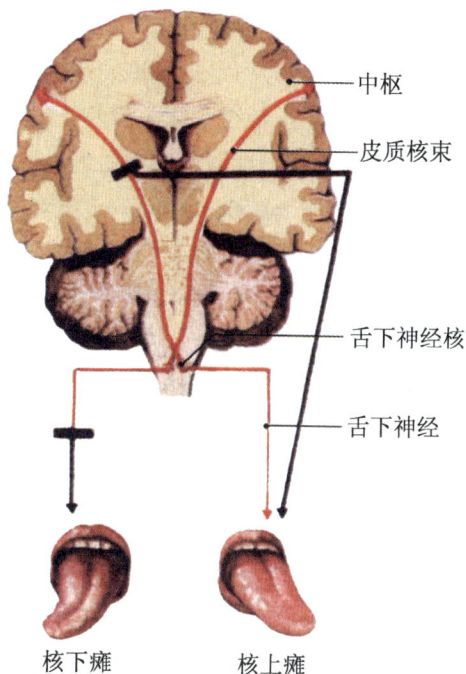

图14-34 舌肌瘫痪

核下瘫　　核上瘫

　　锥体系的任何部位损伤都会引起随意运动的障碍，出现相应部位骨骼肌的瘫痪。临床分为两种：上运动神经元损伤（核上瘫）和下运动神经元损伤（核下瘫）。上、下运动神经元受损后瘫痪的临床表现如表14-2所示。

表14-2 上、下运动神经元损伤后瘫痪表现的区别

	上运动神经元	下运动神经元
损害部位	皮质运动区、锥体系	脊髓前角运动神经元、脑干躯体运动核及其轴突
瘫痪范围	较广泛，全肌群瘫	较局限，单一或几块肌瘫
肌萎缩	无或废用性肌萎缩	明显，早期即可出现
肌张力	增高，呈折刀样	减低
反射	腱反射亢进、浅反射消失	腱反射、浅反射均消失
病理反射	有	无
肌纤维颤动	无	有

2. 锥体外系

　　锥体外系是锥体系以外影响和控制躯体运动的传导通路的统称，其结构十分复杂，包括大脑皮质、纹状体、背侧丘脑、底丘脑、中脑顶盖、红核、黑质、脑桥核、前庭神经核、小脑、网状结构及其纤维联系，其纤维最后经红核脊髓束、网状脊髓束等中继，下行止于脑干躯体运动核和脊髓前角运动神经元。人类锥体外系的

主要功能是调节肌张力、协调肌群运动和维持身体平衡等。

锥体系和锥体外系在运动功能上是相互依赖、不可分割的一个整体，只有在锥体外系保持肌张力稳定、协调的前提下，锥体系才能完成一切精确的随意运动。

（1）皮质—新纹状体—背侧丘路—皮质环路

此环路对发出锥体束的皮质运动区的活动起反馈调节作用。

（2）皮质—脑桥—小脑—皮质环路

此环路将小脑与大脑往返联系起来，在人类最为发达。由于小脑还接受脊髓小脑束传来的本体感觉，因而能更好地协调共济运动。此环路任何部位受损，都会导致共济失调，表现为行走蹒跚和醉汉步态等。

（3）新纹状体—黑质环路

自新纹状体发出纤维止于黑质，再由黑质发出纤维返回新纹状体。黑质神经元能产生多巴胺，经黑质—纹状体纤维运至新纹状体释放出来。

四、脑与脊髓的被膜、血管及脑脊液循环

（一）脑与脊髓的被膜

脑和脊髓的表面包有 3 层被膜，由外向内依次为硬脊膜、蛛网膜和软脊膜，有保护、支持、营养脑和脊髓的作用。

1. 脊髓的被膜

（1）硬脊膜（spinal dura mater）

硬脊膜由致密结缔组织构成，厚而坚韧，呈管状包裹脊髓。其上端附于枕骨大孔边缘，与硬脑膜相延续；下端达第 2 骶椎水平逐渐弯细，包裹终丝，末端附于尾骨；两侧在椎间孔处与脊神经外膜相延续。硬脊膜与椎管内面的骨膜及黄韧带间有狭窄腔隙（如图14-35所示），称**硬膜外隙**，内含疏松结缔组织、脂肪组织、淋巴管和椎内静脉丛，并有脊神经根通过。此隙向上不与颅内相通，呈负压状态。临床进行硬膜外麻醉即将药物注入此隙，以阻滞脊神经根内的神经传导。

（2）脊髓蛛网膜（spinal arachnoid mater）

脊髓蛛网膜为半透明的薄膜，紧贴硬脊膜内，向上与脑蛛网膜相续，下端达第 2 骶椎平面（如图14-35所示）。蛛网膜与软脊膜之间的间隙称**蛛网膜下隙**，隙内充满脑脊液，保护其内的脊髓和马尾。此隙下部在马尾周围扩大，称终池。临床上常在第 3、4 或 4、5 腰椎间行腰椎穿刺，即将针刺入终池，可避免损伤脊髓。脊髓蛛网膜下隙向上与脑蛛网膜下隙相通。

（3）软脊膜（spinal pia mater）

软脊膜薄而富有血管，紧贴脊髓表面，并延伸至脊髓的沟裂中，在脊髓下端移行为终丝（如图14-35所示）。软脊膜在脊髓两侧的脊神经前、后根之间形成齿**状韧**

带，其尖端向外附着于硬脊膜，有固定脊髓、防止震荡和突然移位等作用。

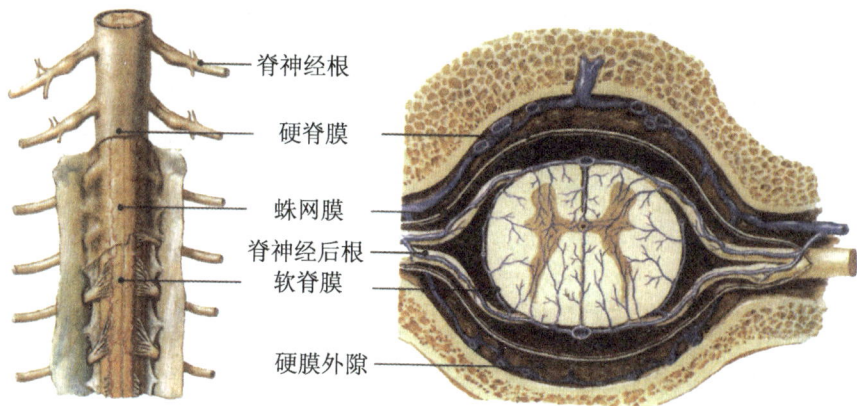

图 14-35 脊髓被膜

2．脑的被膜

（1）**硬脑膜**（cerebral dura mater）

硬脑膜由两层膜合成，外层即颅骨内骨膜；内层与硬脊膜相当，较外层坚厚。两层之间有丰富的血管和神经。硬脑膜与颅盖骨连接疏松，易于分离，故颅盖骨骨折时易形成硬脑膜外血肿。硬脑膜与颅底骨结合紧密，不易分离，故颅底骨骨折时，易将硬脑膜和蛛网膜同时撕裂，使脑脊液外漏。

某些部位的硬脑膜内层向内折叠形成若干板状结构，深入脑各部之间，形成特殊的硬脑膜隔，对脑有固定和承托作用。硬脑膜在某些部位因内、外两层分离，构成硬脑膜窦（如图 14-36 所示）。

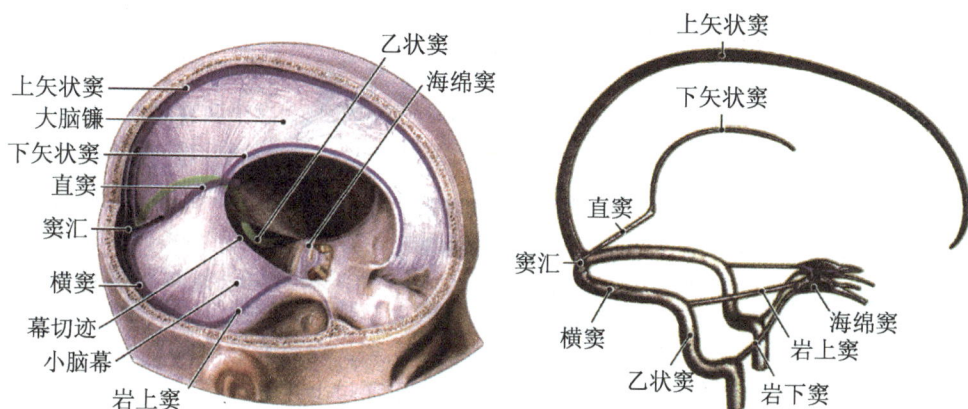

图 14-36 硬脑膜隔和硬脑膜窦

① **硬脑膜隔**：由大脑镰和小脑幕构成。

大脑镰：呈镰刀状，伸入两侧大脑半球之间，前端连于鸡冠，后端连于小脑幕的上面，下缘游离于胼胝体上方。

小脑幕：形似幕帐，伸入大脑与小脑之间，后缘附着于横窦沟，前外侧缘附于颞骨岩部上缘，前缘游离凹陷，称**小脑幕切迹**，切迹前有中脑通过。当小脑幕上发生颅脑病变引起颅内压增高时，两侧海马旁回和钩可被挤入小脑幕切迹下方，压迫大脑脚和动眼神经，形成小脑幕切迹疝。

② **硬脑膜窦**：窦壁由胶原纤维组成，无平滑肌，故无收缩性，因此硬脑膜窦损伤时出血较多。主要的硬脑膜窦有：

上矢状窦：位于大脑镰上缘内，自前向后注入窦汇，是大脑上静脉的主要引流通道。

下矢状窦：位于大脑镰下缘，较细小，向后注入直窦，主要收集大脑镰和胼胝体的静脉血。

直窦：位于大脑镰与小脑幕连接处，由大脑大静脉和下矢状窦汇合而成，向后在枕内隆凸处与上矢状窦汇合成窦汇。

横窦：连于窦汇与乙状窦之间。

乙状窦：是横窦的延续，向前内于颈静脉孔处出颅，续为颈内静脉。

海绵窦：位于颅中窝蝶鞍两侧，为硬脑膜两层间的不规则腔隙，形似海绵，故得名。窦内有颈内动脉和展神经通过，在窦的外侧壁内，自上而下有动眼神经、滑车神经、眼神经和上颌神经通过。

海绵窦与颅外的静脉形成广泛交通：向前借眼静脉与面静脉交通，向下经卵圆孔的导血管与翼静脉丛相通，故面部感染可蔓延至海绵窦，造成颅内感染，也可累及经过海绵窦的神经，出现相应症状。

岩上窦：位于颞骨岩部上缘，连接海绵窦与乙状窦起始部。

岩下窦：位于颞骨岩部后下缘，连接海绵窦与颈内静脉。

基底静脉丛：位于斜坡上，由数条静脉组成。此丛前上方与海绵窦相连，两侧与岩上窦、岩下窦相连，后方与枕骨大孔边缘静脉丛和椎内静脉丛交通。

（2）**脑蛛网膜**（cerebral arachnoid mater）

脑蛛网膜位于硬脑膜的深面，是一层薄而透明的结缔组织膜，有光泽，无血管和神经，包绕脑并跨越脑的沟裂。蛛网膜与软脑膜之间有许多小纤维束相互连结，其间的腔隙为蛛网膜下隙，内含脑脊液和较大的血管。此隙在某些部位较宽大，称**蛛网膜下池**，如小脑延髓池、桥池等。在上矢状窦附近，蛛网膜呈颗粒状突入窦内，称**蛛网膜粒**。脑脊液通过蛛网膜粒渗入硬脑膜窦内，回流入静脉。

（3）**软脑膜**（cerebral pia mater）

软脑膜薄而富含血管，紧贴脑的表面，深入其沟裂内。在脑室的一定部位，软脑膜及其血管与该部位的室管膜上皮共同构成脉络组织。脉络组织的血管在某些部位反复分支成丛，连同其表面的软脑膜和室管膜上皮一起突入脑室，形成脉络丛。脉络丛是产生脑脊液的主要结构。

（二）脑与脊髓的血管

1. 脊髓的血管

（1）脊髓的动脉

脊髓的动脉有两个来源：一是椎动脉发出的脊髓前、后动脉；二是节段性动脉，即颈升动脉、肋间后动脉和腰动脉发出的脊髓支，伴脊神经进入椎管与脊髓前、后动脉吻合，使脊髓前、后动脉不断得到增补，以保障脊髓有足够的血液供应（如图14-37所示）。

脊髓的胸1～4节、腰1节处是脊髓前、后动脉吻合的过渡带，供血较差。若脊髓支供血阻断，可发生脊髓的横断性缺血坏死，故称"危险区"。

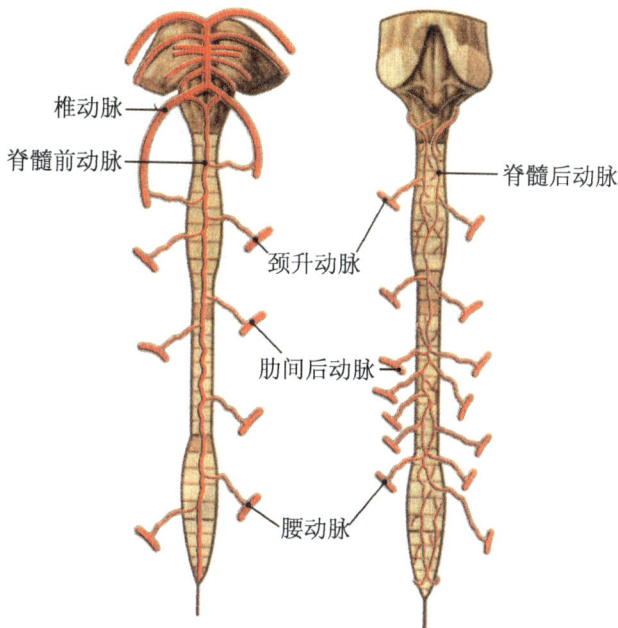

图14-37 脊髓的动脉

（2）脊髓的静脉

脊髓的静脉较动脉多而粗。脊髓内的小静脉汇集成脊髓前、后静脉，通过前、后根静脉注入硬膜外隙的椎内静脉丛，再经椎外静脉丛回流入心。

2. 脑的血管

（1）脑的动脉

脑的动脉来源于颈内动脉和椎－基底动脉。以顶枕沟为界，颈内动脉供应大脑半球的前2/3和部分间脑，椎－基底动脉供应大脑半球的后1/3、部分间脑、小脑和脑干。两者均发出皮质支和中央支。皮质支营养端脑和小脑的皮质及浅层髓质；中央支供应间脑、基底核及深部髓质（包括内囊）等（如图14-38所示）。

① **颈内动脉**（internal carotid artery）：起自颈总动脉，经颈动脉管入颅，向前穿过海绵窦，主要分支如下。

大脑前动脉：在视神经上方向前内行，进入大脑纵裂（如图14-39所示）。两侧大脑前动脉借前交通动脉相连，主干沿胼胝体沟向后行。皮质支分布于顶枕沟以前的半球内侧面、额叶下面和半球上外侧面的上缘；中央支自大脑前动脉起始处发出进入脑实质，供应豆状核、尾状核前部和内囊前肢。

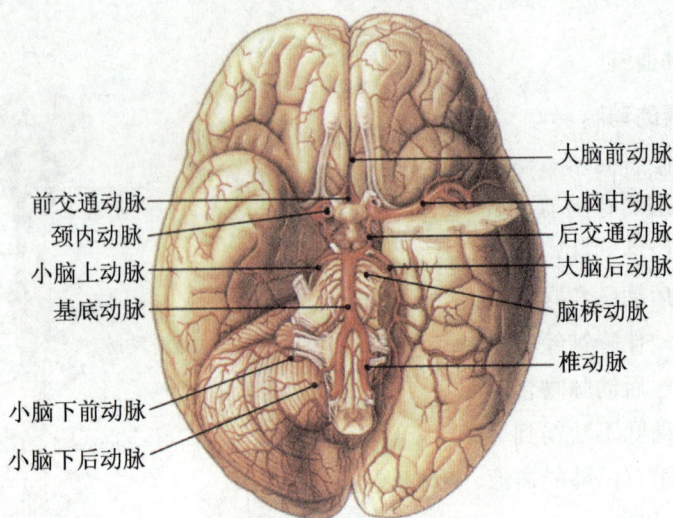

图 14-38 脑底面的动脉

大脑前动脉
大脑中动脉
前交通动脉
后交通动脉
颈内动脉
大脑后动脉
小脑上动脉
脑桥动脉
基底动脉
椎动脉
小脑下前动脉
小脑下后动脉

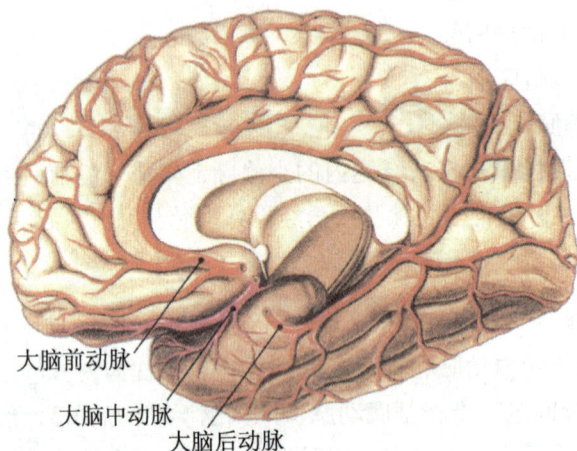

图 14-39 大脑半球内侧面的动脉

大脑前动脉
大脑中动脉
大脑后动脉

　　大脑中动脉：是颈内动脉的直接延续，沿外侧沟向后行，沿途发出皮质支，分布于顶枕沟以前的大脑半球上外侧面和岛叶。大脑中动脉起始处发出一些细小的中央支，又称豆纹动脉，垂直向上进入脑实质，分布于尾状核、豆状核、内囊膝和后肢前部（如图14-40、图14-41所示）。有高血压和动脉硬化的患者，豆纹动脉易破裂出血，故此动脉又名"出血动脉"。

　　大脑中动脉粗大，供血量占大脑半球的80%，其皮质支供应躯体运动、躯体感觉和语言等许多重要中枢，中央支供应内囊，一旦栓塞或破裂，均可导致严重的功能障碍。

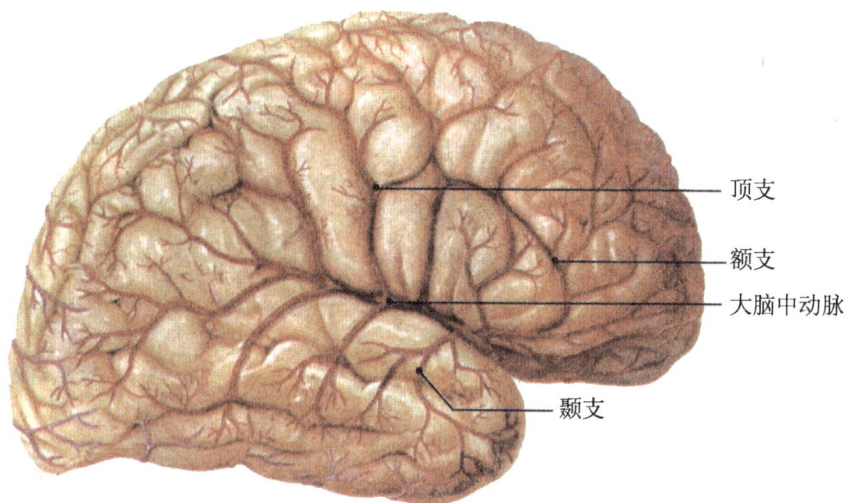

图 14-40　大脑半球外侧面的动脉

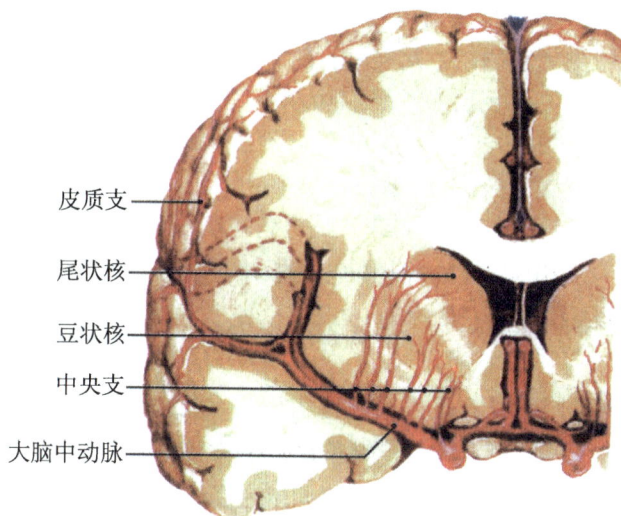

图 14-41　大脑中动脉的中央支和皮质支

脉络丛前动脉：沿视束下面向后外行，进入侧脑室下角参与脉络丛的形成。此动脉细长，易发生栓塞。

眼动脉：经视神经管入眶，供应视器。

后交通动脉：自颈内动脉发出，向后与大脑后动脉吻合，是颈内动脉系与椎－基底动脉系的吻合支。

② **椎动脉**（vertebral artery）：起自锁骨下动脉，向上穿第6至第1颈椎横突孔，经枕骨大孔进入颅腔，入颅后两侧椎动脉在脑桥延髓沟处合成一条**基底动脉**。

通常将这两段动脉合称椎－基底动脉。基底动脉沿基底沟上行，至脑桥上缘分为左、右大脑后动脉。

大脑后动脉是基底动脉的终末分支，与小脑上动脉平行走向外侧。此动脉绕大脑脚行向背侧，其皮质支分布于颞叶下面、内侧面及枕叶；中央支由起始部发出，供应背侧丘脑、下丘脑和内、外侧膝状体等结构。

椎动脉先后发出脊髓前、后动脉和小脑下后动脉，分别营养脊髓、小脑下面后部和延髓。基底动脉沿途发出小脑下前动脉、迷路动脉、脑桥动脉和小脑上动脉，分别营养小脑下面前部、内耳、脑桥和小脑上面等处。

③ **大脑动脉环**（cerebral arterial circle）：又称Willis环，位于脑底面，围绕在视交叉、灰结节和乳头体周围，由前交通动脉、大脑前动脉、颈内动脉、后交通动脉和大脑后动脉吻合而成。此动脉环将两侧颈内动脉系与椎－基底动脉系相交通。大脑动脉环发育不良者，若其中某一处动脉血流发生障碍，可导致严重的脑缺血。

（2）**脑的静脉**

脑的静脉壁无瓣膜，不与动脉伴行，可分浅、深2组，2组之间相互吻合。

① 浅静脉：收集大脑半球皮质和髓质的静脉血，在大脑半球表面汇合成大脑上、中、下静脉，注入邻近的硬脑膜窦。

② 深静脉：收集大脑髓质、基底核、间脑和脑室脉络丛的静脉血，汇成大脑大静脉，注入直窦。

（三）脑脊液及其循环

脑脊液（cerebral spinal fluid，CSF）是充满脑室系统、脊髓中央管和蛛网膜下隙的无色透明液体，对中枢神经系统起缓冲、保护、营养、运输代谢产物和维持正常颅内压等作用。成人脑脊液总量约为150 mL，处于不断产生、循环和回流的相对平衡状态。

脑脊液由各脑室脉络丛产生，其循环途径是：侧脑室脉络丛产生的脑脊液经室间孔入第三脑室，汇同第三脑室脉络丛产生的脑脊液，经中脑水管入第四脑室，再汇同第四脑室脉络丛产生的脑脊液，经第四脑室正中孔和外侧孔入蛛网膜下隙，最后经蛛网膜粒渗入上矢状窦，回流入静脉（如图14-42所示）。

脑脊液循环障碍时，可引起脑积水和颅内压增高，使脑组织受压移位，甚至形成脑疝而危及生命。正常脑脊液有恒定的化学成分和细胞数。某些脑疾患可引起脑脊液成分改变，因此临床上脑脊液检查可协助诊断。

（四）血－脑屏障

中枢神经内神经元的正常功能活动需要有一个非常稳定的内环境，维持这种稳定内环境的结构为脑屏障。它能阻止大分子物质通过，而选择性地允许某些物质通过，起到保护脑和脊髓的作用。脑屏障包括血－脑屏障、血－脑脊液屏障和脑脊液－脑屏障。

血—脑屏障（blood-brain barrier，BBB）是脑屏障的主要形式，脑和脊髓的绝大部分组织内均存在此屏障。血—脑屏障的结构基础是：① 脑和脊髓的无窗孔毛细血管内皮细胞及其间的紧密连接。② 完整而连续的毛细血管基膜。③ 基膜外由星形胶质细胞脚板围绕。

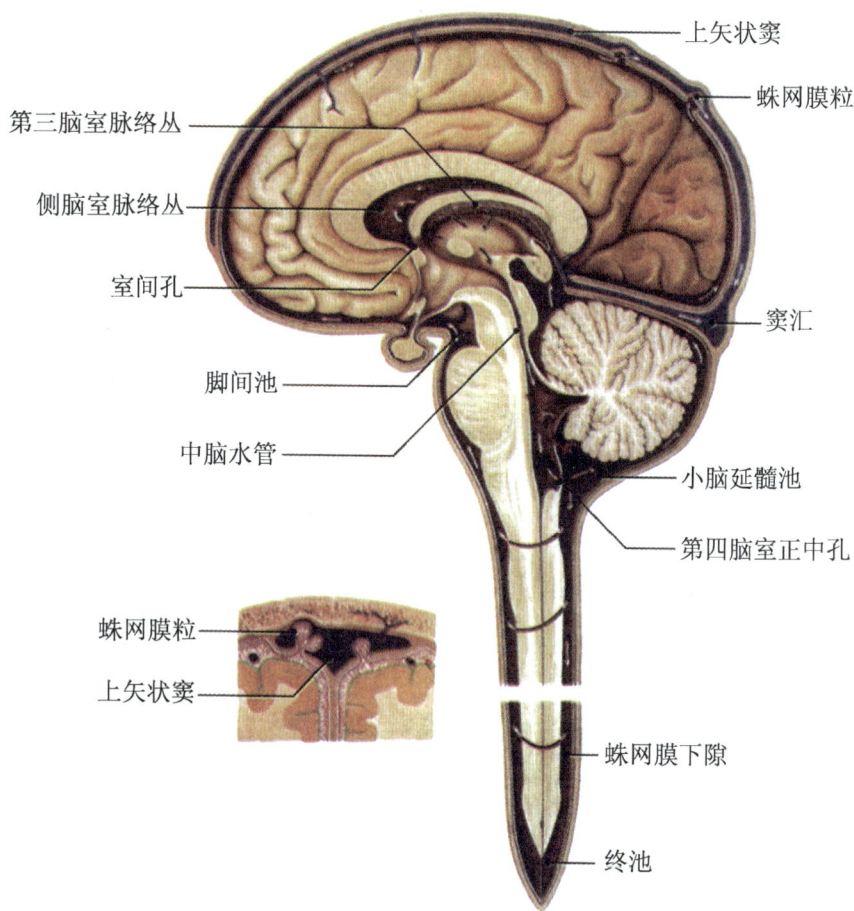

上矢状窦
蛛网膜粒
第三脑室脉络丛
侧脑室脉络丛
室间孔
脚间池
中脑水管
窦汇
小脑延髓池
第四脑室正中孔
蛛网膜粒
上矢状窦
蛛网膜下隙
终池

图 14-42 脑脊液循环

第三节　周围神经系统

周围神经系统是指中枢神经系统以外的神经成分，包括神经、神经节、神经丛、神经末梢等，通常分为脊神经、脑神经和内脏神经3部分。

一、脊神经

脊神经（spinal nerves）共31对，左、右对称，包括8对**颈神经**、12对**胸神经**、5对**腰神经**、5对**骶神经**和1对**尾神经**。每对脊神经借前根和后根连于脊髓的前、后外侧沟。前根属运动性，后根属感觉性，两者在椎间孔处合成一条脊神经干。脊神经后根在椎间孔附近有一椭圆形膨大，称**脊神经节**（spinal ganglia）。此节由假单极神经元胞体聚集而成，其中枢突构成了脊神经的后根（如图14-43所示）。

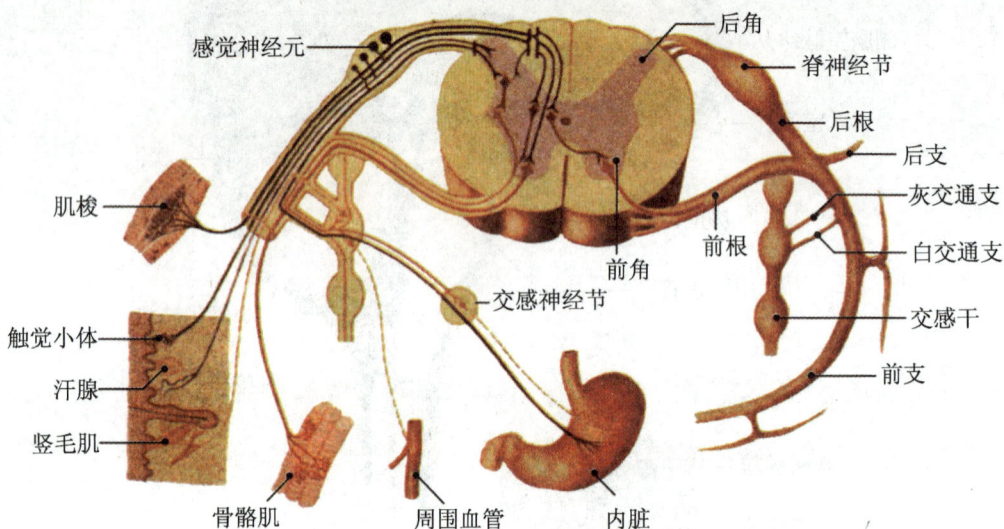

图14-43 脊神经的组成

脊神经的纤维成分根据其分布和功能的不同分为4种：① 躯体感觉纤维，分布于皮肤、肌、腱和关节，将皮肤的浅感觉和肌、腱、关节的深感觉冲动传入中枢。② 内脏感觉纤维，分布于内脏、心血管和腺体，传导这些结构的感觉冲动。③ 躯体运动纤维，分布于骨骼肌，支配其随意运动。④ 内脏运动纤维，分布于内脏、心血管和腺体，支配平滑肌和心肌的运动，控制腺体的分泌。

脊神经干很短，出椎间孔后立即分为4支：① **脊膜支**，细小，经椎间孔返回椎管，分布于脊髓被膜和脊柱韧带等处。② **交通支**，为连于脊神经与交感干之间的细支。③ **后支**，属混合性，较细，经相邻椎骨横突间或骶后孔向后走行，分布于项、背、腰骶部皮肤和肌，呈明显节段性分布。④ **前支**，是脊神经干发出的最粗大分支，属混合性，分布于躯干前外侧和四肢的皮肤和肌。人类除胸神经前支仍保持原有的节段性走行和分布外，其余的前支分别交织成颈丛、臂丛、腰丛和骶丛，再由各丛发出分支分布于相应的区域。

（一）颈丛

1. 组成和位置

颈丛（cervical plexus）由第1～4颈神经前支组成，位于胸锁乳突肌上部的深面。

2. 主要分支

颈丛的分支有**皮支**和**肌支**。皮支由胸锁乳突肌后缘中点附近穿出至浅筋膜，呈放射状分布于枕部、耳后、颈部和肩部的皮肤，其浅出位置是颈部皮肤浸润麻醉的一个阻滞点。

膈神经是颈丛中最重要的肌支，为混合性神经。自颈丛发出后沿前斜角肌表面下行，经锁骨下动、静脉间入胸腔，经肺根前方，沿心包的外侧面下降至膈，其运动纤维支配膈的运动；感觉纤维分布于胸膜、心包和膈下的部分腹膜，右膈神经的感觉纤维还分布于肝、胆囊和肝外胆道。膈神经损伤后主要表现为同侧半膈瘫痪，造成呼吸困难，甚至有窒息感。膈神经受刺激可产生呃逆。

（二）臂丛

1. 组成和位置

臂丛（brachial plexus）由第5～8颈神经前支和第1胸神经前支的大部分纤维组成，经斜角肌间隙穿出进入腋窝（如图14-44所示）。行程中臂丛的5个神经根反复分支、组合，围绕腋动脉形成内侧束、外侧束和后束。在锁骨中点后上方，臂丛各支较集中，位置浅表，常作为臂丛阻滞麻醉的部位。

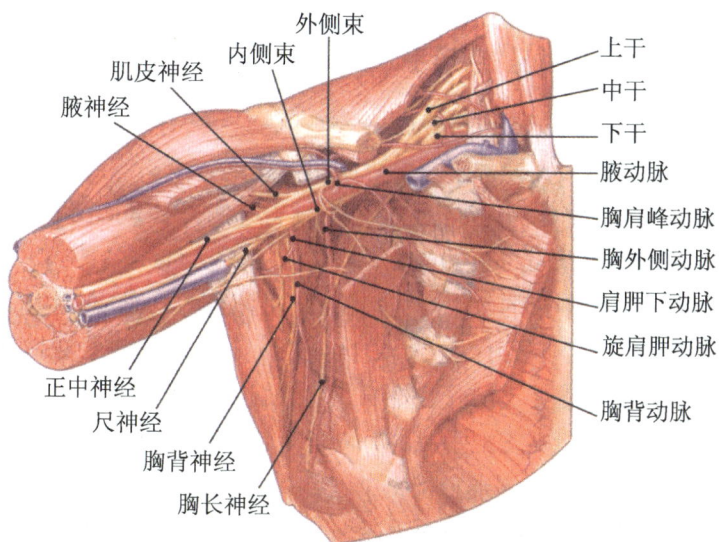

图14-44 臂丛的组成

2. 主要分支

臂丛的分支较多，且分布范围较广（如图14-45所示），分布于胸上肢肌、背部浅层肌和上肢的肌、关节和皮肤。

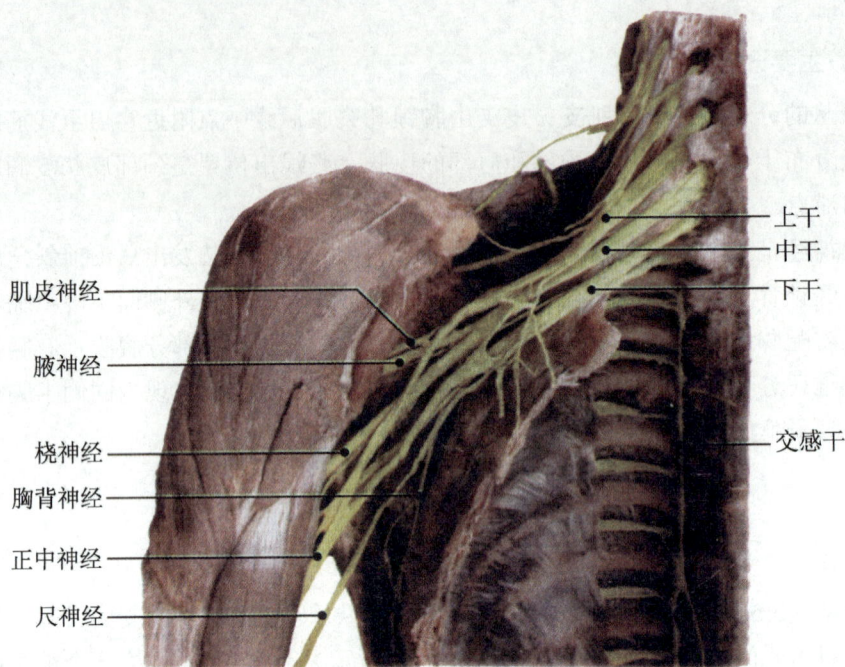

图14-45 臂丛分支

（1）**胸长神经**（long thoracic nerve）

胸长神经于锁骨上方发自臂丛，沿胸侧壁前锯肌表面下行并支配此肌。胸长神经损伤可导致前锯肌瘫痪，肩胛骨内侧缘翘起而出现"翼状肩"，上肢抬举困难，不能做梳头动作。

（2）**肌皮神经**（musculocutaneous nerve）

肌皮神经发自外侧束，向外下斜穿喙肱肌，经肱二头肌深面下行，分支支配臂肌前群。终支延续为前臂外侧皮神经，分布于前臂外侧皮肤（如图14-46所示）。

（3）**正中神经**（median nerve）

正中神经由内、外侧束的两根合成，伴肱动脉沿肱二头肌内侧沟下行至肘窝，继而沿前臂正中下行，经腕至手掌（如图14-46所示）。正中神经在臂部无分支；在肘部和前臂发出许多肌支，支配除肱桡肌、尺侧腕屈肌和指深屈肌尺侧半以外所有前臂肌前群；在手部，肌支支配手肌的外侧群（使拇指内收的肌除外）及中间群的小部分，皮支分布于手掌桡侧半、桡侧3个半手指掌面及背面中、远节皮肤。正中神经损伤可导致前臂不能旋前、屈腕力减弱、皮质分布区感觉障碍等，如鱼际肌萎缩可出现"猿手"（如图14-47所示）。

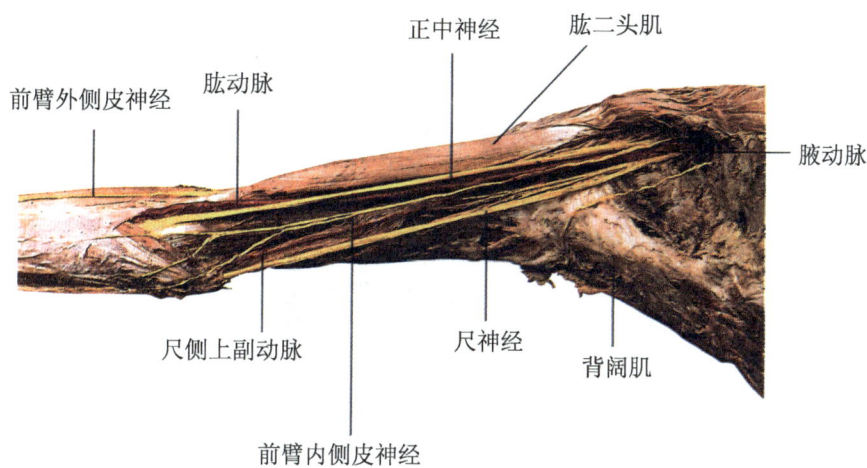

前臂外侧皮神经　肱动脉　正中神经　肱二头肌

腋动脉

尺侧上副动脉　尺神经　背阔肌

前臂内侧皮神经

（A）上臂

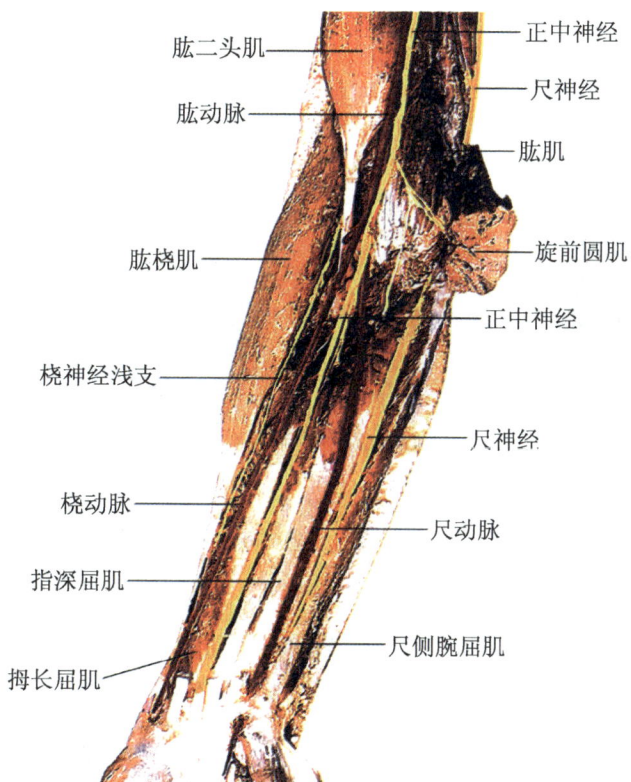

肱二头肌　正中神经

肱动脉　尺神经

肱肌

肱桡肌　旋前圆肌

正中神经

桡神经浅支

尺神经

桡动脉　尺动脉

指深屈肌

拇长屈肌　尺侧腕屈肌

（B）前臂

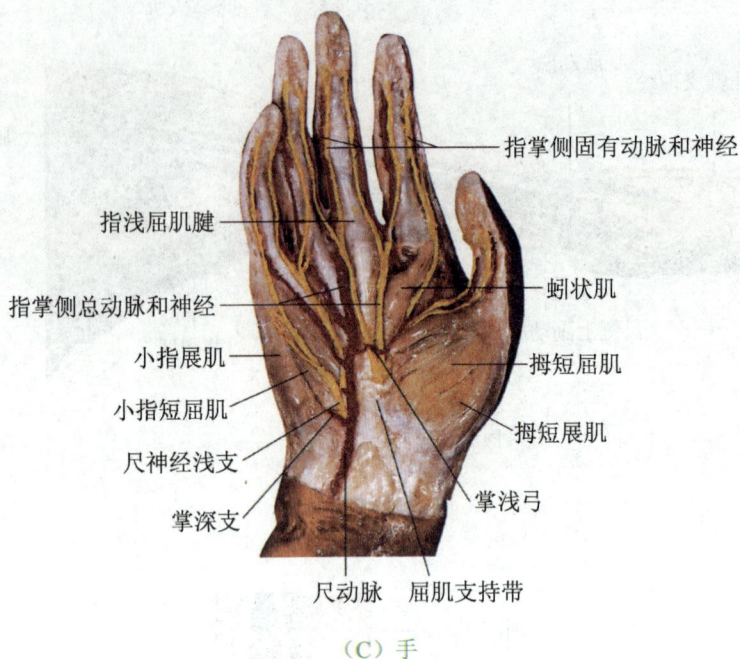

指掌侧固有动脉和神经

指浅屈肌腱

指掌侧总动脉和神经

蚓状肌

小指展肌

拇短屈肌

小指短屈肌

拇短展肌

尺神经浅支

掌深支

掌浅弓

尺动脉　屈肌支持带

（C）手

图14-46　上肢前面的神经

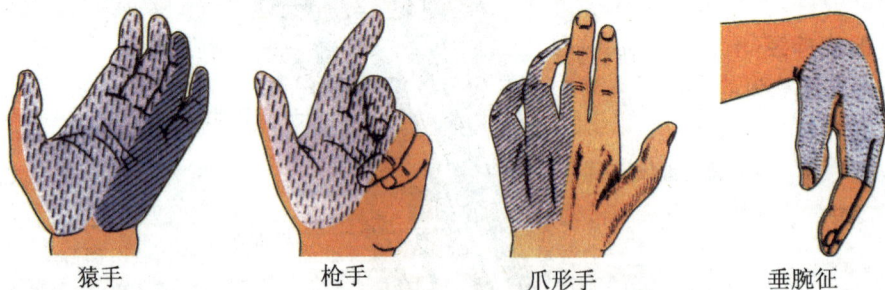

猿手　　　　　　枪手　　　　　　爪形手　　　　　　垂腕征

图14-47　病理手形

（4）尺神经（ulnar nerve）

尺神经发自内侧束，沿肱二头肌内侧沟伴肱动脉下行，至臂中部转向后下，经尺神经沟进入前臂，与尺动脉伴行至手部（如图14-46所示）。尺神经在臂部无分支；在前臂发出肌支，支配尺侧腕屈肌和指深屈肌尺侧半；在手部，肌支支配小鱼际肌、拇收肌、全部骨间肌和第3、4蚓状肌，皮支分布于小鱼际、小指和环指尺侧半掌面皮肤及手背尺侧半和小指、环指及中指尺侧半背面皮肤。尺神经损伤可导致屈腕力减弱、拇指不能内收等，肌萎缩时呈"爪形手"（如图14-47所示）。

（5）桡神经（radial nerve）

桡神经是发自后束的粗大神经，在肱三头肌深面沿桡神经沟旋向下外，至肱骨外上髁前方分为浅支和深支（如图14-48所示）。浅支为皮支，伴桡动脉下行，在前臂下1/3处转向手背，分布于手背桡侧半和桡侧2个半手指近节背面的皮肤；深支较粗，主要为肌支，穿至前臂背侧，支配前臂肌后群。桡神经在臂部发出皮支分布于臂后部和前臂后部的皮肤，发出肌支支配臂肌后群和肱桡肌等。肱骨干骨折易损伤桡神经，导致"虎口"区皮肤感觉障碍，不能伸腕和伸指，抬举前臂时，出现"垂腕"征（如图14-47所示）。

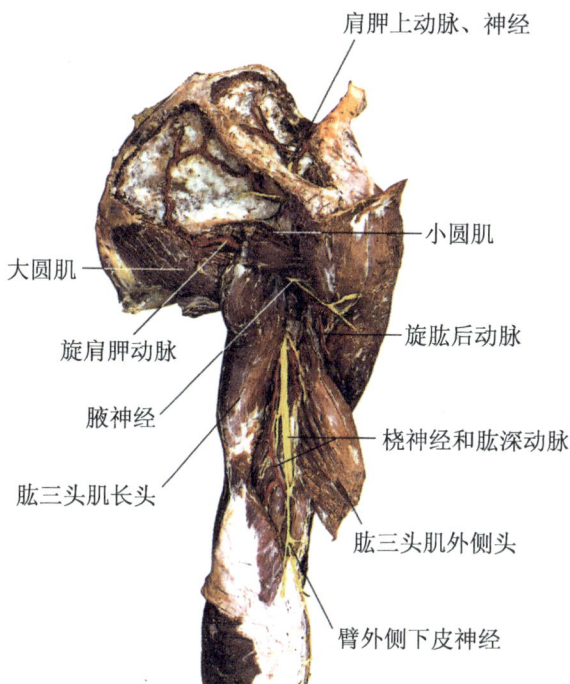

图14-48 臂后部神经

（6）腋神经（axillary nerve）

腋神经发自后束，与旋肱后动脉伴行向后外，绕肱骨外科颈至三角肌深面，肌支分布于三角肌和小圆肌，皮支分布于肩部和臂外侧区上部的皮肤（如图14-44、图14-48所示）。

（三）胸神经前支

胸神经前支共12对，除第1对大部分参加臂丛，第12对小部分参加腰丛外，其余均不形成丛。第1～11对位于相应的肋间隙内，称**肋间神经**；第12对位于第12肋下方，称**肋下神经**。肋间神经和肋下神经的肌支支配肋间肌和腹肌前外侧群，皮支分布于胸、腹壁的皮肤及胸、腹膜壁层。

胸神经前支在胸、腹壁皮肤呈环带状分布，节段性明显，自上而下按顺序依次排列。如T_2分布区相当于胸骨角平面，T_4相当于乳头平面，T_6相当于剑突平面，T_8相当于肋弓平面，T_{10}相当于脐平面，T_{12}则分布于脐与耻骨联合连线中点平面。临床施行硬膜外麻醉时，常以皮神经分布区来测定麻醉平面的高低，并可根据感觉障碍平面来推断脊髓受损的部位（如图14-49所示）。

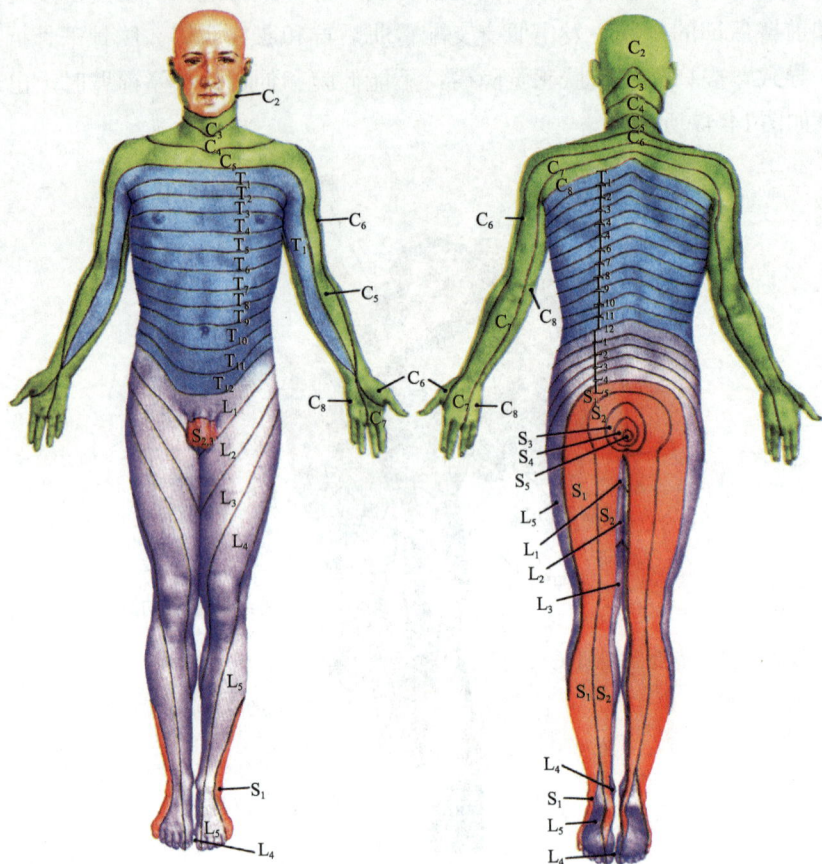

图14-49 体表神经的节段性分布

（四）腰丛

1. 组成和位置

腰丛（lumbar plexus）由第12胸神经前支的一部分、第1～3腰神经前支和第4腰神经前支的一部分共同组成，位于腰大肌的深面。

2. 主要分支

腰丛除发出肌支支配腰方肌和髂腰肌外，还发出许多分支分布于腹股沟区、大腿前面和内侧面。

（1）**髂腹下神经**（iliohypogastric nerve）和**髂腹股沟神经**（ilioinguinal nerve）

髂腹下神经主要分布于腹股沟区的肌和皮肤。髂腹股沟神经平行于髂腹下神经下方，分布于腹股沟区的肌和皮肤及阴囊（或大阴唇）皮肤（如图14-50所示）。

（2）**股神经**（femoral nerve）

股神经为腰丛中最大的分支，自腰大肌外侧缘和髂肌之间下行，继经腹股沟韧带深面进入股三角内，其肌支支配大腿肌前群；皮支除分布于股前部皮肤外，还有一长分支，称隐神经，伴大隐静脉下行至足内侧缘，分布于小腿内侧面和足内侧缘皮肤（如图14-51所示）。股神经损伤可致大腿肌前群瘫痪，坐位时不能伸膝关节、膝跳反射消失，行走时抬腿困难，大腿前面和小腿内侧面皮肤感觉障碍。

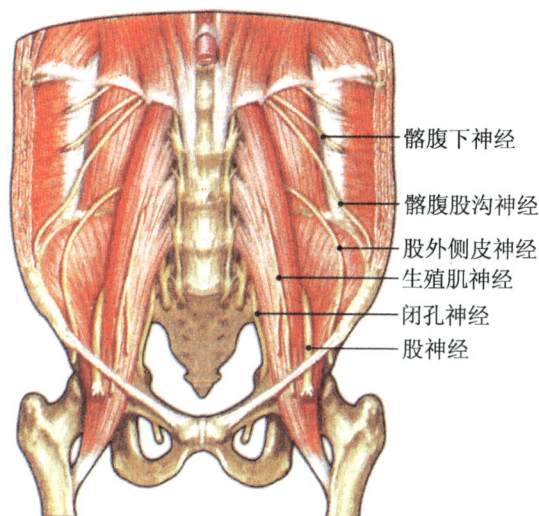

图 14-50 腰丛的分支

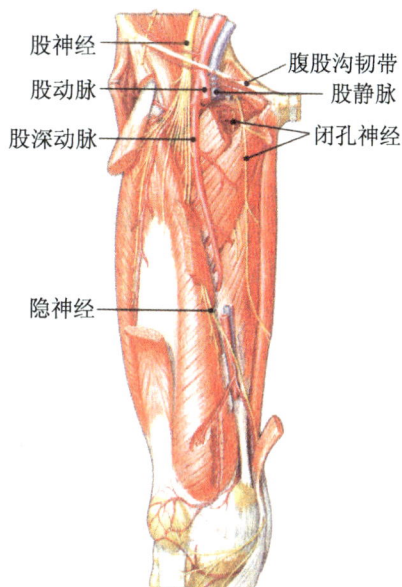

图 14-51 下肢神经

（3）**闭孔神经**（obturator nerve）

自腰大肌内侧缘穿出，沿骨盆侧壁下行，穿过闭孔到大腿内侧，分布于髋关节、大腿内侧肌群和大腿内侧面皮肤（如图14-51所示）。闭孔神经损伤可导致大腿内收无力，仰卧时患腿不能放在健腿上，大腿内侧面皮肤感觉障碍。

（五）**骶丛**

1. **组成和位置**

骶丛（sacral plexus）由第4腰神经前支余部和第5腰神经前支合成的腰骶干、全部骶神经及尾神经的前支组成，是全身最大的脊神经丛。骶丛位于盆腔内、骶骨和梨状肌的前面。

2. **主要分支**

（1）**臀上神经**（superior gluteal nerve）

臀上神经经梨状肌上孔出骨盆，支配臀中、小肌和阔筋膜张肌。

（2）**臀下神经**（inferior gluteal nerve）

臀下神经经梨状肌下孔出骨盆，支配臀大肌。

（3）阴部神经（pudendal nerve）

阴部神经经梨状肌下孔出盆腔，绕坐骨棘经坐骨小孔入坐骨肛门窝，分支分布于会阴部、外生殖器和肛门周围的肌和皮肤。

（4）坐骨神经（sciatic nerve）

坐骨神经是全身最粗大的神经，经梨状肌下孔出盆腔，在臀大肌深面，经坐骨结节与股骨大转子之间下行至股后部，在股二头肌深面下行，沿途发肌支支配大腿肌后群，至腘窝上方分为胫神经和腓总神经（如图14-52所示）。

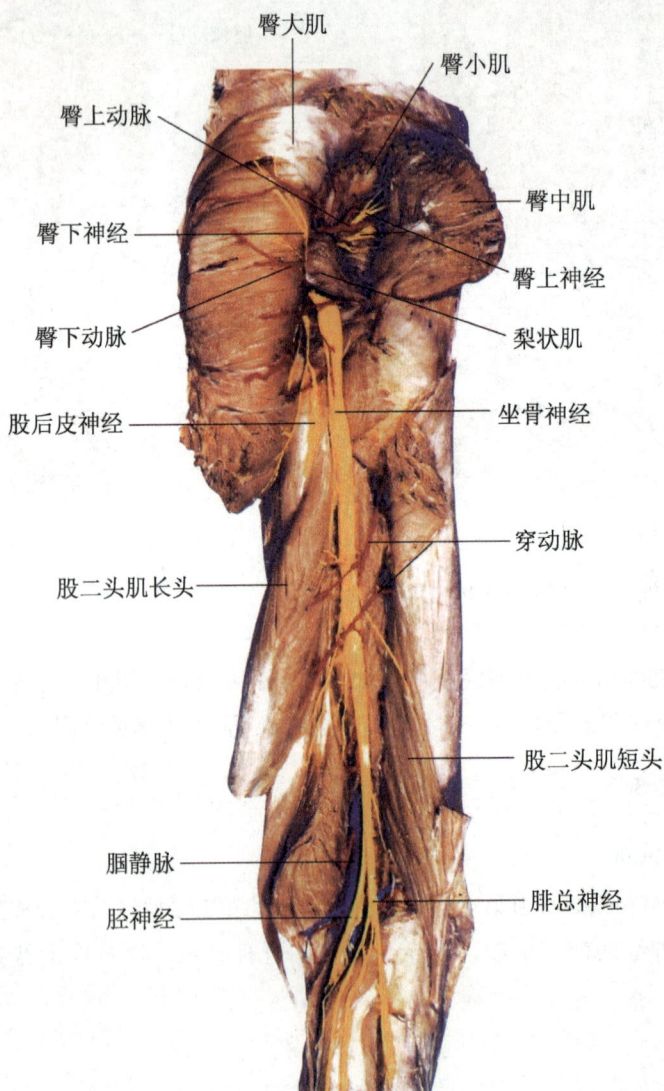

臀大肌
臀小肌
臀上动脉
臀中肌
臀下神经
臀上神经
臀下动脉
梨状肌
股后皮神经
坐骨神经
穿动脉
股二头肌长头
股二头肌短头
腘静脉
胫神经
腓总神经

（A）臀区和股后区

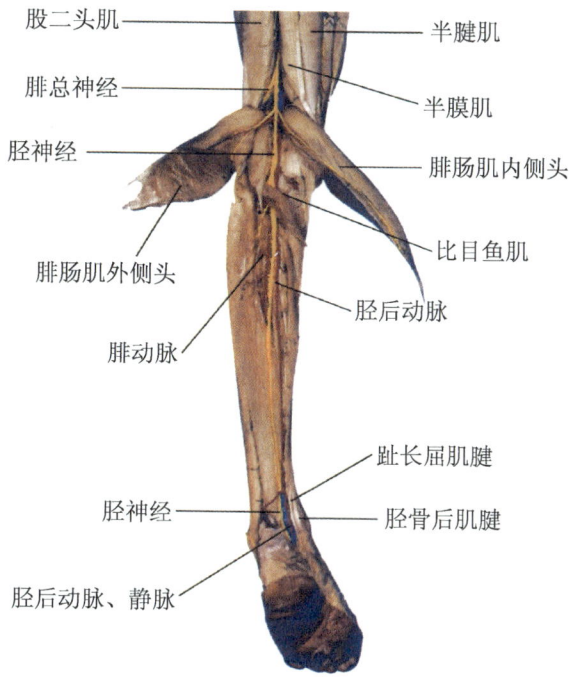

股二头肌　　半腱肌
腓总神经　　半膜肌
胫神经　　　腓肠肌内侧头
　　　　　　比目鱼肌
腓肠肌外侧头　　胫后动脉
腓动脉
　　　　　　趾长屈肌腱
胫神经　　　胫骨后肌腱
胫后动脉、静脉

（B）小腿

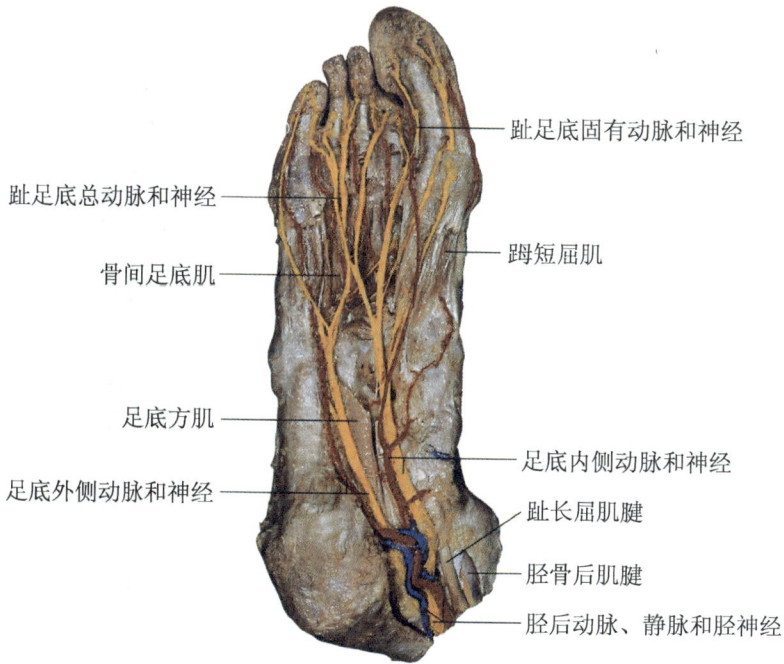

趾足底固有动脉和神经
趾足底总动脉和神经
骨间足底肌　　　踇短屈肌
足底方肌
足底内侧动脉和神经
足底外侧动脉和神经
趾长屈肌腱
胫骨后肌腱
胫后动脉、静脉和胫神经

（C）足底

图14-52 下肢后部神经

① 胫神经（tibial nerve）：为坐骨神经本干的直接延续，在腘窝内与腘动脉伴行，在小腿经比目鱼肌深面伴胫后动脉下降，经内踝后方入足底。肌支支配小腿肌后群和足底肌，皮支分布于小腿后部、足底和足背外侧缘的皮肤。胫神经损伤可导致足不能跖屈、屈趾和内翻，小腿后面及足底感觉迟钝或消失，足呈背屈外翻状态，为"仰趾足"畸形（如图14-53所示）。

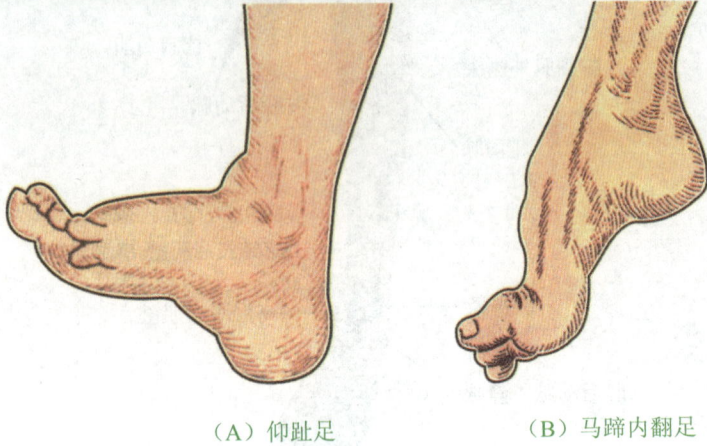

（A）仰趾足　　　　　　（B）马蹄内翻足

图14-53 病理性足形

② 腓总神经（common peroneal nerve）：自坐骨神经发出，沿股二头肌内侧走向外下，绕腓骨胫外侧向前，穿过腓骨长肌，分为腓浅神经和腓深神经（如图14-54所示）。腓浅神经在腓骨长、短肌与趾长伸肌之间下行，肌支支配腓骨长、短肌，皮支分布于小腿外侧面、足背和第2～5趾背面相对缘的皮肤。腓深神经在小腿肌前群之间伴胫前动脉下行，支配小腿肌前群、足背肌和第1、2趾背相对缘的皮肤。腓总神经损伤可导致足不能背屈、足下垂，并有内翻，呈现"马蹄内翻足"（如图14-53所示），行走时呈"跨阈步态"，小腿前外侧面、足背及趾背皮肤感觉障碍。

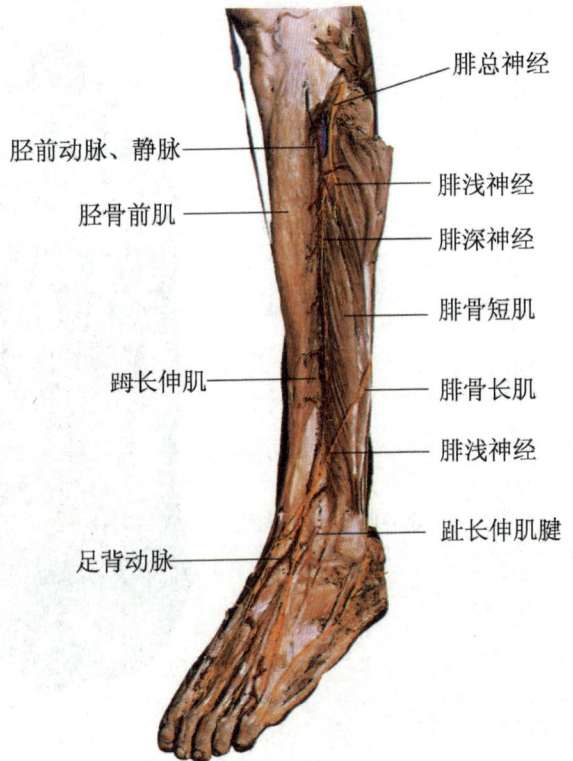

胫前动脉、静脉

胫骨前肌

蹞长伸肌

足背动脉

腓总神经

腓浅神经

腓深神经

腓骨短肌

腓骨长肌

腓浅神经

趾长伸肌腱

图14-54 腓总神经

二、脑神经

脑神经（cranial nerves）共 12 对，将脑与头、颈、胸、腹部器官的感受器和效应器联系起来（如图 14-55 所示）。通常按其与脑相连的顺序，用罗马数字表示（如表 14-3 所示）。

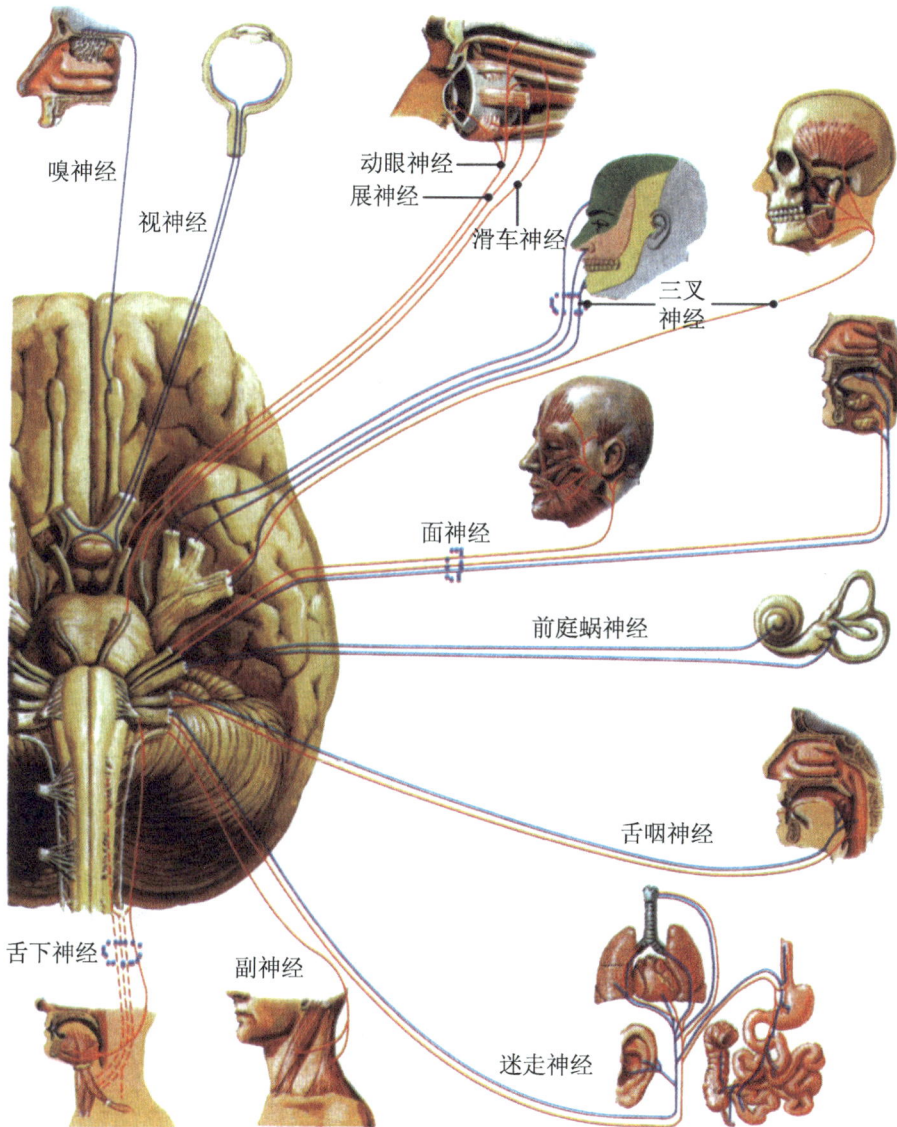

嗅神经

视神经

动眼神经
展神经

滑车神经

三叉神经

面神经

前庭蜗神经

舌咽神经

舌下神经

副神经

迷走神经

图 14-55 脑神经模式图

表14-3 脑神经的名称、性质、连脑部位及出入颅腔部位

名称	性质	连脑部位	出入颅腔部位
Ⅰ 嗅神经	感觉性	端脑	筛孔
Ⅱ 视神经	感觉性	间脑	视神经管
Ⅲ 动眼神经	运动性	中脑	眶上裂
Ⅳ 滑车神经	运动性	中脑	眶上裂
Ⅴ 三叉神经	混合性	脑桥	第1支（眼神经）：眶上裂 第2支（上颌神经）：圆孔 第3支（下颌神经）：卵圆孔
Ⅵ 展神经	运动性	脑桥	眶上裂
Ⅶ 面神经	混合性	脑桥	内耳门→茎乳孔
Ⅷ 前庭蜗神经	感觉性	脑桥	内耳门
Ⅸ 舌咽神经	混合性	延髓	颈静脉孔
Ⅹ 迷走神经	混合性	延髓	颈静脉孔
Ⅺ 副神经	运动性	延髓	颈静脉孔
Ⅻ 舌下神经	运动性	延髓	舌下神经管

脑神经中的纤维成分按其发生来源、分布和功能不同可分为4种：① 躯体感觉纤维，来自头颈面部皮肤、肌、腱、口腔、鼻腔黏膜、前庭蜗器和视器。② 内脏感觉纤维，来自头、颈、胸、腹的脏器及味蕾和嗅黏膜。③ 躯体运动纤维，分布于头颈部骨骼肌，如眼球外肌、舌肌、咀嚼肌、面肌和咽喉肌等。④ 内脏运动纤维，分布于心肌、平滑肌和腺体。

根据脑神经所含纤维性成分的不同，将脑神经分为感觉性神经（Ⅰ、Ⅱ、Ⅷ）、运动性神经（Ⅲ、Ⅳ、Ⅵ、Ⅺ、Ⅻ）和混合性神经（Ⅴ、Ⅶ、Ⅸ、Ⅹ）。

（一）嗅神经

嗅神经（olfactory nerve）为感觉性神经，起自鼻腔嗅区黏膜的嗅细胞，其中枢突聚集成20多条嗅丝，合称嗅神经，分别穿筛孔入颅前窝，止于嗅球，传导嗅觉。颅前窝骨折累及筛板时，可损伤嗅丝和脑膜，造成嗅觉障碍和脑脊液鼻漏。

（二）视神经

视神经（optic nerve）为感觉性神经。视网膜内节细胞的轴突在视神经盘处聚集后穿出巩膜构成视神经。视神经经视神经管入颅腔，连于视交叉，传导视觉冲动。

（三）动眼神经

动眼神经（oculomotor nerve）为运动性神经，含有躯体运动和内脏运动（副交感）2种纤维。躯体运动纤维由动眼神经核发出，内脏运动纤维由动眼神经副核发

出。2 种纤维自中脑脚间窝出脑，穿海绵窦向前，经眶上裂入眶。躯体运动纤维支配上睑提肌、上直肌、下直肌、内直肌和下斜肌。副交感纤维进入视神经外侧的睫状神经节内交换神经元，其节后纤维支配瞳孔括约肌及睫状肌，参与调节晶状体的曲度和瞳孔对光反射（如图 14-56 所示）。

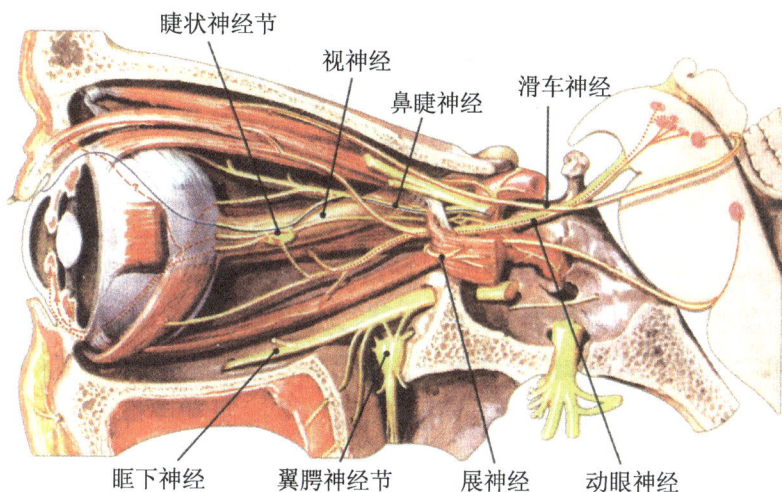

图 14-56 眼神经

一侧动眼神经完全损伤，可导致其所支配的眼球外肌瘫痪，出现患侧上睑下垂、眼向外下方斜视、瞳孔散大及对光反射消失等。

（四）滑车神经

滑车神经（trochlear nerve）为运动性神经，起自中脑下丘平面对侧的滑车神经核，由下丘下方出脑，绕过大脑脚外侧向前，经海绵窦外侧壁及眶上裂入眶，支配上斜肌（如图 14-56 所示）。滑车神经损伤后可导致上斜肌瘫痪，患侧眼球不能转向外下方，俯视时出现轻度内斜视和复视。

（五）三叉神经

三叉神经（trigeminal nerve）为粗大的混合性神经，含躯体感觉和躯体运动 2 种纤维。躯体感觉纤维的胞体位于三叉神经节内。**三叉神经节**又称**半月神经节**，位于颞骨岩部的三叉神经压迹处，由假单极神经元胞体组成，其中枢突止于三叉神经脊束核和三叉神经脑桥核，周围突组成三叉神经的三大分支，由上内侧向下外侧依次为眼神经、上颌神经和下颌神经，分布于面部皮肤、眼球、口腔、鼻腔、鼻窦的黏膜、牙和脑膜等。

1. 眼神经

眼神经（ophthalmic nerve）为感觉性神经，向前穿海绵窦外侧壁，经眶上裂入眶，分为3支布于硬脑膜、眶、眼球、泪腺、结膜、部分鼻黏膜及睑裂以上的皮肤（如图14-57所示）。

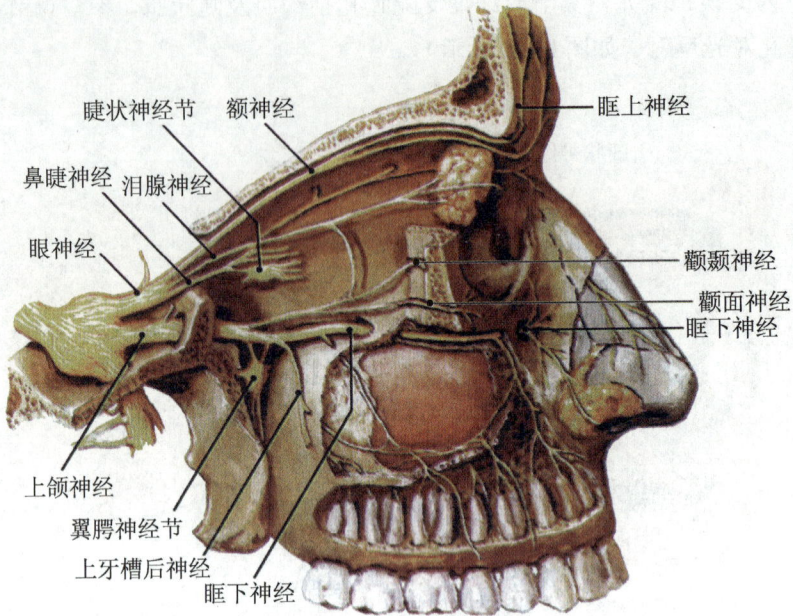

图 14-57 眼神经和上颌神经

（1）额神经

额神经有2～3支，其中较大的分支为眶上神经，经眶上切迹（孔）穿出，分布于额部皮肤。

（2）泪腺神经

泪腺神经较细小，分布于泪腺、结膜和上睑皮肤。

（3）鼻睫神经

鼻睫神经分布于鼻腔黏膜（嗅黏膜除外）、泪囊、眼球、鼻背皮肤和眼睑等处。

2. 上颌神经

上颌神经（maxillary nerve）为感觉性神经，在眼神经下方向前穿入海绵窦外侧壁，经圆孔出颅，进入翼腭窝，再经眶下裂入眶，延续为眶下神经（如图14-57所示）。上颌神经主要分布于上颌牙齿、口腔、鼻腔黏膜、上颌窦及睑裂与口裂之间的皮肤，其主要分支如下。

（1）眶下神经

眶下神经为上颌神经主干的终支，向前经眶下裂入眶，再经眶下沟、眶下管出眶下孔分为数支，分布于下睑、鼻翼、上唇的皮肤、切牙和尖牙等处。

（2）上牙槽后神经

在翼腭窝内发自上颌神经主干，在上颌骨体后方穿入骨质，与上牙槽前、中支相互吻合构成上牙槽神经丛，再分支分布于上颌牙与牙龈。

（3）颧神经

颧神经较细小，在翼腭窝处分出，经眶下裂入眶，分2支穿经眶外侧壁，分布于颧、颞部皮肤。

3. 下颌神经

下颌神经（mandibular nerve）为混合性神经，是三叉神经分支中最粗大的一支。下颌神经经卵圆孔出颅腔后分为数支（如图14-58所示）。运动纤维支配咀嚼肌、鼓膜张肌等；感觉纤维分布于硬脑膜、下颌牙与牙龈、舌前2/3和口腔底的黏膜、耳颞区及口裂以下的皮肤等，其主要分支如下。

（1）耳颞神经

耳颞神经以2根起于下颌神经，其间夹着脑膜中动脉，而后2根合成一干，穿腮腺实质上行，分布于耳屏前部、外耳道及颞部皮肤。

（2）颊神经

颊神经沿颊肌外侧面前行，继而贯穿此肌，分布于颊部皮肤和黏膜。

（3）舌神经

舌神经自下颌神经分出后，呈弓形向前进入舌内，分布于口腔底及舌前2/3黏膜，传导一般感觉。

（4）下牙槽神经

下牙槽神经是下颌神经最大的分支，经下颌孔入下颌管，在管内发出小支至下颌牙齿和牙龈，其终支出颏孔，称**颏神经**，分布于颏部及下唇的皮肤和黏膜。

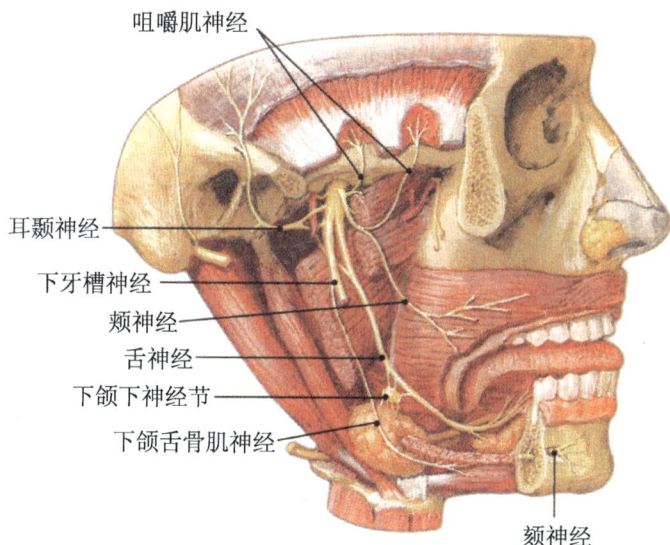

图14-58 下颌神经

当一侧三叉神经损伤时，可导致患侧咀嚼肌瘫痪，张口时下颌偏向患侧，患侧头面部皮肤及口、鼻腔黏膜一般感觉丧失，角膜反射消失。

（六）展神经

展神经（abducent nerve）为运动性神经，起于脑桥的展神经核，自延髓脑桥沟中点的两侧出脑，前行至颞骨岩部尖端，穿海绵窦，经眶上裂入眶，支配外直肌（如图14-56所示）。展神经损伤可导致患侧眼球不能转向外侧而出现内斜视。

（七）面神经

面神经（facial nerve）为混合性神经，含有4种纤维成分：① 躯体运动纤维，起自面神经核，主要支配面肌。② 内脏运动（副交感）纤维，起自脑桥的上泌涎核，主要控制泪腺、下颌下腺、舌下腺等腺体的分泌活动。③ 内脏感觉纤维，分布于舌前2/3味蕾，传导味觉。④ 躯体感觉纤维，传导耳部皮肤的躯体感觉和面肌的本体感觉。

面神经自延髓脑桥沟外侧部出脑，入内耳门合干后穿过内耳道底进入面神经管，由茎乳孔出颅后，主干前行进入腮腺实质，在腮腺内分为数支并交织成丛，再由丛发出颞支、颧支、颊支、下颌缘支和颈支5组分支，支配面肌和颈阔肌等（如图14-59所示）。

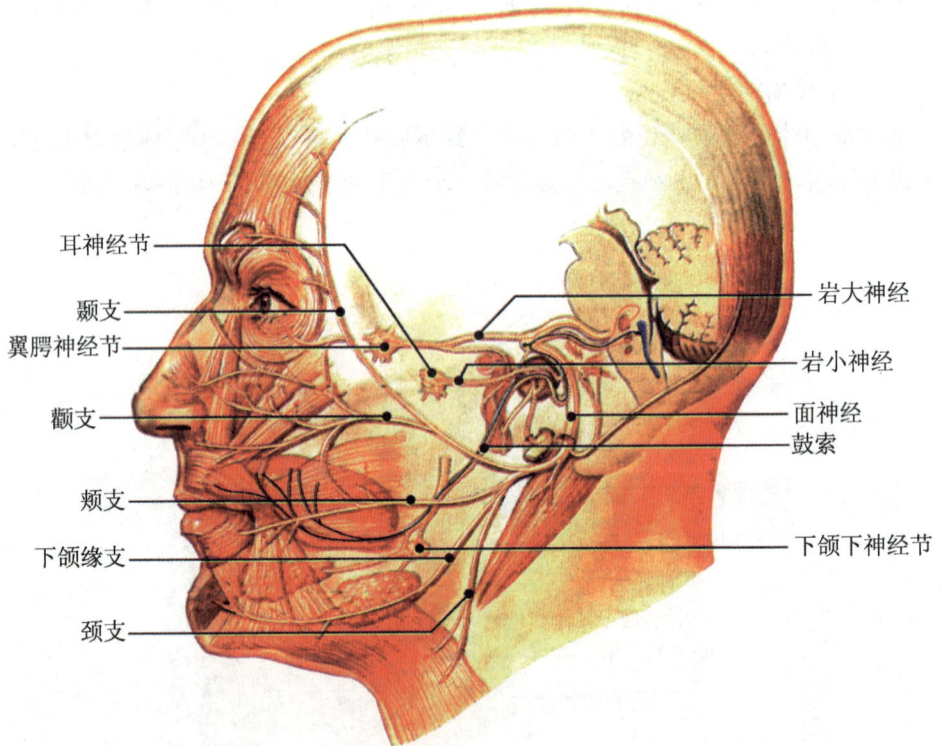

耳神经节
颞支
翼腭神经节
颧支
颊支
下颌缘支
颈支

岩大神经
岩小神经
面神经
鼓索
下颌下神经节

图14-59 面神经

面神经在面神经管内的主要分支如下。

1. 鼓索

鼓索（chorda tympani）在面神经出茎乳孔前约6 mm处发出，呈弓形穿鼓室至颞下窝，加入舌神经。鼓索含有2种纤维：内脏感觉纤维分布于舌前2/3的味蕾，传导味觉；内脏运动纤维在下颌下神经节内交换神经元，节后纤维支配下颌下腺和舌下腺的分泌。

2. 岩大神经

岩大神经（greater petrosal nerve）含内脏运动纤维，在面神经管起始部由面神经分出，自颞骨岩部前面穿出，经破裂孔出颅，与来自颈内动脉丛的岩深神经合成**翼管神经**，穿翼管向前至翼腭窝，在翼腭神经节内交换神经元，节后纤维控制泪腺和鼻、腭部黏膜腺体的分泌。

面神经因损害部位不同，可出现不同的临床表现：① 面神经管外损伤，主要导致患侧表情肌瘫痪，表现为额纹消失、不能闭眼、鼻唇沟变浅、口角歪向健侧、说话时唾液从患侧口角流出。② 面神经管内损伤，除上述表现外，还可出现舌前2/3味觉障碍，泪腺、下颌下腺及舌下腺分泌障碍，导致眼结膜、鼻腔、口腔黏膜干燥等。

（八）前庭蜗神经

前庭蜗神经（vestibulocochlear nerve）又称**位听神经**，含躯体感觉纤维，由前庭神经和蜗神经组成（如图14-60所示）。

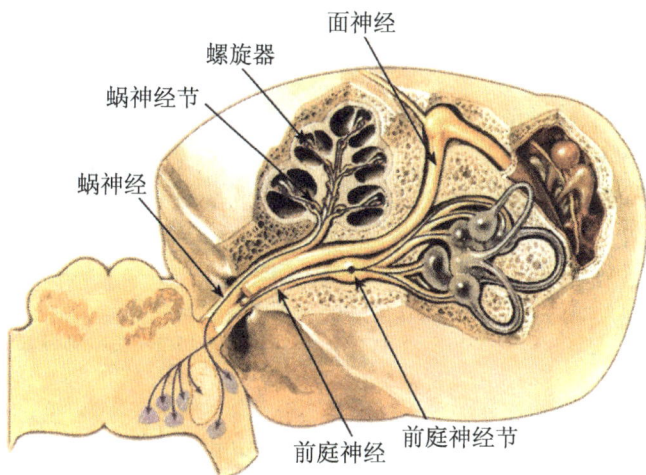

图14-60 前庭蜗神经

1. 前庭神经

前庭神经（vestibular nerve）起自内耳道底的**前庭神经节**，此节的双极神经元周围突穿过内耳道底，分布于壶腹嵴、椭圆囊斑和球囊斑；中枢突组成前庭神经，传导平衡觉。

2. 蜗神经

蜗神经（cochlear nerve）起自蜗轴内的**蜗神经节**（**螺旋神经节**），此节双极神经元的周围突分布于内耳螺旋器的毛细胞；中枢突组成蜗神经，传导听觉。

前庭蜗神经损伤可导致伤侧耳聋和平衡功能障碍。

（九）舌咽神经

舌咽神经（glossopharyngeal nerve）为混合性神经，含4种纤维成分：① 躯体运动纤维，起自疑核，支配茎突咽肌。② 内脏运动（副交感）纤维，起自下泌涎核，控制腮腺分泌。③ 内脏感觉纤维，起自下神经节，周围突分布于舌后 1/3 的味蕾和黏膜、咽、咽鼓管、鼓室的黏膜及颈动脉窦和颈动脉小球等，中枢突止于孤束核。④ 躯体感觉纤维，起自上神经节，周围突分布于耳后皮肤，中枢突入脑后止于三叉神经脊束核（如图14-61所示）。

舌咽神经的根丝连于延髓，与迷走神经和副神经三者共同穿颈静脉孔出颅。在孔内神经干上有膨大的上神经节，出孔时又形成稍大的下神经节。舌咽神经出颅后先在颈内动、静脉间下行，继而弓形向前，经舌骨舌肌内侧达舌根。其主要分支如下。

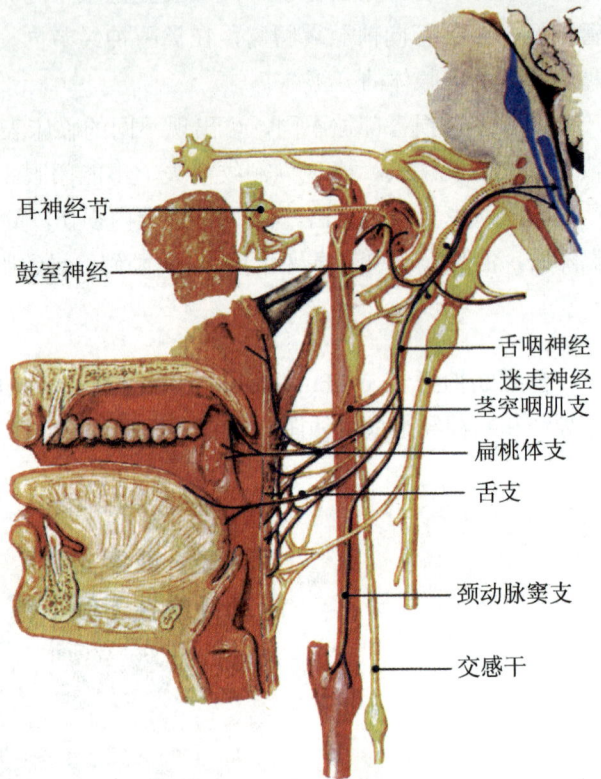

图14-61 舌咽神经

1. 舌支

舌支为舌咽神经终支，分布于舌后1/3黏膜与味蕾，传导一般感觉和味觉。

2. 咽支

咽支参与构成咽丛，分布于咽肌和咽黏膜。

3. 鼓室神经

发自下神经节，入鼓室与交感神经纤维共同形成鼓室丛，分布于鼓室、乳突小房和咽鼓管的黏膜，传导感觉。鼓室神经的终支为岩小神经，在耳神经节内交换神经元，节后纤维分布于腮腺，控制腮腺分泌。

4. 颈动脉窦支

有1～2支，自颈静脉孔下方发出，分布于颈动脉窦和颈动脉小球，传导动脉压力变化和血液中CO_2浓度变化的刺激，反射性地调节血压和呼吸。

一侧舌咽神经损伤，可导致患侧舌后1/3味觉丧失、舌根与咽峡区痛觉障碍及患侧咽肌肌力减弱。

（十）迷走神经

迷走神经（vagus nerve）为混合性神经，是行程最长、分布最广的脑神经（如图14-62所示），含有4种纤维成分：① 内脏运动（副交感）纤维，起自迷走神经背核，分布于颈、胸和腹部脏器，支配平滑肌、心肌和腺体的活动。② 内脏感觉纤维，胞体位于下神经节，其周围突伴随内脏运动纤维分布，中枢突止于孤束核。③ 躯体运动纤维，发自疑核，支配咽喉肌。④ 躯体感觉纤维，胞体位于上神经节，其周围突分布于硬脑膜、耳廓及外耳道皮肤，中枢突止于三叉神经脊束核。

迷走神经的根丝连于延髓侧面、舌咽神经的下方，经颈静脉孔出颅至颈部，于颈内静脉和颈内、颈总动脉之间的后方下行，经胸廓上口入胸腔。在胸腔内，左、右

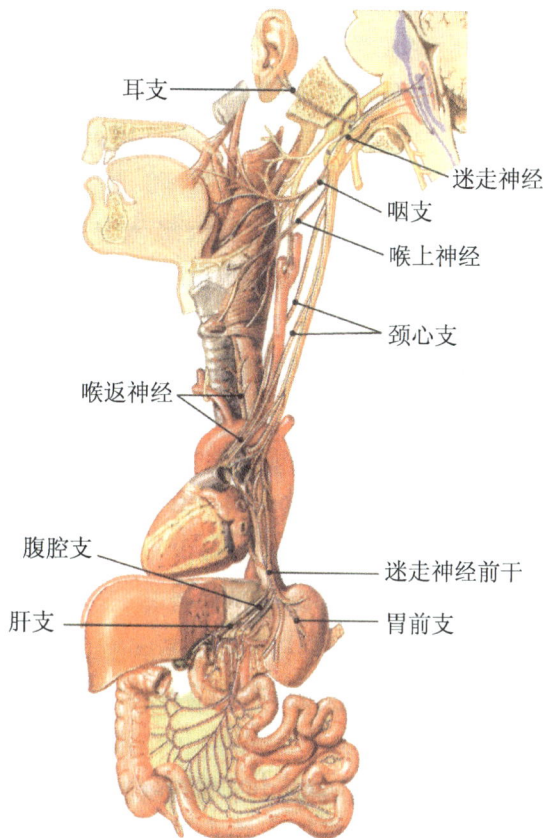

图14-62 迷走神经

迷走神经的行程略有不同。左迷走神经在左颈总动脉与左锁骨下动脉间下行，越过主动脉弓前方，经左肺根后方下行至食管前面分出许多细支，构成**左肺丛**和**食管前丛**，在食管下端汇合成**迷走神经前干**；右迷走神经于右锁骨下动、静脉之间，沿气管右侧下降，经右肺根后方转至食管后面，分支构成**右肺丛**和**食管后丛**，在食管下端汇合成**迷走神经后干**。迷走神经前、后干随食管一起穿膈的食管裂孔进入腹腔。迷走神经的主要分支如下。

1. 喉上神经

喉上神经由下神经节发出，沿颈内动脉下行，于舌骨大角处分为内、外2支。内支穿过甲状腺舌骨膜入喉，分布于会厌、舌根和声门裂以上的喉黏膜；外支支配环甲肌。

2. 颈心支

颈心支有上、下2支，沿喉与气管两侧下行入胸腔，与交感神经的分支交织成心丛，调节心脏活动。上支有一分支，称**主动脉神经**或**减压神经**，分布于主动脉弓壁内，感受血压变化和化学刺激。

3. 喉返神经

左、右喉返神经的返回部位有所不同。左喉返神经绕主动脉弓下方上行返回颈部；右喉返神经绕右锁骨下动脉下方上行返回颈部。在颈部，喉返神经沿气管食管旁沟上行，至甲状腺侧叶深面、环甲关节后方进入喉内，终支称喉下神经，其感觉纤维分布于声门裂以下的喉黏膜，运动纤维支配除环甲肌以外的全部喉肌。

喉返神经是喉肌的重要运动神经，在其入喉前与甲状腺下动脉相交叉，关系复杂。在甲状腺手术中，应注意保护喉返神经。喉返神经一侧损伤可导致声音嘶哑或发声困难；若两侧同时损伤，可导致呼吸困难，甚至窒息。

4. 胃前支和肝支

胃前支和肝支发自迷走神经前干。胃前支沿胃小弯向右分布于胃前壁，其终支以"鸦爪"形分支分布于幽门部前壁；肝支随肝固有动脉走行，分布于肝、胆囊和胆道。

5. 胃后支和腹腔支

胃后支和腹腔支发自迷走神经后干。胃后支沿胃小弯后面走行，沿途分支分布于胃后壁，其终支也以"鸦爪"形分支分布于幽门部后壁；腹腔支向右行至腹腔干附近，与交感神经共同构成腹腔丛，伴腹腔干、肠系膜上动脉和肾动脉等血管的分支分布于肝、胆、胰、脾、肾及结肠左曲以上的消化管。

一侧迷走神经损伤可导致患侧喉肌瘫痪、咽喉黏膜感觉障碍，出现声音嘶哑、语言障碍、吞咽障碍或吞咽呛咳等。双侧迷走神经损伤时，可影响心跳、呼吸、吞咽、咳嗽等内脏反射活动及引起咽喉肌瘫痪等。

（十一）副神经

副神经（accessory nerve）为运动性脑神经，起自疑核和副神经核，从延髓外侧下部迷走神经根的下方出脑，经颈静脉孔出颅，分为内、外2支。内支加入迷走神经支配咽喉肌；外支支配胸锁乳突肌和斜方肌（如图14-63所示）。一侧副神经损伤可导致同侧胸锁乳突肌和斜方肌瘫痪，出现头不能向患侧屈、面不能转向健侧和患侧不能耸肩等症状。

（十二）舌下神经

舌下神经（hypoglossal nerve）为运动性神经，起于舌下神经核，自延髓前外侧沟出脑，经舌下神经管出颅，在颈内动、静脉之间下行至舌骨上方，呈弓形进入舌内，支配全部舌内肌和大部分舌外肌（如图14-63所示）。一侧舌下神经损伤时，可导致患侧舌肌瘫痪、萎缩，伸舌时，舌尖偏向患侧。

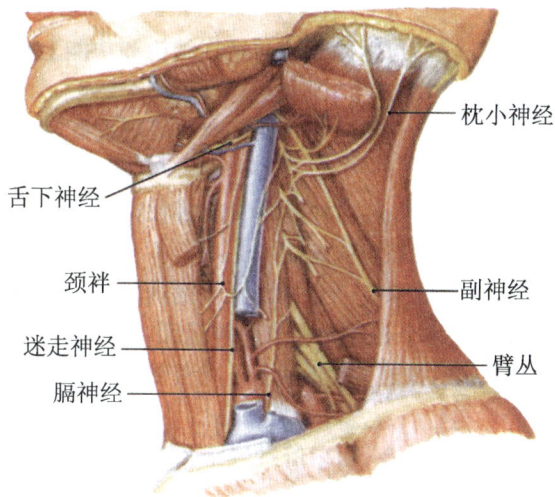

图 14-63　副神经和舌下神经

三、内脏神经

内脏神经主要分布于内脏、心血管和腺体，按其性质分为内脏运动神经和内脏感觉神经。内脏运动神经调节内脏、心血管的活动和腺体的分泌，通常不受人的意志支配，故又称**自主神经**（autonomic nerve）。内脏感觉神经将来自内脏、心血管等处的感觉冲动传入中枢，通过反射调节这些器官的活动，维持机体内、外环境的稳定和保障机体正常生命活动。

（一）内脏运动神经

1. 内脏运动神经与躯体运动神经的区别

内脏运动神经（visceral motor nerve）与躯体运动神经在结构和功能上存在较大差异，主要区别如下。

（1）支配的器官不同

躯体运动神经支配骨骼肌并受意志支配；内脏运动神经支配平滑肌、心肌和腺体，不受意志直接控制。

（2）纤维成分不同

躯体运动神经只有一种纤维成分；内脏运动神经有交感和副交感 2 种纤维成分，多数内脏器官同时接受交感神经和副交感神经的双重支配。

（3）神经元数目不同

躯体运动神经由低极中枢至骨骼肌只有一个神经元。内脏运动神经由低级中枢到效应器需经过两极神经元。第1级神经元，称**节前神经元**，胞体位于脑干和脊髓内，其轴突称**节前纤维**；第2级神经元，称**节后神经元**，胞体位于内脏运动神经节内，其轴突称**节后纤维**。

（4）分布形式不同

躯体运动神经以神经干的形式分布；内脏运动神经的节后纤维多攀附于器官和血管的周围形成神经丛，由丛再分支到达效应器。

（5）神经纤维种类不同

躯体运动神经一般是较粗的有髓纤维；内脏运动神经是较细的薄髓（节前纤维）和无髓（节后纤维）纤维。

2．内脏运动神经的分类

内脏运动神经分为交感神经和副交感神经2类。

（1）**交感神经**（sympathetic nerve）

交感神经分为中枢部和周围部。其低级中枢位于脊髓 T_1~L_3 节段的灰质侧柱内。周围部由交感干、交感神经节和由节发出的分支及交感神经丛等组成（如图14-64所示）。

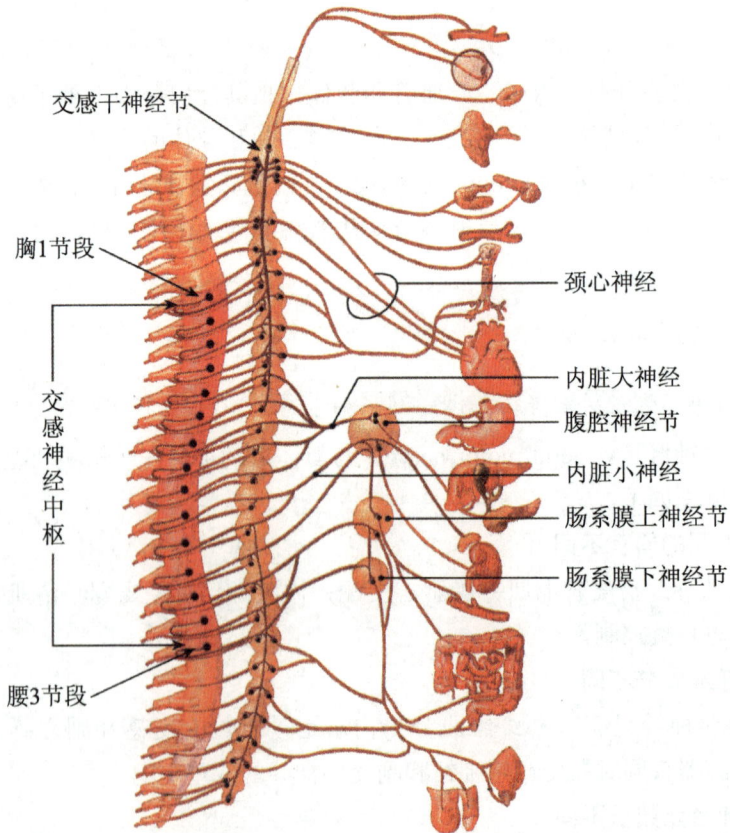

图14-64 交感神经纤维走行模式图

① **交感神经节**（sympathetic ganglia）：为节后神经元胞体所在处，依其位置不同分为椎旁神经节和椎前神经节。

椎旁神经节：即交感干神经节，位于脊柱两旁，每侧有19～24个，大小不等，形态不规则。

椎前神经节：位于椎体前方，包括成对的腹腔神经节、主动脉肾神经节及单个的肠系膜上、下神经节等。

② **交感干**（sympathetic trunk）：位于脊柱两侧，由椎旁神经节和节间支组成，呈串珠状，左、右各一。交感干上至颅底，下至尾骨（如图14-65所示）。两干在尾骨前方借单一的奇神经节相连。

③ **交通支**（communicating branches）：椎旁神经节借交通支与相应的脊神经相连。交通支分白交通支和灰交通支。

◆ 白交通支：只存在于T_1～L_3各脊神经前支与相应交感干神经节之间，主要由脊髓侧角细胞发出具有髓鞘的节前纤维组成，呈白色。白交通支内的节前纤维进入交感干后有3种去向：其一终止于相应的椎旁神经节；其二在交感干内上行或下降，终止于上方或下方的椎旁神经节；其三穿过椎旁神经节，终止于椎前神经节。

◆ 灰交通支：存在于交感干全长和31对脊神经前支之间，由椎旁神经节细胞发出的节后纤维组成，多无髓鞘，色灰暗。椎旁神经节发出的节后纤维也有3种去向：其一经灰交通支返回脊神经，并随脊神经分布于头颈、躯干和四肢的血管、汗腺和竖毛肌等；其二攀附动脉形成神经丛，并随动脉分布到所支配的器官；其三由交感神经节直接发支到达所支配的脏器。

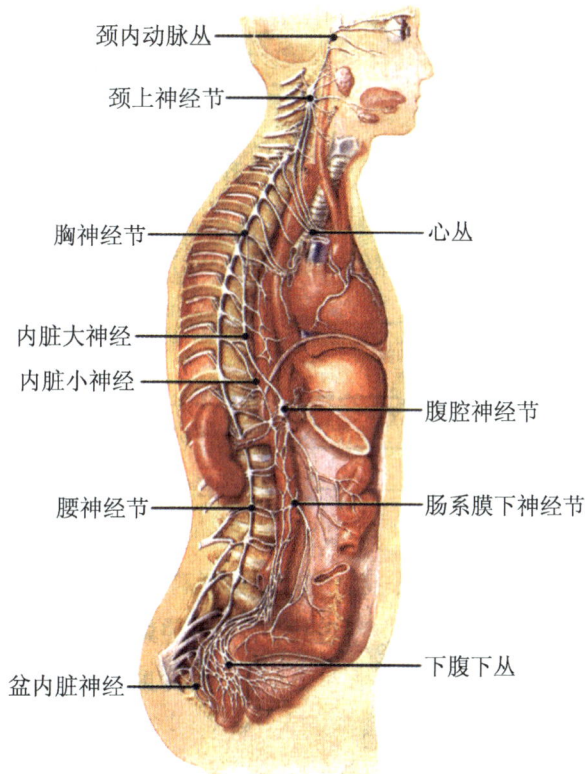

图14-65　交感干

④ **交感神经的分布**：交感神经主要分布于颈部、胸部、腰部和盆部。

◆ 颈部：颈交感干位于颈动脉鞘后方、颈椎横突前方，一般每侧有3个神经节，即**颈上神经节**、**颈中神经节**和**颈下神经节**。

颈部各节发出的节后纤维分布如下：其一经灰交通支连于8对颈神经，分布于头颈及上肢的血管、汗腺和竖毛肌等；其二攀附于邻近动脉表面形成颈内、外动脉丛等，随动脉分支分布于头颈部的腺体、瞳孔开大肌、竖毛肌和血管等；其三发出心上、中、下神经和咽支，参与构成心丛和咽丛。

◆ 胸部：胸交感干位于肋骨小头的前方，每侧有10～12个胸神经节。胸交感干发出以下分支：其一经灰交通支连接12对胸神经，并随其分布于胸腹壁血管、汗腺和竖毛肌等；其二由上5对胸神经节发出许多小支，参加心丛、肺丛、主动脉丛和食管丛；其三由穿过第5或第6～9胸神经节的节前纤维组成**内脏大神经**，终于腹腔神经节（如图14-65所示）；其四由穿过第10～12胸神经节的节前纤维组成**内脏小神经**，终于主动脉肾神经节。由腹腔神经节、主动脉肾神经节发出的节后纤维，分布于肝、脾、肾等实质性器官和结肠左曲以上的消化管。

◆ 腰部：腰交感干位于腰椎体前外侧与腰大肌内侧缘之间，每侧有4个腰神经节。腰交感干神经节发出以下分支：其一由灰交通支与5对腰神经相连，随腰神经分布；其二由穿经腰神经节的节前纤维组成**腰内脏神经**，终止于腹主动脉丛和肠系膜下丛等，交换神经元。节后纤维分布于结肠左曲以下的消化管及盆腔器官，并有纤维伴随血管分布至下肢。

◆ 盆部：盆交感干位于骶骨前面、骶前孔内侧，有2～3对骶神经节和1个奇神经节，其分支如下：经灰交通支连于骶、尾神经，分布于下肢及会阴部的血管、汗腺和竖毛肌；一些小支加入盆丛，分布于盆腔器官。

（2）**副交感神经**（parasympathetic nerve）

副交感神经分为中枢部和周围部。

① 中枢部：低级中枢位于脑干的副交感神经核和骶髓第2～4节段的骶副交感核。

② 周围部：包括**副交感神经节、节前纤维**和**节后纤维**等。副交感神经节多位于所支配器官的附近或器官壁内，称**器官旁节**或**器官内节**。这些节一般较小，但颅部的器官旁节较大，包括睫状神经节、翼腭神经节、下颌下神经节和耳神经节等。

③ 副交感神经的分布：主要有颅部副交感神经和骶部副交感神经。

◆ 颅部副交感神经：来自中脑**动眼神经副核**的节前纤维随动眼神经走行，支配瞳孔括约肌和睫状肌；由脑桥的**上泌涎核**发出纤维分布于泪腺、下颌下腺和舌下腺等；由延髓的**下泌涎核**发出的纤维分布于腮腺；由延髓的**迷走神经背核**发出的纤维分布于胸、腹腔器官（降结肠、乙状结肠和盆腔脏器除外）。

◆ 骶部副交感神经：由脊髓第2～4骶段的骶副交感核发出的节前纤维，随骶神经出骶前孔后离开骶神经，组成**盆内脏神经**加入盆丛，其节后纤维支配结肠左曲以下的消化管和盆腔器官。

（3）**内脏神经丛**

交感神经、副交感神经和内脏感觉神经在到达所分布的器官之前，往往相互交织共同构成内脏神经丛，由丛发出分支分布于胸、腹及盆腔的器官。

（4）交感神经与副交感神经的比较

交感神经与副交感神经在形态结构、分布范围和功能等方面有明显的区别（如表14-4所示）。

表14-4 交感神经与副交感神经的区别

	交感神经	副交感神经
低级中枢位置	脊髓T_1～L_2或L_3节段侧柱	脑干副交感核、脊髓S_2～S_4节段的骶副交感核
神经节的位置 节前、节后纤维	椎旁神经节和椎前神经节 节前纤维短，节后纤维长	器官旁节和器官内节 节前纤维长，节后纤维短
神经元的联系	一个节前神经元可与许多节后神经元形成突触	一个节前神经元只与少数节后神经元形成突触
分布范围	范围广泛，分布于头颈部、胸、腹腔脏器及全身血管、腺体和竖毛肌	范围局限，大部分血管、汗腺、竖毛肌、肾上腺髓质等处无分布

（二）内脏感觉神经

内脏器官除由交感神经和副交感神经支配外，还有感觉神经分布。与躯体感觉神经相比，内脏感觉神经有如下特点：① 内脏感觉纤维数目较少，且结构纤细，故痛阈较高，一般强度的刺激不引起主观感觉，强烈的内脏活动才引起感觉。② 内脏对牵拉、膨胀和痉挛等刺激较敏感，而对手术中的切、割等刺激不敏感。③ 内脏感觉传入途径较分散，因此，内脏痛往往是弥散性的，且定位不准确。

（三）牵涉性痛

当某些内脏发生病变时，常在体表的一定区域产生感觉过敏或痛觉，此现象称**牵涉性痛**。牵涉性痛可发生在与患病内脏邻近的皮肤，也可发生在与患病内脏相距较远的皮肤。如心绞痛时，常在左胸前区及左臂内侧感到疼痛；肝胆疾患时，常在右肩部感到疼痛等。了解各内脏病变时牵涉性痛的发生部位，对临床疾病的诊断具有一定意义。

思考与练习

一、单项选择题

1. 第11～12胸椎受损伤，可累及脊髓的节段是（　　）。

    A. 胸段　　　　　　　　　　B. 腰段

    C. 骶段　　　　　　　　　　D. 腰、骶段

E. 骶、尾段

2. 左、右大脑半球之间有（　　）。

A. 大脑横裂　　　　　　　　B. 大脑纵裂

C. 外侧沟　　　　　　　　　D. 中央沟

E. 顶枕沟

3. 患者右侧舌肌萎缩，伸舌时舌尖偏向右侧，其病变累及（　　）。

A. 左侧皮质核束　　　　　　B. 右侧皮质核束

C. 左侧舌下神经　　　　　　D. 右侧舌下神经核

E. 右侧舌神经

4. 听觉性语言中枢位于（　　）。

A. 颞上回后部　　　　　　　B. 颞下回后部

C. 颞横回　　　　　　　　　D. 角回

E. 中央后回

5. 声音嘶哑可能是因为损伤了（　　）。

A. 舌咽神经　　　　　　　　B. 舌下神经

C. 膈神经　　　　　　　　　D. 副神经

E. 迷走神经

二、名词解释

1. 灰质、白质　　　2. 脑干网状结构　　　3. 小脑扁桃体

4. 胼胝体　　　　　5. 血—脑屏障

三、问答题

1. 试述脑干内4个丘系的名称、位置及功能。

2. 右上颌牙痛时，其痛觉是如何传导的？

3. 试述脑脊液的产生及循环途径。

参 考 文 献

[1] 代加平，安月勇．解剖学基础［M］．第3版．北京：人民卫生出版社，2015．

[2] 刘江舟，唐鹏．人体解剖学与组织胚胎学［M］．北京：中国医药科技出版社，2015．

[3] 王之一，高云兰．解剖学基础［M］．北京：科学出版社，2015．

[4] 于晓谟，袁耀华．解剖学基础［M］．北京：科学出版社，2016．